现代骨科诊疗学

刘洪亮 朱以海 贾先超 主编

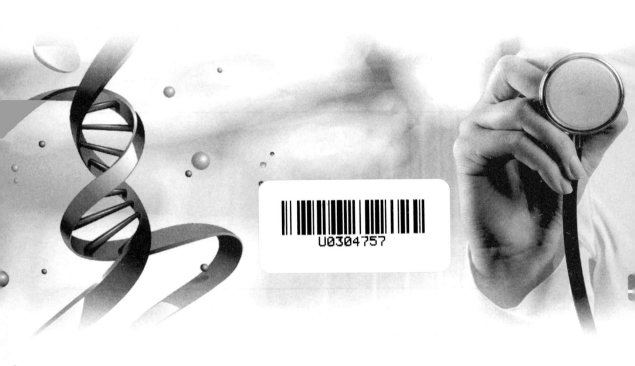

吉林科学技术出版社

JiLin Science&Technology Publishing House

图书在版编目（CIP）数据

现代骨科诊疗学 / 刘洪亮，朱以海，贾先超主编
. -- 长春：吉林科学技术出版社，2020.5
ISBN 978-7-5578-6839-0

Ⅰ. ①现… Ⅱ. ①刘… ②朱… ③贾… Ⅲ. ①骨疾病
—诊疗 Ⅳ. ①R68

中国版本图书馆 CIP 数据核字 (2020) 第 049840 号

现代骨科诊疗学

XIANDAI GUKE ZHENLIAO XUE

主　　编	刘洪亮　朱以海　贾先超
出 版 人	宛　霞
责任编辑	刘健民　王　皓
幅面尺寸	185mm×260mm
字　　数	330 千字
印　　张	14.5
版　　次	2020 年 5 月第 1 版
印　　次	2021 年 5 月第 2 次印刷

出　　版	吉林科学技术出版社
发　　行	吉林科学技术出版社
地　　址	长春市净月区福祉大街 5788 号出版大厦 A 座
邮　　编	130021
发行部电话/传真	0431-81629530
印　　刷	保定市铭泰达印刷有限公司

书　　号	ISBN 978-7-5578-6839-0
定　　价	75.00 元

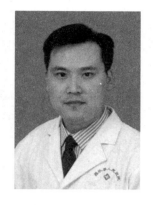

刘洪亮，主治医师，毕业于潍坊医学院，研究生学历，硕士学位，山东省康复医学会腰背疼专业委员会委员，从事骨科临床工作 15 年，对骨科创伤，脊柱、关节退行性病变等有丰富的临床经验，多次到山东大学齐鲁医院等上级医院进修学习，发表论著 1 部，论文多篇，被 SCI 收录 1 篇。

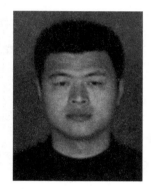

朱以海，1982.6，汉族，主治医师，讲师。山东菏泽，中共党员。菏泽医学专科学校，外科教研室。2007 年毕业于泰山医学院，后就读于滨州医学院取得硕士学位。长期从事临床一线工作，曾多次在北京积水潭、山东大学齐鲁医院进修学习。对颈腰椎病，四肢关节周围骨折，尤其是骨质疏松导致的老年性骨折，椎体及关节退变的诊治有着深入研究。

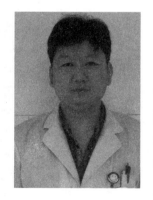

贾先超，1980 年 4 月出生，男，汉族，山东聊城冠县，本科学历，2007 年毕业于泰山医学院临床医学专业，自毕业后一直从事骨科专业，现在冠县中心医院工作，骨二科副主任，主治医师，从事骨科临床工作十三年。2014 年于山东省立医院进修创伤急救、脊柱、关节及手足专业。擅长四肢骨折、手足外伤及颈肩腰腿痛的诊断与治疗。并专注于手足外伤、脊柱四肢骨折、颈腰椎间盘凸出及关节的手术与康复治疗。

编 委 会

前　言

　　随着医学理论的不断创新,新理论、新技术不断涌现,骨科领域的诊断与治疗也发生了巨大的变化和发展。为了适应现代医学的快速发展,也为了提高骨科医师的临床技术水平,特编写了本书。

　　本书紧紧围绕骨科临床诊断和治疗展开论述,其在强调科学性的基础上,以实用性为原则,以循证医学的方法和观点为基础,归纳总结了骨科疾病的诊断和治疗方法,强调理论与临床实践紧密结合,提高了针对性和可操作性。适应了现代骨科不断转变的要求,指导骨科医师解决临床上遇到的实际问题。希望本书的出版对从事骨科的临床工作者提供帮助。

　　由于编写水平有限,加之编写时间仓促,书中难免存在纰漏或不足之处,还请广大读者提出批评和指正,不胜感激。

目　　录

第一章　上肢损伤

第一节　上肢带骨骨折和脱位

一、肩胛骨骨折

(一)概述

1.肩胛骨的作用　肩胛骨在上肢带骨中起着很重要的作用。肩胛骨上附着有 18 块肌肉，它们把中轴骨与附肢骨关联起来。其功能障碍将导致上肢使用时的疼痛，如果不及时治疗，将会演变成慢性疼痛。肩袖收缩能转换为上肢的运动，而肩胛骨在肩袖的收缩活动中起着重要的作用，肩胛骨参与几个关节的组成，包括肩胛胸廓关节、肩锁关节和盂肱关节。

2.损伤概率　肩胛骨骨折占全身骨折的 0.5%～1.0%，占上肢带骨损伤的 3%～5%。

3.生物力学　肩关节的外展运动由盂肱关节的运动(120°)和肩胛胸廓关节的运动(60°)构成。肩胛骨及其附着的肌肉是上肢所有复杂运动的基础。肩胛骨作为三角肌的支点，当肩关节外展时，肩袖把持肱骨头，使肱骨头始终处于肩胛盂关节窝中。喙突通过锁骨周围附着的软组织和胸部、上肢的肌肉来维持垂直稳定性。而肩锁关节则维持水平及垂直稳定性。

(二)损伤机制

肩胛骨损伤多发生于对肩胛骨的直接打击或暴力通过肱骨作用于肩胛骨。肩胛骨损伤通常见于高能量损伤，当遇到肩胛骨损伤者，要注意其他合并损伤，包括肋骨骨折、血气胸、肺挫伤、臂丛神经损伤、颈椎骨折、锁骨骨折和动脉损伤。

(三)影像学检查

1.正侧位 X 线片　高质量的正侧位 X 线片有助于评估肩胛骨骨折。肩胛骨前后位及腋位 X 线片对诊断最有帮助。

2.CT 扫描　CT 扫描，特别是 CT 三维重建，可能对诊断有帮助，也有助于制订关节周围骨折和关节面骨折的术前计划。

3.Stryker 位 X 线片　如果怀疑喙突骨折，45°头倾斜位 X 线片(Stryker 位 X 线片)将有助于诊断。而 MRI 检查将有助于软组织损伤的诊断。

（四）骨折分型

Mayo 分型

（1）Ⅰ型骨折：肩胛盂前下方骨折，骨折伴盂肱关节脱位或半脱位，肩胛骨体部完整。

（2）Ⅱ型骨折：肩胛盂上 1/3 骨折，骨折块包含完整的喙突，肩胛骨体部完整。

（3）Ⅲ型骨折：肩胛盂下方或后下方骨折，骨折累及肩胛骨外侧缘，肩胛骨体部完整。

（4）Ⅳ型骨折：肩胛盂下方骨折，骨折线延伸至肩胛骨体部。

（5）Ⅴ型骨折：Ⅳ型骨折合并喙突、肩峰骨折或肩胛盂上关节面游离骨折。

（五）治疗

1.类型

（1）非手术治疗：非手术治疗指征包括肩胛骨体部骨折、无明显移位的关节周围及关节面骨折。这些骨折通常愈合后不遗留后遗症。

（2）手术治疗：手术指征包括移位明显的肩胛盂骨折和骨折脱位，移位明显的肩胛颈骨折，移位明显的喙突、肩峰骨折，合并同侧锁骨骨折的肩胛颈骨折，肩胛颈骨折伴锁骨和肩胛骨附着的软组织缺损。

2.肩胛骨体部骨折　尽管肩胛胸廓关节的运动对保存关节的正常活动非常重要，非手术治疗对肩胛骨体部骨折也能达到很好的治疗效果。由于丰富的血液供应和肩胛骨表面的肌肉覆盖，几乎所有这类骨折都能达到骨性愈合。如果出现功能障碍，则需要治疗。如果骨折线延伸至肩胛骨内侧缘，移位＞5mm，需要行骨折切开复位内固定术。需要注意的是，这类肩胛骨体部骨折都是典型的高能量损伤，伴随着高发病率的危及生命的损伤，包括肩胛胸廓关节分离。

3.肩峰骨折　任何有明显移位的肩峰骨折都有内固定手术指征。肩峰切除术将导致三角肌无力和盂肱关节部分功能丧失。如果损伤沿着肱骨干传导，应考虑肩袖损伤并积极治疗。

4.喙突骨折　喙突骨折通常发生于喙突基底，而这在 Stryker 位 X 线片（头倾 45°）能很直观地发现。喙突是一个很重要的解剖结构，上肢屈肌和喙肩韧带均附着于喙突，其移位＞1cm就需要切开复位。如果骨折移位轻微，可行上肢悬吊和镇痛治疗，约 6 周时间就能恢复活动。如果骨折合并肩锁关节脱位，需要行关节融合治疗。

5.肩胛颈骨折　单纯肩胛颈骨折且移位＜1cm 可以选择非手术治疗。因为肩锁关节和锁骨是分离的，肩胛颈骨折将在损伤原位愈合。手术指征包括移位＞1cm、旋转＞40°的骨折以及漂浮肩。如果骨折移位＞1cm 而未治疗，外展肌无力将持续存在，最终将导致患者假性麻痹。对于漂浮肩，肢体的重量将导致骨折进一步移位，因此建议手术治疗。

6.肩胛盂骨折　肩胛盂前侧骨折，骨折块＞25％；骨折块＞1/3 的肩胛盂后侧骨折；合并肱骨头半脱位；关节面骨折移位＞5mm，以上情况须行切开复位内固定手术。如果行非手术治疗，预后可能不好。手术的目的是使关节面骨折达到解剖复位。80％的手术患者可获得良好的结果，而预后不良与医源性神经损伤密切相关。

（六）手术入路

1.三角肌胸大肌前侧入路　该入路适用于 MayoⅠ型和Ⅱ型损伤。

2.Judet 入路　该入路利用冈下肌和小圆肌的肌间隙，把三角肌从肩峰后侧和外侧的附着处剥下,就可暴露肩胛骨外侧及肩胛盂后侧。后侧肩关节切开可以直视下检查关节。肩胛上神经有一分支支配冈下肌,它位于肩胛骨上切迹上,在该入路暴露过程中有可能被损伤,因此,术中必须标记并加以保护。该入路适用于 Mayo Ⅲ～Ⅴ型损伤。当然,有些骨折类型需要联合入路。

二、肩胛胸廓关节分离

(一)简介
肩胛胸廓关节分离是一种很罕见的由高能量导致的损伤。

(二)损伤机制
损伤的机制最有可能是肩胛骨受到一个持续的钝性牵拉,而这个牵拉力将导致肩胛胸廓关节完全外伤性分离。

(三)临床表现
由于三角肌、胸肌、菱形肌、肩胛提肌、斜方肌和背阔肌的撕裂,同时还伴有锁骨骨折、肩锁关节脱位、胸锁关节脱位、肩胛胸廓关节分离,局部大面积软组织肿胀严重。肩胛胸廓关节分离通常伴有神经血管损伤。锁骨下动、静脉通常被撕裂,而腋动脉和肱动脉也有损伤的危险。神经功能障碍通常是臂丛神经完全撕裂的结果,而不完全的神经功能损伤也不能排除。

(四)影像学检查
诊断基于临床体格检查和影像学检查。上肢通常连枷和无脉。肩胛区大面积软组织肿胀。X 线胸片能显示患侧肩胛骨的侧方移位。影像学上的测量通常也被采用,通常测量胸骨柄到肩胛盂的距离或肩胛下角到后中线的距离。必须认真阅片,以确保 X 线胸片上的图像没有旋转。通常还会发现一些伴随的损伤,如锁骨骨折、肩锁关节脱位和胸锁关节脱位。

(五)治疗
如果确诊上肢无脉,初始治疗后要进行急诊血管造影。血管外科医师应快速评估,对于血流动力学不稳定的患者,应马上急诊行血管修复手术。而锁骨骨折、肩锁关节脱位和胸锁关节脱位也应手术固定。臂丛神经检查和颈脊髓造影可以评估上肢功能的预后。如果臂丛神经完全撕裂确诊,肘上截肢和早期佩戴假肢应尽早进行,因为功能不太可能会恢复。臂丛神经部分损伤预后尚可,肌腱转移术可在后期进行。

三、锁骨骨折

(一)解剖
锁骨是第一个出现骨化的骨(膜内成骨),在发育的第 5 周出现,同时也是最晚融合的骨。锁骨呈"S"形结构,从内侧的棱柱形变为外侧的扁平形。它是由肩锁韧带、喙锁韧带和胸锁韧带共同固定的管状骨。

(二)功能
锁骨作为支撑,负责支撑肩部运动,否则会导致肩关节塌陷。锁骨提供最佳的肌肉肌腱长度以允许胸肱肌肉维持最佳的工作距离。锁骨通过喙锁韧带从斜方肌获得动态的向上的力和通过胸锁韧带获得静态的力来维持肩胛骨的悬吊。锁骨还提供保护血管与神经的相关结构。生物力学上,当上臂前屈 180°时锁骨轴向旋转 50°。

(三)损伤机制

约 87%的锁骨骨折发生于跌倒后撞击肩部。另外 6%发生于直接打击。其余的多为通过肱骨传导而来的间接暴力。

(四)骨折分类

Allman 最早对骨折进行分类。然而,这种分类被 Neer、Rockwood 和 Cralg 所改进。Cralg 分类结合了 Allman 分类和 Neer 分类,提供更多的描述和功能信息。

1.Ⅰ组(占锁骨骨折的 80%)　锁骨中段 1/3 骨折。

2.Ⅱ组(占锁骨骨折的 12%~15%)　锁骨远端 1/3 骨折。

(1)Ⅰ型骨折:骨折轻微移位。

(2)Ⅱ型骨折:骨折中等移位,骨折线位于喙锁韧带的内侧。

1)锥状韧带和斜方韧带附着(骨折位于喙锁韧带的内侧)。

2)锥状韧带撕裂,斜方韧带附着(骨折位于喙锁韧带中间)。

(3)Ⅲ型骨折:关节面骨折。

(4)Ⅳ型骨折:骨膜套管断裂(儿童)。

cs)Ⅴ型骨折:粉碎性骨折,和韧带相连的骨折块既不在近端也不在远端,而是在下方。

3.Ⅲ组(占锁骨骨折的 5%~8%)　锁骨近端 1/3 骨折。

(1)Ⅰ型骨折:骨折轻微移位。

(2)Ⅱ型骨折:骨折移位(韧带破裂)。

(3)Ⅲ型骨折:关节面骨折。

(4)Ⅳ型骨折:骨骺分离(儿童的青少年)。

cs)Ⅴ型骨折:粉碎性骨折。

(五)诊断

1.临床检查　应进行仔细的体格检查,因为可能伴随着臂丛神经损伤和(或)锁骨下动、静脉损伤。伴有气胸的约占 3%。

2.影像学检查

(1)X 线片:顶端斜位 X 线片在急性期是有帮助的。在对侧肩胛骨下放置一个凸垫,伤侧会更贴近 X 线片盒。管球向头侧倾斜 20°,这样会使肩胛骨影像远离胸廓。要查看内固定的锁骨,外展前凸位 X 线片是有帮助的。要获得此,臂外展 135°,管球头侧倾斜 25°。

(2)Serendipity 位检查和 CT 检查:如果怀疑胸锁关节损伤,Serendipity 位检查和 CT 检查能及时发现。同时也有助于明确锁骨中段后侧骨折块对神经和血管的影响。

(六)治疗

1.成年人

(1)内侧 1/3 骨折:内侧 1/3 骨折通常采取非手术治疗。如果后侧骨折块存在潜在的或已对锁骨后方的神经和血管造成危害,建议行手术治疗。

（2）锁骨中段骨折：锁骨中段骨折多采取悬吊或"8"字绷带固定，虽然非手术治疗骨折愈合率较高，但有学者认为，骨折不愈合的风险比想象的高。

1）骨折不愈合因素：老年人、女性、骨折断端未接触、粉碎性骨折。

2）手术指征：一个相对适应证是锁骨骨折短缩≥20mm，这类骨折应首选手术治疗，因为骨折的不愈合率高达91%。骨折的绝对和相对的手术指征如下：

①绝对手术指征：短缩≥20mm；开放性骨折；不可复原的骨折伴皮肤损毁；血管或神经的进行性损伤；肩胛胸廓关节分离。

②相对手术指征：骨折移位＞20mm；神经系统紊乱；帕金森病；癫痫；头部损伤；多发伤；漂浮肩；锁骨双侧骨折；美容术。

（3）外侧1/3骨折：大多数锁骨外侧1/3骨折采取非手术治疗效果良好。然而，对于Ⅱ型骨折尚存在争议，这类骨折的不愈合率很高。大多数不愈合患者无明显临床症状，也没有功能障碍。最近的文献表明，除非骨折移位＞20mm，可以非手术治疗Ⅱ型骨折。Ⅲ型骨折一般采取非手术治疗，倘若慢性疼痛持续存在，可手术切除锁骨远端。Ⅳ型骨折见于儿童，多采取非手术治疗，倘若还存在后方和下方的骨折移位，应考虑手术治疗。

2.婴幼儿 出生时锁骨骨折的发生率很高，悬吊2周对于治疗和重建锁骨骨折则非常适合。

3.儿童（2～12岁） 通常采取制动措施，固定3周或直到活动时疼痛消失。

4.青少年（13～16岁） 和成年人一样，固定4～6周。

（七）并发症

1.骨折不愈合 占所有骨折的0.9%～5%。通常发生在锁骨中1/3段。骨折不愈合，骨折端的刺激产生了硬化。有症状的萎缩性骨折不愈合需要行切开复位内固定术，并行自体骨移植。无症状的骨折不愈合也较常见，不需要任何治疗。

2.畸形愈合。

3.神经血管损伤 如果问题持续出现到骨折愈合后，则应考虑行截骨内固定术。

四、肩锁关节损伤

（一）解剖

肩锁关节是一个可动关节，关节内有一大小不等、形状不一的纤维软骨盘。软骨盘内有一薄关节囊，关节由上、下、前、后韧带所固定。其中最强大的韧带是肩锁韧带，负责维持关节的横向稳定性，而关节的垂直稳定性由胸锁韧带维持，胸锁韧带通过对锁骨的固定，维持肩胛骨处于漂浮状态。正常的肩锁关节间隙宽0.5～6mm，＞6mm可以视为不正常。正常的胸锁关节间隙宽1.1～1.3cm。

（二）损伤机制

经典的受伤机制是，当肱骨内收时，肩峰受到直接的打击。打击力的大小决定损伤的严重程度。由于胸锁韧带的固有稳定性，外力向外侧传导，导致肩锁韧带、喙锁韧带和斜方肌筋膜都有可能损伤。间接损伤也有可能发生，但并不太常见。橄榄球和冰球运动员经常遭受这种损伤。

（三）分类

1.Ⅰ型　单纯肩锁韧带扭伤。

2.Ⅱ型　肩锁韧带和肩锁关节囊撕裂。喙锁韧带保持完整。锁骨向上脱位≤50％。喙锁间距仅轻微增加。

3.Ⅲ型　肩锁韧带、肩锁关节囊和喙锁韧带撕裂。肩锁关节脱位，锁骨明显移位，肩峰和锁骨完全失去联系。喙锁间距增加25％～100％。

4.Ⅳ型　肩锁韧带、肩锁关节囊和喙锁韧带撕裂。肩锁关节脱位，锁骨向后移位进入斜方肌内。

5.Ⅴ型　肩锁韧带、肩锁关节囊和喙锁韧带撕裂。肩锁关节脱位，锁骨向上移位（达正常的100％～300％）。锁骨远端与三角肌及斜方肌完全分离。

6.Ⅵ型　肩锁韧带、肩锁关节囊和喙锁韧带撕裂。肩锁关节脱位，锁骨向下移位，进入肩峰及喙突下。

（四）诊断

1.临床检查　临床诊断依据锁骨远端骨性突起、疼痛和软组织肿胀。

2.影像学检查　正位X线片和Zanca位（15°头倾斜位）X线片最常用于评估肩关节移位X线和关节内骨折。腋位X线片用于评估骨折的前后移位。应力位X线片现已很少使用。

（五）治疗

1.基于骨折分型

（1）Ⅰ型骨折和Ⅱ型骨折：非手术治疗，进行冰敷和镇痛处理，上肢悬吊并进行关节活动，当疼痛消失后即可恢复功能锻炼。

（2）Ⅲ型骨折：这型骨折的治疗是有争议的，如果是职业棒球运动员或是体力劳动者，手术治疗也许是最好的选择。而其他通过非手术治疗的患者在4～6周恢复活动。很多学者报道，无论早期修复还是晚期修复，都能取得很好的效果；因此，是否采取非手术治疗，取决于患者的最大获益。

（3）Ⅳ型骨折、Ⅴ型骨折和Ⅵ型骨折：手术修复，重建喙锁韧带。

2.外科手术选择

（1）动态肌腱转移：喙突尖端与附着其上的喙肱肌和肱二头肌短头一起转移至锁骨下方。但这种方法的不愈合率很高，现已基本不用。

（2）肩锁关节固定：生物可吸收材料因其不需要二次手术拆除内固定物，现已经常应用。因有可能发生再脱位，不建议使用克氏针张力带固定。

（3）喙锁韧带固定：Bosworth是第一个描述将锁骨和喙突固定在一起的学者，但这种固定也有失败的风险，因此，应该加强喙锁韧带的修复。

（4）锁骨远端切除：Weaver和Dunn阐述了这种修复方法，目前，这种方法最广泛的衍生就是重建肩锁关节。喙肩韧带通常转移至锁骨的底面，并通过固定锁骨和喙突来加强保护这种修复。

五、胸锁关节损伤

(一)发生率

胸锁关节脱位的发生率占肩带损伤的 3%。由于胸锁韧带后部较强大,胸锁关节多发生前脱位。胸锁关节脱位多发生于机动车事故和对抗性运动中。

(二)解剖

胸锁关节是一个可动关节,它是人体所有大关节中最不稳定的关节。锁骨内侧骨骺是最后闭合的骨骺,在 23～25 岁时闭合。强大的韧带牵扯导致骨骺分离,常被误诊为胸锁关节脱位。

韧带

(1)关节软骨盘韧带:密集的纤维结构,类似于对抗关节向内移位的缰绳。

(2)肋锁韧带:在锁骨旋转和上抬过程中提供关节稳定性。

(3)锁骨间韧带:帮助支撑起肩关节。

(4)关节囊韧带:覆盖胸锁关节的前上部和后部。

(三)生物力学

胸锁关节能够在所有平面移动。它在上方、前方和后方各有约 35° 的活动度,并且能够绕锁骨的长轴旋转 45°～50°。

(四)损伤机制

胸锁关节脱位多发生于高能量损伤。直接或间接暴力都可能导致脱位。前脱位较常见,因为胸锁关节囊后韧带更强大。

(五)诊断

1.临床检查　胸锁关节疼痛和软组织肿胀。患者用对侧的上肢扶着患侧的上臂。并伴有呼吸困难、窒息感和吞咽困难。

2.影像学检查　正侧位 X 线片很难发现问题。因此,其他体位的 X 线片常用来诊断胸锁关节脱位。

(1)Hobbs 位:90° 俯身位,是指患者俯身贴于放射板上,前部和下部的肋骨就会投影于放射板上。

(2)Serendipity 位:40° 头倾位可以观察胸锁关节和锁骨内侧端。如果内侧锁骨向前方脱位,相对于由正常锁骨画出的水平线,脱位的锁骨将高于此水平线。如果内侧锁骨向后脱位,锁骨将低于此水平线。

(3)CT:CT 是评估胸锁关节最好的手段。CT 可以区分骨折和脱位,并且双侧的胸锁关节可以在同一时间进行比较。

(六)治疗

外伤

(1)轻度扭伤(Ⅰ型损伤):韧带完好,关节稳定。治疗方法是进行冰敷、上肢悬吊和舒适位的早期活动。

（2）中度扭伤（Ⅱ型损伤）：关节囊，关节软骨盘和肋锁韧带部分破坏，胸锁关节半脱位——减少向后拉伸肩部，悬吊制动，防止手臂活动。保护4～6周，逐步恢复运动。

（3）严重的错位（Ⅲ型损伤）

1）胸锁关节前脱位：如果患者脱位7～10天，可以尝试进行复位。这些都是典型的不稳定脱位，将会再次发生脱位。如果复位后能维持到位，固定应至少保持6周。如果是不可复的前脱位，不建议进行手术治疗。

2）急性后脱位：如果患者脱位7～10天，建议进行闭合复位。首先，应进行彻底检查以排除肺或血管损伤，如有必要，在复位时胸外科医师应在场以预防并发症的发生。如果复位成功，胸锁关节通常是稳定的。

3）慢性胸锁关节后脱位：如果闭合复位失败或出现慢性后脱位，应进行手术治疗。因为大多数的成年患者不能耐受纵隔压缩。由于发生致命并发症的风险较高，胸外科医师应参与到手术团队中。该操作的目的在于稳定胸锁关节或切除锁骨内侧端并固定到第一肋。切勿用金属针、斯氏针、克氏针、螺纹针或Hagie针固定胸锁关节，因为上述固定物都需要拆除，并且会并发很严重的并发症。

第二节 肱骨近端骨折脱位和创伤性肩关节软组织损伤

一、肱骨近端骨折

（一）综述

肱骨近端骨折主要依据4个主要解剖部位的移位情况来分类。这4个主要解剖部位包括肱骨头、大结节、小结节及肱骨干。当骨折块移位＞1cm或成角＞45°即可被定义为肱骨近端骨折移位。按照Neer所述，上述分类系统是基于肱骨的正侧位X线片。近来，3个角度的创伤系列X线片提高了显示骨折移位的精确性。CT有助于评估术前骨折块移位和旋转的角度，特别是当骨折累及大、小结节和肱骨干时。

肱骨近端骨折占所有骨折的4％～5％。在年轻患者中，这类骨折通常伴有高能量损伤，而在老年患者中，大多数肱骨近端骨折是由于低能量损伤和骨质疏松引起的。

因为肱骨近端骨折往往累及肩关节及其邻近的神经血管束，因此，详细的神经血管检查则十分必要。由于肱骨近端周围丰富的血液循环，即使末梢循环血供良好，也不能排除血管损伤的可能性。

大部分移位程度较小的肱骨近端骨折可以通过固定及控制早期活动范围治疗。移位大的骨折优先考虑闭合或切开复位术以恢复解剖轴线。对于破坏了肱骨头血供的肱骨近端粉碎性骨折，治疗上可选择假体置换。

（二）体格检查

1.肩部 肩部必须充分暴露。女患者可以穿长上衣，男患者腰部以上可完全暴露。

2.颈椎　颈椎的检查必须先于肩部,如果伴随有相关的损伤还需要行 X 线检查。

3.神经和血管检查　患肢的神经和血管评价是必要的,通常可通过患肢的轻微活动和肌肉的等长收缩进行。通过检查上臂内侧皮肤的感觉来评估腋神经的功能并不可靠。5%～30%的肱骨近端复杂骨折合并血管和神经的损伤。

(三)影像学检查

1.X 线片

(1)创伤系列 X 线片:肩关节的 3 个角度成像可以判定 4 个主要解剖结构的空间关系。这些成像包括矢状位、冠状位及肩胛骨轴位。

(2)旋转前后位(AP)X 线片:是对创伤系列 X 线片的补充,当肱骨处于外旋位时可以显示肱骨大结节,当肱骨处于内旋位时可以显示肱骨头。

2.CT 扫描

(1)小剂量 CT 平扫:小剂量 CT 平扫能提供精确的影像学资料用于评估复杂的肱骨近端骨折,有时能改变根据最初的影像学资料所制订的预期治疗方案。

(2)三维 CT 扫描:现在很多医院都能从最初的扫描数据中获取三维 CT 扫描。这些图像能从各个方向描述骨折之间的关系。

3.MRI 扫描　MRI 用于评估软组织损伤累及肩袖以及肩关节周围的神经血管结构。MRI 同样可用于骨坏死的早期评估,这是多年来通过 X 线片无法做到的。

4.动、静脉造影　当怀疑有血管损伤时就需要行动、静脉造影,因为即使末梢血供好也不能排除血管损伤。旋肱动脉伴随着肱深动脉并和腋动脉交通,共同滋养远端动脉。血管损伤更常见于有动脉粥样硬化的老年患者的创伤移位中。静脉多普勒扫描能显示锁骨下或腋窝的可疑血管损伤。

(四)损伤分类及治疗

1.一部分骨折　骨折移位<1cm 时被认为是移位程度较小的骨折,这类骨折可能不会破坏肱骨头的血供。周围软组织(骨膜、关节囊、肩袖)包裹着骨折块使其接近解剖愈合。这类骨折的治疗优先考虑制动及早期的功能锻炼以避免关节僵硬。若在受伤 2 周内开始进行物理治疗,功能恢复将得到改善。

2.二部分骨折　单纯累及肱骨结节的二部分骨折非常少见,通常多见于合并肩关节脱位。

(1)累及肱骨小结节的二部分骨折:通常多见于合并肩关节后脱位的骨折。腋位 X 线片和 CT 扫描对于明确诊断非常有帮助。移位骨折块通常需要切开复位内固定治疗。

(2)累及肱骨大结节的二部分骨折:通常多见于合并肩关节前脱位和肩袖纵向撕裂的骨折。当移位>0.5cm 或旋转>45°时,需进行外科手术治疗以修复肩袖。

(3)累及肱骨外科颈的二部分骨折:分为稳定的嵌插骨折和不稳定的移位骨折。移位骨折的治疗包括切开复位内固定术和经皮髓内钉固定。

3.三部分骨折　包括肱骨头、肱骨干和一个结节的 3 个骨折块移位。因为剩余的结节骨折块无法对抗牵引,所以闭合复位很难实现。腋位 X 线片可以很好地观察肱骨头关节面的旋转情况。切开复位并使用张力带固定能对肩袖肌腱起到很好的固定效果。对于伴有骨质疏松的老年人,当内固定无法固定时,意味着必须选择假体置换。

4.四部分骨折　4个骨折块都移位,而关节面上没有软组织相连,这加大了肱骨头坏死的概率。假体置换通常是首选的治疗方法。年轻的骨质好的患者或肱骨头仍有软组织相连的外翻嵌入4部分骨折是使用切开复位内固定术的指征。对于肩臼早就存在严重病变的患者,需同时行关节面的重建。结节周围肩袖肌肉组织的适当张力及肱骨长度的恢复对于功能的康复十分重要。假体置换后早期被动运动是预防关节僵硬的必不可少的手段。主动运动需延迟8～12周,直到肱骨结节和肱骨干骨性愈合后。

5.骨折脱位　通常是高能量损伤的结果,这些骨折因伴有更高的神经和血管损伤的风险而有别于前面的骨折分类。尽管所有肩关节损伤都需要3个角度创伤系列X线片,但欠佳的影像学检查仍是引起骨折后移位漏诊的原因。

6.肱骨头爆裂骨折　肱骨头爆裂骨折最常用的治疗方法是肱骨头置换,但当骨折块较大或骨质良好的情况下也可以尝试切开复位内固定术。关节压缩性骨折通常伴随习惯性脱位,其稳定性取决于关节面的缺失比例。当关节面缺失<20%时在固定后关节趋于稳定,然而当缺失≥40%时则需要进行软组织移植或半关节置换术。

(五)并发症

1.骨不连　肱骨近端骨折出现骨不连的原因包括不适当的固定和制动、骨折端的牵引、软组织的嵌入和骨坏死。骨不连通常发生于肱骨外科颈二部分骨折的患者。急性骨折的治疗目的在于对骨折块进行解剖复位和坚强固定。如果无法实现,关节置换可作为另一种选择。

2.畸形愈合　畸形愈合通常与肩关节的僵硬和活动范围受限有关。无论是松解周围的软组织还是截骨术以恢复正常解剖结构,治疗的主要目的还是纠正根本的限制。当发展为创伤性关节炎或纠正后仍存在游离的骨块时,则需行半关节成形术或全肩关节置换。

3.缺血性坏死　缺血性坏死通常发生于三部分骨折或四部分骨折,无论是行闭合复位或切开复位术,肱骨头的血供都会受到影响。弓形动脉是旋肱前动脉升支的延续,它是肱骨头的主要血供来源。使用钢板和螺钉的开放性手术与使用张力带固定相比因扩大了软组织的剥离,发生缺血性坏死的概率更高。治疗以缺血性坏死的表现症状为依据。肱骨头的塌陷可引起创伤性关节炎和萎缩性疼痛。早期假体置换可以避免因长时间肱骨头塌陷所需的软组织松解。

4.神经损伤　肱骨近端骨折移位或在切开复位内固定时对肌腱联合的过度牵引均容易引起肌皮神经的损伤。症状主要表现为上臂外侧皮肤的麻木和刺痛,这个部位主要由肌皮神经的终支和皮神经的侧支支配。

5.关节僵硬　适应证包括肩关节无功能的年轻患者,现有深部感染、关节软骨缺失以及非手术治疗难以治愈的重度疼痛患者。肩关节的位置要以手臂放置舒适、无肩胛骨固定支架以及手部功能正常为准。屈曲20°、外展30°和内旋40°是肩关节融合术的最优位置。

二、严重的肩关节脱位(盂肱关节)

(一)概述

当手臂处于不同的位置或角度时,肱骨头约有30%的面积与肩臼连接。盂肱关节连接面小的特点使其具有较大的活动范围,但这降低了肩膀的内在稳定性。与髋关节不同,盂肱关节的骨质结构对整个关节的稳定性只起到很小的作用。周围的软组织结构包括肩袖、肩胛盂上唇及盂肱韧带等是维持整个关节稳定性的重要结构。

(二)评价

1.受伤机制　有严重关节脱位的患者通常都有严重的创伤。肩关节前脱位常伴有肢体的外展和外旋,这种损伤多见于坠落伤、交通事故以及接触性运动的过程中。典型的肩关节后脱位多见于严重的创伤,也可见于坠落伤、交通伤或癫痫发作。

2.症状

(1)前脱位:前脱位的患者最典型的表现是三角肌轮廓消失。触诊肩关节时可触及肩峰侧凹及后凹,肱骨头前凸。手臂常保持部分外旋及外展位。

(2)后脱位:肩关节后脱位较少见,约占肩关节脱位的5%。后脱位的临床畸形不明显,但也可出现肱骨头的后脱位及喙突前脱位。表现为三角肌轮廓的轻度缺失及明显的扁平前移。手臂常保持内收内旋位。当肱骨头嵌入肩臼后部时,患者表现为手臂不能外旋。

(3)向后不全脱位:习惯性后方半脱位常发生于手臂抬高时外力直接作用于与肩臼相连的肱骨头后方,例如棒球运动员上垒时,也可以是前脱位的一个后遗症。典型的临床表现为当手臂抬到一半时的向前突出以及完全抬高和外旋时关节弹响的消失。

3.体格检查　对严重移位患者的评估,在任何闭合复位的前后都需包括彻底的神经、血管检查。腋神经及血管损伤很少发生,但必须引起注意。少部分患者可出现三角肌下血肿,暗示着潜在的血管损伤。因肩关节周围有丰富的旁系血供,因此,即使腋动脉受损,远端血供可能依然良好。

4.影像学检查　标准X线片的获得能帮助确认移位的方向及与肩关节相关的任何妨碍复位的骨折块。肩胛翼的前后位、腋窝位、肩胛骨侧位(Y)可帮助发现肩臼边缘骨折块、肱骨头嵌入骨折块及结节骨折块。当典型的移位以直角的形式发生在肩胛翼薄层上时,只有标准的前后位X线片则不足以发现后脱位。在一个正常的前后位X线片中,肱骨头位于肩臼中。肩峰下空虚征是指肩臼的局部空虚,边缘阳性征是指肩胛骨前缘与肱骨头之间的空隙>6mm。在前后位X线片上出现以上特征时提示有后脱位存在。腋位X线片对于评估盂肱关节移位的表现和方向十分重要。

5.分类(表1-2-1)　盂肱关节的不稳定性分为两组:单方向创伤性不稳和多方向非创伤性不稳。然而,不稳定性被认为是这两组不同分类形式和极端情况下的统一。例如,一个有球形盂肱韧带松弛的运动员在创伤性运动后可同时出现创伤性不稳和非创伤性不稳的症状。当出现盂肱关节不稳时,时间、频率、程度、方向及作用力等都应考虑在内。

表 1-2-1　肩关节不稳分类

类型	组别
时间	急性和慢性
频率	复发性和单发性
程度	半脱位和全脱位

类型	组别
方向	单向性、双向性和多向性
意识	无意识和有意识

(三)伴随损伤

1.腋神经麻痹　腋神经沿着盂肱关节的前下方走行，因此极易受到损伤。腋神经受制于肱骨头脱臼的过度压缩和牵引。严重脱位后腋神经损伤的发生率为5%～33%。受伤时的年龄、创伤程度及移位的时间长短都对神经损伤的发生和预后产生影响。此外，肱骨近端骨折，钝挫伤、枪击伤都伴有腋神经麻痹。损伤后经过为期3个月的康复期，如果体格检查仍提示三角肌功能缺失，可行肌电图检查肌肉的状态。

2.血管损伤　血管损伤常见于有严重移位的老年患者。血管僵硬及柔韧性低的患者更易出现血管损伤，这些损伤可累及腋窝动、静脉及其分支，包括肩胛下动脉、胸肩峰动脉及周围的弯曲动脉。血管损伤可发生于受伤当时或复位时，由于丰富的侧支循环，远端脉搏的消失或减弱并不经常出现。若怀疑有三角肌下血肿，应行动脉X线造影以明确诊断。

3.肩臼边缘骨折　当骨折移位累及肩臼边缘＞20%时会减少肩臼关节的有效表面积，使患者容易出现习惯性脱位。盂肱下前韧带从肩臼边缘的前下方插入到肩臼上唇。这些韧带的撕脱性骨折会导致骨性前盂唇损伤，其发生率低于肩臼边缘前下唇的单纯软组织撕脱伤（Bankart损伤）。这些骨折的畸形愈合会破坏关节窝浅层凹面，从而影响关节稳定性。这些骨折块的外科手术治疗常推荐解剖复位内固定术。

4.肩袖撕裂　14%～63%发生严重前下方脱位的患者伴有肩袖撕裂，其发生的概率在老年患者中上升，已有报道称年龄＞50岁的患者发生的概率为63%。患者在早期损伤后的7～10天应重新评估，看是否伴有软组织损伤。10天后急性期症状会减轻到一定程度以更好地评估肩袖的情况。患者在损伤后阶段不能充分地评估手臂的情况就是一个典型的例子。肩袖撕裂的患者可出现肩关节外旋受限。冈上肌被撕裂时冈下肌常受不同程度的牵连。习惯性前脱位的患者通常有肩胛下肌腱的损伤。当怀疑有肩袖撕裂时应行MRI检查。对于没有行盂唇关节囊复合体重建的患者，肌腱的早期修复可达到满意的治疗效果。Gerber描述的"垂直升降测试"可用于评价肩胛下肌功能的完整性。嘱患者将手臂置于背后并通过进一步内旋转将手臂从后背抬起。测试阳性者手臂无法保持抬高姿势，提示有肩胛下肌腱撕裂。

5.拉伸断裂　肩袖的损伤也有可能继发于潜在的隐匿的肩关节不稳定。这样的病变多发生于投掷运动员。有学者认为这是一个渐进性病变过程，从关节不稳定到半脱位，从撞击到肩袖撕裂。肩袖撕裂多见于冈上肌和肩胛下肌。反复应力会导致肩关节静态稳定失效和加大对动态稳定的需求。肩袖损伤是反复拉伸负荷和撞击共同作用的结果。

6.结节骨折　肱骨大结节骨折通常伴有肩关节前脱位。尽管肩关节后脱位不会伴有肩袖撕裂，但常伴有肱骨小结节撕脱性骨折。外伤后肩关节不稳很罕见，发生概率为1%～4%。肩关节骨折脱位愈合后一般比单纯的肩关节脱位稳定。在一个单纯的肩关节脱位中，所有暴力都被用于撕裂关节囊和韧带。而在肩关节骨折脱位中，一部分暴力被骨折（结节骨折）所消散,韧带所受到的暴力将减少。因此,较少存在远期不良效果和肩关节不稳。

(四)治疗及治疗依据

1.**初始治疗**　初始治疗急性盂肱关节脱位应依据完整的体格检查和影像学检查,包括评估复位前后患者的血管、神经功能。患者应在安静和放松的状态下进行闭合复位。在急诊科常规用麻醉药和苯二氮䓬类药物对患者进行静脉镇静。镇静不足可导致创伤性复位,进一步伤害已经损伤的关节。各种复位技术已描述,包括对抗牵引法、Stimson 复位法和 Milch 复位法。决定进行手术治疗或非手术治疗应考虑包括患者的年龄、活动水平、损伤的类型、既往脱位的次数、慢性损伤和治疗后的预期效果。这类损伤通过非手术措施可得到有效治疗。例如,肩关节向前半脱位患者形容肩关节"弹出来后又弹回原位"。MRI 检查并不总是能显示盂唇撕裂或 Hill-Sachs 病变。初始治疗应包括短期休息和固定制动、物理康复治疗。患者复发性肩关节脱位、肩关节脱位合并肱骨结节骨折移位或合并关节盂骨折,手法复位失败、习惯性肩关节脱位、年轻患者肩关节前脱位,以上都可考虑进行手术治疗。

2.**非手术治疗**　非手术治疗通常包括固定一段时间,随后逐步功能恢复。长期固定不但不能降低肩关节前方不稳的复发率,反而会加快关节僵硬,尤其是老年患者。然而,最近的数据表明,对于第一次肩关节前脱位的患者,短时间固定于外旋位达 3 周,可能会减少肩关节前脱位的复发率,因为在外旋位盂颈部前下撕裂的盂唇可以实现更好的接合。渐进性运动范围锻炼的康复计划应尽快开始。对于肩关节前脱位,一开始应禁止肩关节外展及外旋以达到充分的软组织愈合,同时减少挛缩的概率。随后的治疗措施是加强肩袖和关节囊周围的肌肉力量,以恢复肩关节的动态稳定性。对于肩关节多向不稳定,应行物理治疗,稳定肩胛骨和加强肩袖的功能锻炼。对于肩关节后脱位,成功闭合复位后,应首先悬吊固定肩关节于旋转中立位。如果肩关节不稳定,用矫形器固定肩关节于外展、外旋 10°～20°位 6 周,以达到软组织的充分愈合。肢体末端在 4～6 周应避免内旋。在理疗程序监控下,开始恢复肩关节的运动和力量及恢复功能。患者,尤其是老年人,慢性后脱位达数月或数年,肢体症状少在细心的治疗中能成功地治疗。

3.**手术治疗**

(1)开放手术:开放手术对于急性肩关节前脱位和复发性肩关节前方不稳效果很好,复发率低于 5%。直接修复任何 Bankart 病变和肩关节囊取决于术中所见。移位的肱骨结节骨折也需要处理,根据具体情况行螺钉固定缝合固定。

(2)关节镜治疗:有经验的医师利用肩关节镜治疗首次发生的、急性、创伤性、肩关节前脱位的年轻患者,效果令人满意。患者急性肩关节前脱位需要行手法复位。可在 80%～95% 的患者中观察到 Perthes-Bankart 损伤(前盂唇关节囊复合体撕裂而不是单纯的盂唇损伤)。25 岁以下的患者,肩关节 Bankart 损伤、关节腔积血、软组织条件良好、肩关节囊没有受到过度牵拉,通过关节镜手术能获得很好的效果。此外,患者对这种治疗具有很高的要求,他们不愿意治疗后还要进行修复治疗,他们受伤之前没有任何肩关节不稳定,也没有相关的骨折或神经损伤。相反地,患者韧带松弛,关节囊牵拉导致的复发性肩关节不稳,和这些 Hill-Sachs 损伤患者最好采取开放手术(而不是关节镜手术)。有经验的医师在关节镜下用生物可吸收材料对关节盂和(或)关节囊进行直接的缝合修复,能获得很好的效果。虽然关节镜下经关节盂固定在过去已被广泛运用,但是,这种技术最近已被锚钉修复逐渐取代。最近有数据表明,与经关节盂固定相比,这种利用锚钉修复新技术能获得更好的效果,同时能减少并发症的发生。已有报道经过关节镜稳定手术后,关节不稳的发生率下降。然而,在一些病例中,失败率高达40%。因此,想取得好的功能结果,就必须适当选择患者和具有丰富的关节镜技术经验。经关节盂固定手术的并发症包括关节软骨和肩胛上神经损伤。肩胛上神经横贯冈盂切迹,临床上很容易损伤。在冈盂切迹这个水平上,肩胛上神经支配冈上肌,其分支支配冈下肌。经关节盂不适当的穿钉(过于水平)会钉住神经导致冈下肌部分或完全失神经支配。

(五)解剖要点和手术技巧

1.简介   众多结构构成肩关节的稳定性。这些结构或内容的任何一部分发生异常将导致关节不稳或出现创伤性症状。在肩关节不稳患者中,关节盂唇损伤并不是必不可少的一部分。因此,术前评估应考虑到骨骼、盂唇和关节囊损伤,同时肩袖和神经功能也应该考虑在内。

2.骨骼因素   无论手臂放在什么位置,关节盂和肱骨头的接触面为25%～30%。正常的关节通过影像学检查提示关节盂表面平坦,而肱骨头大且突出。然而,肩臼的曲率和肱骨头的相接近(几乎一致),当观察到曲率不一致时,就说明关节不匹配。因此,最大限度地减少约束能给盂肱关节带来大的活动范围,但是以牺牲关节的固有稳定性为前提。

3.关节内负压   盂肱关节内会出现轻度的负压。此外,关节腔是一个具有一定体积的密封的空间,关节的牵拉能增加其负压,抵抗更进一步的位移。这种概念就类似于拉动密封注射器的活塞。人们普遍认为,在手低负荷或休息时,负压起到平衡作用,因为肩部肌肉产生的负荷远远超出该负压的极限。负压效应在手臂内收休息位时起到限制作用。

4.盂唇   盂唇是一个纤维环包围着关节盂,并作为盂肱韧带和肱二头肌腱的锚点。它扩展关节盂的承载区并增加其深度达50%。一个完整的上盂唇稳定肩关节,使肩关节能额外抵抗32%的外旋负荷。上盂唇前侧和后侧的撕裂增加对下盂肱韧带100%的牵拉应力。

5.盂肱韧带   盂肱韧带被认为是肩关节囊加厚的部分。它们起到静态约束过度极端的平移和旋转运动的作用。通过生物力学测试和选择性解剖标本切片,它们大部分的功能都已获悉。

(1)盂肱上韧带和喙肱韧带:盂肱上韧带和喙肱韧带位于肱骨结节两旁,上方毗邻肩胛下肌,前方毗邻冈上肌。上盂肱韧带在大小和位置上是可变的。这些结构的作用是在上臂内收时,抑制向下过度位移。其他潜在作用是在上臂内收时限制外旋,和在上臂屈曲、内收、内旋时抑制向后过度位移。

(2)盂肱中韧带:盂肱中韧带是前关节囊的一部分,它以锐角穿过肩胛下肌位于关节内的部位肌腱。在30%的个体中,可能会缺如。在形态学上,它可表现为片状或条索状。它的功能首先是当上臂部分内收时对抗前方不稳;其次,是当上臂内收时对抗向下不稳。

(3)盂肱下韧带复合体:由前部、后部和腋间部组成,复合体位于盂肱关节的下方,当臂内收时,复合体保持松弛;当臂外展时,复合体紧张,支持肱骨头成悬吊状态,而里面的腋间部直接支撑肱骨头。前部和后部提供稳定,以分别对抗向前和向后过度移动。盂肱下韧带前部是主要的稳定结构,以对抗当上臂外展和外旋时肩关节前方不稳。

6.肩袖   肩袖由起到协同作用并为肩关节提供动态稳定的4块肌肉构成。肌肉集中于肩关节的旋转中心,当上臂主动活动时,更能维持以盂肱关节为支点的稳定性。动态稳定是通过关节的直接加压来达到的。此外,还有手臂运动时的不对称收缩和肱骨头与关节窝的匹配关系。压力来源于肱骨头和关节窝的正相交拉力,该拉力能减小关节半脱位的趋势。冈下肌和小圆肌是肱骨的主要外旋肌。冈上肌和肩胛下肌分别起到上臂外展和内旋作用。

7.腋神经的解剖　　腋神经近端偏向于盂肱关节囊的神经损伤包括创伤和医源性损伤。肩部开放性手术需要行前侧关节囊切开。在切开过程中,如果不注意保护,就会导致神经损伤。肩部的后侧入路常用于临床,如果错误地在小圆肌和大圆肌之间进行,也有可能损伤神经。

腋神经在支配三角肌和小圆肌之前分出一回旋支。它发自臂丛神经后束,穿过肩胛下肌下方肌腱接合点内侧的3～5mm。它穿过盂肱关节下方的腋窝,伴随着旋肱后动脉穿出四边孔。在四边孔分出两束,后束在变为外侧皮神经之前支配小圆肌和三角肌后部。前束环绕肱骨,支配三角肌前部。在三角肌的前部和中部,腋神经在筋膜下和肌肉内逐渐合成一支。

8.Bankart重建　　Bankart修复可以通过腋下切口来完成,该区间胸肩肌肉发达,头静脉应暴露出来。肩胛下肌在内侧被分出并止于肱骨小结节,从关节囊下方切开。应小心保护位于肩胛下肌上2/3和下1/3肌腱接合点的旋肱前血管。关节囊切口可以位于外侧接近肱骨头或位于内侧在关节盂边缘。在关节显露中,能经骨完成盂唇的修复,如果关节盂骨折,也能复位并行内固定。如果关节囊过多,可以行关节囊紧缩缝合术或关节囊切除术。

9.关节囊修复　　盂肱韧带和关节囊从肱骨处撕裂,可导致肩关节周期性不稳定。这种损伤比Bankart损伤少见。据报道,有7%的患者因为周期性不稳而行手术治疗。该类患者的平均年龄比其他原因导致的关节不稳的年龄大。这类损伤能通过MRI来确诊。开放手术修复肩关节囊外侧破损能成功地防止复发症状的发生。

(六)并发症

1.复发　　出现关节脱位的年龄是预测复发可能性的决定性因素。有关复发概率的报道包括多种因素。初次脱位年龄<20岁的,将会出现高复发率,复发率高达95%。而年龄在20～25岁的,复发率为28%～75%。年龄>25岁的,复发率<50%。而年龄>40岁的,复发率将低于10%。肩袖损伤是导致40岁以上患者首次脱位后复发的常见因素。脱位类型和固定时间的长久并不影响复发率。最近的数据表明,第一次前脱位后,建议短期内将上臂固定于外旋位(这个位置能更好地复位关节盂上撕裂的前下盂唇)。

2.关节纤维化　　关节纤维化多见于30岁以上的患者。不完全复位,患者依从性低和受伤时的严重程度,都是导致关节僵硬的因素。

三、肩部其他创伤性软组织损伤

(一)肩袖撕裂

急性肩袖撕裂发生于跌倒时肩部直接撞地或撞击到外展的上臂、突发过伸过度或外展过度、提重物、去抓正在下坠的重物。随后,常并发上臂肿胀和上臂皮肤瘀斑。在年轻患者,肱骨大结节撕脱性骨折可能是止于肱骨大结节的冈上肌肌腱比骨性的肱骨大结节强大,不会导致肌腱自身的断裂。患者典型的症状是急性疼痛,上臂抬高障碍或功能丧失。对那些功能明显丧失的患者,最好的治疗方法就是手术修复肩袖。术后早期治疗,依据手术中确定的安全区域,术后早期治疗包括被动前屈和外旋。早期主动功能锻炼和抗阻锻炼将增加手术的失败率。

患者慢性肩袖撕裂可能会有疼痛和肩关节功能观察的变异性。那些陈旧性撕裂患者,利用剩下的完好的肩袖和周围的肌肉来代偿手臂的功能。如果冈上肌有显著的撕裂扩展到肩袖后部(冈下肌)或伴随肩胛下肌前部的撕裂,那么可以预计肩部的力量和功能将大部分丧失。肱骨头相对于肩胛盂向头侧移动可能会随之而来。在这些患者中,喙肩韧带将作为次要的静态的约束力约束肱骨头进一步向头侧和前侧移位。如果尝试进行修复手术,发现肩袖难以修复,那么除了清创术,喙肩韧带应予以保留。此外,患者肩部疼痛,不可挽回的肩袖撕裂,肱骨头向上移位和盂肱关节炎,对于这些,最好的方法就是进行肱骨头置换。

关节镜技术使用缝合锚钉修复肩袖撕裂,包括单排修复法或双排修复法,并试图恢复撕裂的肌腱解剖足迹到肱骨大结节。在开放性手术中,软组织松解后,建议采用边对边闭合法修复L形和U形撕裂。边缘融合减少肌腱缺损的大小,同时也减少在肩袖内大结节和边缘之间的应力。

(二)上盂唇撕裂

上盂唇撕裂是由于跌倒后产生的牵拉力或压缩力直接对盂肱关节的作用所致。重复的压力如投球可以逐步从关节盂上累及上盂唇(如从地上提取物体一样,从一边到另一边,而不是直接提取)。上盂唇作为肱二头肌长头腱的锚点转而附着于上肩胛盂上。已知的上盂唇撕裂包括单纯上盂唇撕裂、合并前后盂唇撕裂、合并关节囊相关的肩关节不稳定。

(三)胸大肌肌腱撕裂

胸大肌肌腱撕裂相对少见,可发生于跌倒后导致的肌肉离心性收缩。使用合成类固醇可以导致患者肌腱断裂,这种可能性应考虑到。急性患者的典型症状包括前腋下皱襞畸形,上臂内旋和内收无力,上臂皮肤瘀斑。对于年轻患者,治疗的选择就是切开探查和手术修复。胸大肌肌腹内的撕裂或肌腱结合部的撕裂,最好的治疗就是非手术治疗,MRI能明确这类损伤的诊断。

(四)肱二头肌长头腱滑脱

肱二头肌长头腱位于由肩胛下肌、横韧带、喙肱韧带和盂肱上韧带组成的肱二头肌沟中。肌腱向内侧滑脱,是由于那些位于肩袖内的、起支持作用的肌腱受到损伤导致。患者肩胛下肌肌腱撕裂合并肱二头肌肌腱滑脱,最好的治疗就是对肩胛下肌进行修复,对肱二头肌进行固定。

(五)背阔肌损伤

据报道,背阔肌损伤是投掷者肩部疼痛的原因之一。损伤的机制涉及在投掷中,随球动作阶段承受的偏心负荷过重。在背阔肌肌腱完全撕裂的患者中体检可发现,沿着后腋下皱襞疼痛,肩部后伸抗阻无力。建议当前治疗采取非手术治疗,包括短时间的休息,随后进行物理治疗。

(六)肱二头肌断裂

据报道用绳索捆扎上臂可导致肱二头肌断裂。体格检查时可发现皮下血肿,经MRI检查可明确诊断。应评估患者合并的血管、神经损伤。

四、臂丛神经损伤

(一)概述

臂丛神经损伤涉及神经损伤的广度和程度等一系列损伤。轻微的损伤可能导致单纯的皮肤感觉异常。高能量损伤可导致明显的运动障碍和手的功能丧失。了解臂丛神经的解剖有助于评估这些临床病变,同时也有助于治疗策略的制订。

(二)解剖

神经复合体从颈椎延伸到腋窝,给上肢提供运动神经纤维、感觉神经纤维和交感神经纤维。臂丛神经由 $C_5 \sim T_1$ 的前支组成,位于前斜角肌和中斜角肌之间。C_5 和 C_6 的前支形成臂丛神经的上干。C_7 前支形成中干,而 C_8 到 T_1 形成臂丛神经的下干。每干在锁骨后分出前股和后股,前股供应屈肌而后股供应上臂的伸肌。3 个后股形成后束;上干和中干的前股形成外侧束;下干的前股形成内侧束。每个神经束分出两个终末分支。外侧束分出肌皮神经和正中神经的外侧根。内侧束分出尺神经和正中神经的内侧根。后束分出腋神经和桡神经。臂丛神经的分支可分为锁骨上和锁骨下部分。锁骨上分支包括肩胛背神经、胸长神经、锁骨下肌神经和肩胛上神经。锁骨下分支包括外侧束发出的分支(3 个分支):胸外侧神经、肌皮神经和正中神经外侧根;内侧束发出的分支(5 个分支):胸内侧神经、臂内侧皮神经、前臂内侧皮神经、尺神经和正中神经内侧根;后束发出的分支(5 个分支):肩胛上神经、胸背神经、肩胛下神经、腋神经(走行穿过四边区)和桡神经(走行穿过三边区)。腋神经通常在盂肱关节前脱位时受伤。臂丛神经下部的严重拉伤会导致头部和颈部的脊神经和星形神经节支配的交感神经节前(背根神经节近端)损伤,导致眼睑下垂、无汗和乳头扩张(Horner 综合征)。腋下贯通伤可导致前臂骨间肌萎缩和手无力,这可能是继发于 C_8 和 T_1 所发出的下干损伤导致尺神经受累所致。

(三)诊断

1.受伤机制 大多数闭合性损伤是由于向下的牵拉力作用于肩部所导致的。头部和肩部被强力分开,过大的牵拉力作用于臂丛神经。对于此类损伤,机动车事故是一个常见的原因。

2.损伤分类

(1)神经根撕裂:神经根撕裂标志着中枢神经系统损伤并意味着预后不良。至今,还没有可靠的方法去恢复从脊髓撕脱出来的神经根的连续性及其功能。

(2)锁骨上周围神经损伤:损伤发生在神经根的远端(通常发生在锁骨上窝处)。这类损伤相对于神经根撕裂预后较好。因为这意味着是外周神经系统损伤,手术探查和适当的神经移植可作为一个能改善功能、恢复预后的选择。

(3)锁骨下周围神经损伤:臂丛神经在锁骨下区域容易受到直接压力或碎骨块的压迫或关节脱位导致的损伤。相对于锁骨上周围神经损伤,典型的损伤机制是低能量损伤。因此,这类损伤较局限,损伤的程度较轻。预后较锁骨上损伤好。

(4)火炉工损伤:意味着臂丛神经短暂性损伤,可发生于对抗性运动中。如美式足球和摔跤通常会引起这类损伤。臂丛神经由于牵拉或压迫,头和颈压缩或移向另一边。锐性疼痛、从颈部放射到头的放射痛、皮肤烧灼感、麻木、麻刺痛和肢体无力都有可能出现。单臂症状是典型的。大多数患者的症状通常持续数秒到数分钟,5%～10%。的患者也可持续数天。复发性发作可能与颈椎管狭窄有关。最初的治疗包括远离对抗性运动直到症状完全消失。持久的乏力、颈部疼痛、双侧症状或复发性发作则需要通过影像学检查、MRI 和神经病学检查来进一步诊断。加强颈部和肩部肌肉的锻炼可避免复发。

3.体格检查 仔细评估上肢所有肌群,包括肩部的肌群,有助于损伤的定位和损伤范围的确定。体格检查可能会发现连枷臂;然而,斜方肌(肩胛背神经)的功能存在或不存在和前锯肌(胸长神经)的功能应小心注意。斜方肌功能(主要和次要)和前锯肌的功能缺失,除了肩袖和三角肌的功能缺失,意味着神经根撕裂伤(胸长神经和肩胛背神经起源于臂丛神经干的近端,脊神经出椎间孔处)。斜方肌和前锯肌功能的存在意味着支配这些肌肉的神经周围性损伤。

4.神经电生理研究 至少在受伤后 1 个月行神经电生理(EMG)和神经传导检查,有助于臂丛神经损伤的定位和受伤程度的评估。脊髓造影和 CT 平扫也能明确神经根撕裂的存在。

(四)预后

1.神经根撕裂 神经根上干撕脱罕见,自发性功能恢复的机会渺茫。手术重建撕脱的神经根不可能完成,由于肩胛重要的稳定功能丧失,盂肱关节融合以治疗连枷臂则不可取。

2.上干损伤 涉及上干损伤通常发生在肩胛上神经起点的近端。上臂外展功能障碍可以预测冈上肌、肩袖后部及三角肌功能丧失。此外,治疗上干损伤应考虑去恢复肘关节的屈曲功能而不是去重建肩关节的功能。一般来说,成年人臂丛神经损伤的预后并不像新生儿臂丛神经损伤描述的那样有希望。

3.指导方针 一些准则可能有助于预测各类损伤的预后。神经远端损伤的预后好于神经近端损伤。不完全性运动受限的预后好于完全性运动受限。局限性损伤的预后好于广泛性损伤。如果在 9 个月内,没有临床或神经电生理的恢复证据,那么预后将极差。

(五)治疗

治疗策略的制订应根据每个患者的临床症状。最初的治疗应包括功能夹板固定和物理治疗以减少关节僵硬的趋势,同时维持功能活动度。如果手术治疗可能使患者受益,可考虑进行适当的神经转移修复、肌腱转移和关节融合。手术最好在受伤后 6 个月内进行。超过 6 个月,肌肉开始发生不可逆的变化,进一步减少显著功能恢复的概率。由于神经元不可能修复,大多数臂丛神经牵拉伤患者手术探查后需行神经移植。这类损伤,结果取决于损伤的性质和程度,可能是不可预测的。已有报道多个肌腱转移恢复肘关节功能和肩关节功能。这种转移为神经重建提供了一种可行的替代方式,这已在成人创伤中取得了可预知的结果。已有报道胸大肌、斜方肌、肱二头肌、肱三头肌、大圆肌和背阔肌转移。治疗应根据个人的具体临床表现而定。盂肱关节融合仍是治疗连枷臂的可行方法,该方法能恢复一定程度的上肢功能,减少关节半脱位的痛苦。支配肩胛骨稳定结构(斜方肌和前锯肌)的神经应受到保护,避免损伤,手术后适当的功能恢复则可以预计得到。盂肱关节的融合应是在手臂外展 30°、前屈 20°、内旋 40°位。在健康个体,上臂外展时,肩关节对肩胛胸关节的运动比率约为 2∶1。

五、胸长神经麻痹

(一)概述

胸长神经损伤导致前锯肌麻痹,临床上可表现为肩部疼痛、翼状肩胛和上臂外展困难。原因是多方面的,除外创伤因素,包括机械力、毒品和感染因素。＞15％的患者是不明原因的。肩胛骨向前移位或牵拉合并肩胛骨向后移位都可导致神经受压,对于易感人群,部分损伤是由于位于肩胛下角的神经相对的未受到保护所致。

(二)治疗

虽然大多数单纯胸长神经麻痹的患者在12个月内能恢复,但仍有少数患者未能得到预期的效果。如果患者持续出现难治性的症状,非手术治疗后也没出现自然恢复的征象,可以考虑行手术治疗。大多数病例中,胸大肌肌腱转移(掺入阔筋膜转移)至肩胛骨下角已被证实效果良好。神经受伤后是否立刻进行手术治疗还不能达成一致的意见。然而,通常建议手术延迟6～12个月。术前计划应考虑损伤的机制、残留的症状、功能缺陷、体力需求和神经电生理诊断。神经探查和重建可以视为一种替代手术。然而,胸长神经功能恢复的不可预见性以及前锯肌功能恢复的不确定性,显著增加手术失败率,其风险可能比胸大肌转移的风险还大。

六、四边区综合征

四边区综合征是一种不常见的损伤;通常难以下诊断,同时也容易被漏诊。

(一)解剖

四边区的上边界和下边界分别为小圆肌和大圆肌。肱骨干和肱三头肌长头分别构成外边界和内边界。旋肱后血管和腋神经通过四边区,在这容易受到异常的压迫。

(二)体格检查

1.症状和体征　肩局部疼痛不适,非神经支配区的感觉异常,四边区皮肤感觉敏感。当躯体向前弯或手臂外展、外旋时症状加重。在临床上,三角肌无力或萎缩并不总存在,因为疼痛可能先于三角肌强度或质量的客观下降。此外,这样的结果可以证明个体差异相当大,并且可能与神经压迫的程度和持续时间有关。22～35岁的年龄段常受此折磨,他们的症状通常被误诊为胸廓出口综合征或肩部其他疾病。肩部疼痛和感觉异常的投掷运动员也常见此病。

2.诊断　诊断可能包括神经电生理测试、动脉搏动图和MRI检查。动脉造影的作用还不是很明确,但对于筛选患者有重要的作用。当手臂外展、外旋时,旋肱后动脉闭塞可能明显。动脉造影阳性结果为神经病变提供了间接的证据,证明腋神经伴随着旋肱后动脉通过四边区。当结果呈阳性时,神经电生理检查有助于证实腋神经卡压的存在;然而,阴性的EMG检查结果并不能排除诊断。少数患者有四边区综合征,尽管EMG检查报告正常。MRI检查虽昂贵,但能提供有用的信息,特别是当诊断模棱两可时。MRI检查有助于排除其他肩部疼痛源,同时有助于早期发现三角肌萎缩,这不是临床体格检查所能发现的。

（三）治疗

考虑到诊断罕见，事实上很多患者并没有表现出足够的症状而需要对神经进行手术松解，只有少数患者需要行手术治疗。患者的临床症状证实是三角肌失神经支配或功能障碍，单纯主动运动和牵拉运动也许能从中受益。那些经过非手术治疗仍出现顽固症状或表现出三角肌失神经支配，同时 EMG 检查或动脉造影出现阳性结果的，可考虑进行神经松解手术。手术减压的最佳时机很难界定，因为该病表现出不同的病变和病史的不确定性。然而，一般在受伤后6个月内首选进行神经探查，因为这样能减少三角肌和腋神经的不可逆病变。从后侧入路就能充分地进行腋神经减压术，而不需要把三角肌从肩胛骨止点处剥离。当臂外展时，三角肌的后缘很容易识别，同时向头部轻轻牵开就可暴露下方的四边区。在暴露过程中，应小心避免损伤旋肱后动脉。利用可延长的手术入路后，已有报道大部分患者取得令人满意的结果。

七、胸廓出口综合征

（一）概述

胸廓出口综合征的典型特征是沿着整个上肢的放射性神经症状，包括疼痛、麻木、刺痛、烧灼感和无力。手或臂肿胀、疼痛，沿着颈部或肩部也有可能发生。当臂外展时，症状有可能加重，这是因为神经血管结构穿过狭窄的胸廓出口，神经血管束受压导致。有 2％～3％ 的患者血管受压，有 1％～2％ 的患者动脉受压。致病的因素包括肥胖、姿势不良、颈部肌肉挛缩、创伤、妊娠和先天性因素（颈肋）。可能的压迫点包括：①胸廓出口上部颈肋的出现；②三角形间隙，由前斜角肌和中斜角肌在第一肋上方形成（在肌肉发达的运动员中，对通过该三角形间隙的锁骨下血管或神经血管结构来说，这可能是一个压迫点）；③肋锁间隙或是第一肋和锁骨之间的间隙（锁骨向下压迫导致这里有可能狭窄，狭窄的因素包括锁骨下肌肥大、锁骨骨折导致的过生性骨痂和肌肉无力导致上肢下垂）；④喙突下区域（神经血管束进入腋窝之前是最后一个致压点）。

（二）诊断

难以诊断是因为症状模糊，同时体征也难以辨认。受影响的患者典型的症状表现是涉及 $C_8 \sim T_1$ 的下臂丛神经损伤的症状。症状包括沿着上臂和前臂内侧的皮肤感觉异常、手的精细动作丧失。诱导试验，要求两次阳性症状出现才有意义。如 Adson 试验（手置于边上，颈部伸直，头转向患侧，桡动脉搏动消失）和 Wright 过度外展试验（当臂外展 90° 同时外旋时，脉搏消失）。诊断需要颈椎 X 线片以明确是否有颈肋的存在，需要 MRI 检查去评估解剖结构和臂丛神经。无创血管检查和血管造影也可能是有益的，以评估动脉和静脉的通畅程度。

（三）治疗

治疗的目的在于减轻胸廓出口的压迫。拉伸练习以减少胸廓出口的挛缩，加强颈部和肩部肌肉锻炼对改善姿势很有帮助。应避免肩上负重，以进一步减少胸廓出口的压迫。对于那些疼痛顽固、经非手术治疗无效的、可辨认的神经缺损的、血管损伤的，应行手术治疗。单纯第一肋骨切除、前斜角肌切开或两者联合进行，不同的成功率和复发率都有报道。

第三节 肱骨干骨折

一、概述

肱骨骨折约占所有骨折的 3%。治疗方法包括手术治疗和非手术治疗的多种方式。由于肱骨有其内在的软组织夹板效应及生物学的潜在优势，大多数的肱骨干骨折非手术治疗可以取得很好的疗效，尤其是低能量损伤的肱骨骨折；但高能量损伤的肱骨骨折多为粉碎性，常合并软组织损伤，常需手术治疗。

二、解剖

（一）骨学

肱骨干上段呈圆柱形，下段呈三棱柱形。中部外侧有粗糙的三角肌粗隆。后部中间，有一自内上斜向外下的浅沟，称桡神经沟，桡神经和肱深动脉沿此沟经过并向远端延伸。

（二）肌学

臂肌覆盖肱骨，以内侧和外侧两个肌间隔分隔。前群为屈肌，包括肱二头肌、肱肌和喙肱肌；后群为伸肌，主要为肱三头肌。肌肉的牵拉常可导致骨折断端的移位，根据肱骨干骨折的外观畸形表现可以大概预测骨折的位置。在三角肌止点以上的骨折，近折端受胸大肌、背阔肌、大圆肌的牵拉向内、向前移位，远折端因三角肌、喙肱肌、肱二头肌及肱三头肌的牵拉而向外、向近端移位。当骨折线位于三角肌止点以下时，远折端因肱二头肌和肱三头肌的牵拉向近端移位；近折端由于三角肌的牵拉而向前、外移位。

（三）神经

1.肌皮神经　肌皮神经在喙突以下 5～8cm 穿过喙肱肌，并沿途发出分支支配喙肱肌、肱肌和肱二头肌，在肘关节的外上方穿深筋膜沿前臂外侧下行，称为前臂外侧皮神经。

2.正中神经　在臂部，正中神经沿肱二头肌内侧沟下行，并由外侧向内侧跨过肱动脉的浅面与血管一起下降至肘窝。

3.桡神经　是发自臂丛神经后束的一条粗大神经，在肱骨近端向外下与肱深动脉伴行，然后沿桡神经沟绕肱骨中段背侧旋向下外，在肱骨外上髁上方穿经外侧肌间隔，至肱肌与肱桡肌之间，继而向下行于肱肌和桡侧腕长伸肌腱之间。

4.尺神经　尺神经的肱骨段在肱动脉内侧下行，而后下行至内上髁后方的尺神经沟。此处，其位置比较表浅又贴近骨面，隔皮肤可触摸到，易受损伤。

（四）脉管系统

肱骨的血供主要来自肱深动脉的分支及滋养动脉。

三、临床表现

同其他骨折类型一样,大部分肱骨干骨折患者的症状和体征表现为肿胀、疼痛、畸形及骨擦音。车祸、直接暴力打击以及由于手部着地或肘部着地所产生的间接暴力是肱骨骨折的常见受伤机制。有时因为投掷运动或"掰手腕"也可导致肱骨干骨折,此骨折多为中下 1/3 的斜形骨折或螺旋形骨折。在关注肱骨情况时,全身系统的体格检查也是必需的,以防止遗漏其他部位的损伤。

完整的神经血管系统检查也是不可或缺的,在行闭合复位或手术治疗前,应检查桡神经是否有受损。此外,肱骨近、远端的肩关节和肘关节以及腕关节也需仔细检查以排除其他损伤。皮肤的损伤也应引起重视,皮肤损伤可分为擦伤、挫伤以及软组织的复合伤,同时,要警惕前臂和上臂骨筋膜隔室综合征的发生。

四、影像学检查

完整的肱骨正侧位 X 线检查不仅可以看到整个肱骨干,还应包括肘关节和盂肱关节。在摄 X 线片时应由技师来挪动 X 线机的位置以获取标准的正侧位 X 线片,而不是通过变换患者的肢体。因为细微地旋转肢体就难以获取肱骨近端的正交视图,从而得到一个不完整的影像学检查结果。对于病理性肱骨骨折,在决定治疗方式前,还需其他的检查,如用 CT 及 MRI 等来评估,以排外肿瘤及隐匿性的病变。

骨折分型:肱骨干骨折有多种分型方法。大部分分型是基于 X 线片的表现或肱骨的几何形态。在临床上,肱骨干骨折的治疗不仅依靠分型,还要综合考虑其他因素,如骨质强度、局部软组织条件,神经血管的损伤及身体其他合并伤。简单的骨折可分为横形骨折、斜形骨折、螺旋形骨折。更复杂的骨折类型包括多段骨折、严重粉碎性骨折、开放性骨折,以及合并肘关节或肩关节脱位的肱骨干骨折。Holstein-Lewis 骨折是肱骨干骨折的一种特殊类型,主要是指肱骨远端中下 1/3 的螺旋形骨折,典型的表现是骨折远端骨块有个长斜形尖端,容易引起桡神经的损伤。对于开放性肱骨骨折,应根据 Gustilo 和 Anderson 分型来决定。此外,由骨质疏松、原发瘤或转移瘤以及其他的一些情况导致的病理性骨折,对于骨折分类的描述也很重要。

五、治疗

(一)非手术治疗

大部分肱骨干骨折可以采取非手术治疗的方式。但是,骨折的类型、患者的年龄及职业、有无其他脏器的合并伤都可以影响骨折治疗方案的选择。横形及斜形的肱骨干骨折非手术治疗的效果较好。非手术治疗方式包括悬垂石膏、肩人字石膏、U 形石膏、维尔波绷带、夹板、可调式功能支具治疗等。由于其简单有效、花费少、并发症少,可调式功能支具的使用越来越多。长斜形的肱骨干骨折、无合并肌肉软组织的损伤是可调式功能支具使用的理想适应证,其使用的时间一般是在使用夹板固定后 3～14 天。肘关节的早期屈伸活动有助于肱骨干骨折的愈合,有报道称可调式功能支具治疗的有效率达 90％以上。可调式功能支具固定在关节外的肱骨髁上骨折的治疗有效性已得到证实,但在肱骨近端骨折由于腋窝的遮挡,可调式功能支具的治疗有效性相对较差。因需要患者长时间保持直立的姿势,而且还需频繁的门诊复查以确定骨折复位后的位置保持,悬垂石膏的使用较少。维尔波绷带固定悬吊可应用于 8 岁以下的小孩,U 形石膏及夹板可以在使用支具固定前应用。总之,在非手术治疗时,同等条件下应尽可能优先选择可调式支具固定。

(二)手术治疗

尽管大部分的肱骨干骨折可以采取非手术治疗,仍有部分骨折需要手术治疗,手术适应证见表 1-3-1。

表 1-3-1　手术适应证

肱骨干多节段骨折
伴同侧下肢骨折
骨折线延伸至肩关节、肘关节,
严重的开放性骨折
合并血管、神经损伤
双侧肱骨干骨折
病理性骨折
"漂浮肘"
伴颅脑、胸外伤者
另外,手法复位后短缩仍＞3cm、旋转畸形＞30°、成角畸形＞20°
过度肥胖、巨大乳房者也需手术治疗
帕金森病患者

1.钢板内固定

(1)切开复位钢板内固定手术在肱骨干骨折治疗中一直占主导地位,其固定可靠、减少肩关节的僵硬,术中可显露桡神经、减少桡神经的损伤,术中可直视下复位,术后可早期行功能康复锻炼。另外,切开复位钢板固定手术可取自体骨、同种异体骨或人工骨植入以达到治疗骨不连或骨缺损的目的。同时,钢板固定时的相对稳定和绝对稳定都能达到较好的效果。在没有严重粉碎性骨折的情况下,接骨板及拉力螺钉固定是大部分患者的首选。另外,当难以置入理想的拉力螺钉时,可以使用加压钢板。当骨折类型更加粉碎及复杂时,应考虑桥接固定。利用这种技术,将接骨板远离骨折远、近端固定,恢复骨折的长度,纠正上臂的旋转及成角畸形即可。这种技术可以通过传统的开放式手术或经皮插入的方法来施行。

(2)动力加压板:AO 组织推荐使用 4.5mm 的宽动力加压钢板(DC 或 LC-DCP),在肱骨折的远近端各最少固定 6 层(最好是 8 层)皮质。使用宽加压板的理由是它允许多平面置入螺钉,增加固定强度。对于骨干直径较小的肱骨可能不能接受 4.5mm 的宽加压板,对于这些情况可以使用窄的 4.5mm 加压板或3.5mm 的接骨板代替。

(3)锁定板:锁定螺钉的出现明显扩展了接骨板在肱骨干骨折治疗中的应用范围。不管是骨质疏松还是近于骺端的骨折,锁定板均可获得牢靠的固定。在这两种临床情况下,锁定螺钉和锁定板的锁定关系可以防止螺钉退钉,提高钉板固定的强度。在肱骨骨折中最常使用加压与锁定混合的固定方式,在这种模式下,首先使用传统螺钉的骨与板的摩擦力加压作用使钢板紧贴骨面,接着通过数枚锁定螺钉固定来加强稳定。另一种使用模式是锁定板的"内—外固定"模式,在该种模式中,钢板无须紧贴骨面放置,直接通过锁定螺钉与锁定板的锁定作用来维持稳定。虽然这种技术的理论优势是具有最小化骨膜的破坏,但其优良的临床结果尚未被证实。锁定钢板已在骨质疏松骨折的应用方面被证明是有利的,但对于正常的骨质使用锁定板并没有绝对的优势。

2.髓内钉固定

(1)刚性髓内钉:刚性顺行髓内钉适用于近端和中段的骨折。在肱骨远端 1/3,因肱骨的髓腔为扁平形状,阻挡了髓内钉的插入,固定深度不够,不适于固定肱骨远端 1/3 的骨折。髓内钉的优点包括有限的切开、骨折的间接复位保留了生物学优势。静态的锁定可以提供旋转和轴向的双向稳定性。与肱骨干骨折顺行髓内钉固定相关的并发症包括肩袖损伤、肩疼痛和近端突出的硬件。为避免这些肩部并发症,有学者提出逆行置钉,开口于鹰嘴窝后部。但在避免肩部并发症的同时,此入路增加了肱骨髁上的应力,有时髓内钉难以穿过肱骨远端。病理性骨折是髓内钉固定的一个较好适应证,因为髓内钉固定可以跨过病变的瘤段,减少钢板在长骨段强度弱化的肿瘤部位固定的稳定风险。肱骨骨折合并有下肢损伤,且同时预计需要拐杖来帮助康复的患者使用髓内钉固定是较好的选择,它已被证实更适合负重活动锻炼。然而,对于前述的情况,最近的临床研究也支持钢板固定方式。在肱骨干骨折是否需要髓内扩髓仍然是一个有争议的话题。由于有损伤桡神经的风险,由骨折移位导致软组织剥离的患者,不适合扩髓。开放置钉在降低神经和血管损伤风险的同时,也缩小了间接复位和有限切开、较少破坏骨折断端血供的优势。

(2)弹性髓内钉:弹性髓内针固定既可用于成年人,也可用于儿童肱骨干骨折。许多外科医师希望通过弹性髓内钉的简单操作技术来降低手术并发症。弹性髓内钉可顺行插入,也可逆行插入。为控制旋转,推荐使用多枚弹性髓内钉固定。并发症包括髓内钉移位、骨不连和旋转不稳定。

3.外固定   对于开放性骨折、感染性骨不连、烧伤患者、节段性骨缺损等患者适合外固定架固定。外固定应通过可控的方式在直视下插入以避免神经、血管损伤。对于 Gustilo Ⅲ 型开放性骨折,外固定架是一个很好的选择。然而,Gustilo Ⅰ 型和 Ⅱ 型开放性骨折可使用接骨板或髓内钉进行固定。外固定架固定通常是在软组织愈合前,以及功能支具前或终末固定前的临时固定。一般不建议作为终末固定方式来治疗肱骨干骨折。

(三)手术入路

1.肱骨干的后侧入路(图 2-3-1)   先从肱三头肌的长头和外侧头间的间隙显露。随后再分离深层的内侧头即可暴露肱骨干。与此入路显露有关的危险包括损伤桡神经和损伤肱深动脉。手术过程中必须识别和保护这两个重要的结构。此外,应注意不要损伤尺神经或臂丛外侧皮神经。

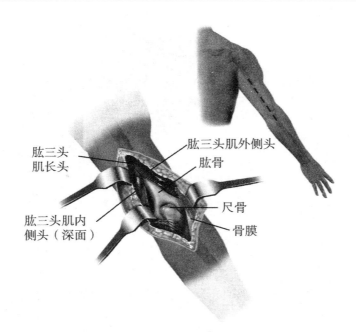

图 1-3-1　肱骨干后侧入路

2.肱骨干前外侧入路(图 1-3-2)　在前外侧入路中,首先沿三角肌与胸大肌肌间沟显露,在远端通过将肱肌肌纤维纵行向两侧分开,即可显露肱骨。主要的危险是桡神经及肌皮神经,因为其进入肌间隔远端。

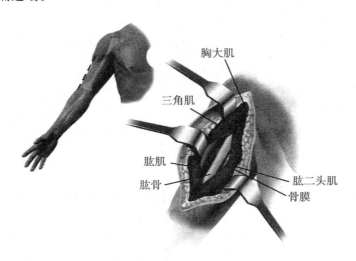

图 1-3-2　肱骨干前外侧入路

3.肱骨干后外侧入路(图 1-3-3)　此入路主要是从外侧肌间隔中进入,远端允许向肱骨外侧髁延伸,近端可延伸至腋神经与肱骨近端交界处。它的主要优点是可探查在肱骨的后部走行及前侧走行部分的桡神经。

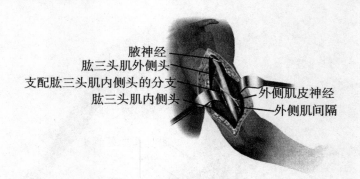

腋神经
肱三头肌外侧头
支配肱三头肌内侧头的分支
肱三头肌内侧头
外侧肌皮神经
外侧肌间隔

图 1-3-3　肱骨干后外侧入路

六、并发症

在治疗肱骨干骨折时,可能出现的并发症包括骨髓炎、骨折畸形愈合、延迟愈合或不愈合、血管损伤、桡神经损伤。

(一)骨髓炎

肱骨骨髓炎比较罕见,但可出现在开放性骨折或手术治疗的病例中。其诊断较困难,除非存在明显感染的迹象。开放性骨折和使用免疫抑制药者并发骨髓炎的风险较正常人偏高。清创灌洗和使用特此入路远端允许向肱骨外侧髁延伸,近端可延伸至腋神经与肱骨近端交界处。它可探查在肱骨的后部走行及前侧走行部分的桡神经异性抗生素或拆除内固定仍然是治疗的基本原则。核医学的研究发现,使用包裹铟标记的白细胞和^{99m}锝的亚甲基二膦显像的标记物有利于肱骨骨髓炎的诊断。抗生素和骨水泥链珠的填充可治疗肱骨骨髓炎,但需先去除死骨,在肢体功能重建中,肱骨短缩 3cm 不影响上肢的功能。

(二)畸形愈合

肱骨轻度的成角和旋转畸形,只要不超出一定的限度,一般不影响上肢的功能。通常,20°～30°的成角畸形和 15°的旋转畸形被认为是可以接受的。畸形愈合经常需要通过截骨手术矫正,使用髓内钉或接骨板固定都可获得牢靠固定。

(三)不愈合

肱骨骨不连最常发生在严重骨血流阻断、多段骨折、横形骨折、骨折内固定不稳、高能量损伤或严重多发伤患者。肱骨干骨折不愈合率占所有骨折的 2%～5%。骨不愈合治疗的关键是复位骨折碎片,维持生物学和生物力学的稳定性。切开复位加自体骨松质移植,并用 4.5mm 的动力加压板固定是骨不连的首选治疗方法。对于节段性缺损患者,可能需带血管的腓骨移植重建并植入骨松质,或短缩固定。在治疗肱骨骨不连时一般不选用髓内钉或交锁钉固定,其治疗效果不佳。

(四)血管损伤

肱骨干骨折合并血管损伤的病例极其罕见。先固定骨折还是先修复血管取决于受伤的时间和残肢灌注的情况。缺血再灌注损伤有发生骨筋膜隔室综合征的风险,预防性筋膜切开术应受到重视。侧支血流量可以保持肱动脉损伤患者的远端动脉的搏动,因此,存在远端脉搏并不能排除肱动脉的损伤。

(五)桡神经损伤

约 90％的桡神经损伤继发于神经机械性麻痹,大部分可以自然恢复。但在开放性骨折、Holstein-Lewis 螺旋形骨折,穿透性创伤可能会导致神经断裂。神经探查适应证主要包括开放性骨折伴桡神经麻痹和肱骨中下段螺旋形骨折闭合复位后神经功能丧失者。桡神经完全性功能障碍者,肌电图和神经传导速度的测定应在伤后 6～12 周进行。如果显示有动作电位,可继续观察。如果没有动作电位或提示去神经纤维颤动,临床医师可以选择探查和修复桡神经。如果桡神经损伤经证实已无法恢复,可以行选择性肌腱转位手术来重建肢体功能。

第四节　肘关节骨折与脱位

一、概述

肘关节是连接肩部与手部的重要部位。正常肘关节的屈曲活动度平均为 0°～145°,旋前活动度约为 80°,旋后约为 85°。肘关节的功能弧在这个活动范围内,日常生活活动要求旋前旋后达到 50°,屈曲活动度需达到 30°～130°。当屈肘＜130°时即可能影响日常活动。肘关节骨折与脱位应常规摄前后位(AP)、侧位和斜位 X 线片。肱桡位能提供更清晰的关节图像。这些 X 线信息基本上足够让外科医师做出手术治疗或非手术治疗的决定。一旦做出手术治疗的决定,麻醉后轻轻施加牵引力后行 X 线检查,可进一步明确骨折类型,特别是肱骨远端骨折。计算机断层扫描(CT)可用以评估关节面情况,对术前评估骨折块大小及移位也更理想。

二、肱骨远端骨折

(一)解剖

肱骨远端包括一个卷轴状滑车和由半球形肱骨小头组成的倾斜的关节面,肱骨小头各由一个髁柱支撑。鹰嘴窝介于两髁之间,邻近关节面。它有时薄如纸,仅由肱骨远端的前、后部皮质融合而成,骨支撑甚少。滑车的纵轴线有 3°～8°的内旋,对应肱骨向侧方倾斜 5°～8°,从而产生外翻携带角。在男性中,平均携带角为 11°～14°;在女性中为 13°～16°。肱骨小头中心从前方到肱骨中心轴线的距离为 1～1.5cm。成年人的肱骨小头角度为 30°。内侧柱与肱骨干成 45°,而外侧柱与肱骨干成 20°～25°。肱骨内上髁,由内侧柱延伸而来,位于滑车的旋转轴线后方。因此,形成凸轮效应,使内侧副韧带(MCL)在不同屈曲角度不同部分紧张:将肱骨远端骨折(图 1-4-1)分为单柱骨折或双柱骨折,使诊断及处理变得更为简单。

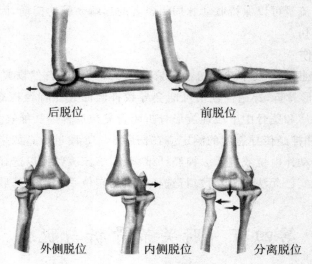

后脱位   前脱位

外侧脱位   内侧脱位   分离脱位

图 1-4-1 肘关节脱位

(二)单柱骨折

这类骨折涉及部分或全部滑车。Milch 和 Jupeter 根据滑车骨折碎块的数量进行分类。高柱状骨折涉及大部分滑车,同时合并桡骨和尺骨脱位。矮柱状骨折涉及小部分滑车,桡骨和尺骨保持肱骨柱和轴的完整性。对于骨折移位>2mm,解剖复位坚强内固定由于允许早期运动往往比闭合处理有更好的效果。对于无移位骨折,固定的位置应使骨折处所附着的肌肉放松(即内侧柱骨折使旋前肌放松,外侧柱骨折应使旋后肌放松)。高柱状骨折钢板坚强内固定提供比单独螺丝更强的刚度;矮柱状非粉碎性骨折可以用螺丝适当固定。在以上两种情况下,关节都必须解剖复位。有时这可以通过间接复位来实现,但某些情况下可能需要行鹰嘴截骨。对于外侧滑车骨折且与肱骨小头相分离的外侧柱骨折,V 形鹰嘴截骨可以用内侧(尺)软组织作为杠杆撬开。这样可以提供足够的关节视野和解剖复位的空间,同时避免影响内侧结构(即尺神经和 MCL)。这也简化了复位和截骨的固定。

(三)双柱骨折

双柱骨折累及两柱,包括关节内骨折和关节外骨折。关节外骨折(即肱骨髁上骨折)常见于儿童,成年人罕见(骨质疏松的老年人除外)。内固定治疗骺板闭合患者的方法类似于关节内骨折。在成年人中,要求达到解剖复位和坚强内固定,尽管经皮穿针固定有其优势,但由于有限固定剪切力太大,术后常发生骨折移位。关节内双柱骨折通常由高能量损伤引起,往往为广泛粉碎性骨折。常见的骨折类型包括 T 形骨折、Y 形骨折、H 形骨折和向外侧或内侧倾斜的 Lambda 骨折。关节僵硬和运动丢失是常见的并发症,最好通过稳定的内固定和早期功能锻炼减少这种情况的发生。如果没有足够的稳定性来实现早期关节活动度(ROM)锻炼,应优先恢复关节面的解剖。在骨折愈合后,关节挛缩可通过软组织松解得到有效的治疗。肱骨远端双柱骨折,最好选择后侧入路。鉴于这些损伤(早期和晚期)引起的尺神经病变的发病率相对较高,一些人建议尺神经在骨折固定时进行前移,这一操作可以从后路进行。

鹰嘴截骨术,可以显露整个关节表面,然后通过最可靠且廉价的钢丝张力带进行固定。截骨术是选择尺骨鹰嘴末端顶点，以肱骨滑车切迹为中心。先将较大的骨折块，不论内、外柱或关节内，从后方用钢板进行坚强固定。双侧固定优于Y形钢板固定。外侧柱，由于其后方有轻微凸起，通常可使用3.5mm动态压加压钢板（更强的扭转力和弯曲力矩）。更具可塑性的3.5mm的重建钢板更适于经常需要折弯钢板的远端骨折。外侧柱利用两个钢板（一个置于后方，一个置于侧方）固定的技术也已经被应用于临床。肱骨内上髁骨折通常选择重建钢板或1/3管形置于后方脊内侧。钢板的预弯是必要的。滑车通常在矢状面发生骨折，最好沿其轴线进行螺钉固定；当然，也可以通过各种钢板增加稳定性。滑车表面的270°由关节软骨覆盖，关节内骨折块的固定最好用无头加压螺钉或拉力螺钉埋头于软骨下骨。临时克氏针固定和钢板的解剖设计使内固定更加方便，尽管如此，钢板往往还是需要进行预弯，以符合每个患者独特的解剖结构。

全肘关节置换（TEA）主要用于治疗高龄、功能要求较低、粉碎性双柱骨折或骨质疏松不适合行切开复位内固定术的患者。对于肘关节患有退化性疾病（如类风湿关节炎）的肘部骨折患者，也可考虑行TEA。如果计划行TEA，则不宜行鹰嘴截骨，因为这会导致尺骨假体的固定不充分。对于肘部功能要求高的患者，外科医师要争取最佳骨折固定和骨愈合（即使术后挛缩松解成为必要）。术后护理应包括尽早主动运动，当然，这取决于骨折固定是否牢靠（如果可以的话术后立即进行）。

三、肱骨小头骨折

肱骨小头骨折较为罕见。通常是冠状面上有明显位移涉及关节面的骨折。Bryan和Morrev的将这类骨折分为：Ⅰ型，完全骨折；Ⅱ型，骨软骨骨折；Ⅲ型，粉碎性骨折（表1-4-1）。Ⅰ型骨折涉及关节面的半球和底层骨松质（通常称为Hnhn-Steinthal骨折）。Ⅰ型骨折有时可以闭合复位，但很难维持。当需要和可能时，内固定最好用拉力螺钉从后到前拧入外侧髁后部。从外侧入路对伸肌起点进行骨膜下剥离以显露肱骨小头和外侧柱后方。Ⅱ型骨折相对少见，它包括肱骨小头软骨前方的骨软骨壳（即Kocher-Lorenz骨折）。如果有足够的软骨下骨骨松质维持稳定的话，这些骨折有时可以用无头前后压缩螺钉固定。严重粉碎（Ⅲ型）和骨软骨骨折患者可能不适合使用内固定。只要尺骨、桡骨间韧带和MCL完整，建议将骨折碎块切除。在纵向尺骨和桡骨不稳时，无法修复的肱骨小头可选择切除。这两种情况均可因近端桡骨迁移导致尺骨变化和尺腕嵌塞关节异常。骨折块缺血性坏死（AVN）罕见，因此，坏死的骨折块延迟切除为宜。肱骨小头骨碎块切除，无论是早期或延迟进行，均可能导致肘关节僵硬。关节镜下切除骨折块，运动功能的恢复优于开放手术。

表1-4-1　肘关节损伤分型

类型	描述	治疗或年龄组
桡骨头骨折		
Mason分型		
Ⅰ型	无移位	非手术治疗

类型	描述	治疗或年龄组
Ⅱ型	移位	ORIF 或切除术
Ⅲ型	粉碎性	切除术或加行置换术
Ⅳ型	合并肘关节脱位	根据稳定度可考虑行置换术
Hotchkiss 分型		
Ⅰ型	边缘骨折或轻度移位,未影响活动	非手术治疗
Ⅱ型	移位＞2mm 尚可内固定	ORIF
Ⅲ型	粉碎性骨折不能放置内固定	切除术或置换术
冠突骨折		
Regan-Morrey 分型		
Ⅰ型	冠突尖撕脱	无须特殊处理
Ⅱ型	＜50％,内侧副韧带止点完整	通常无须手术治疗
Ⅲ型	≥50％,内侧副韧带断裂	ORIF
孟氏骨折		
Bado 分型		
Ⅰ型	桡骨头前脱位	儿童至青年
Ⅱ型	桡骨头后脱位	老年人
Ⅲ型	桡骨头外侧脱位	儿童
Ⅳ型	合并桡骨干骨折	成年人
肱骨小头骨折		
Bryan-Morrey 分型		
Ⅰ型	完全骨折	闭合复位或 ORIF
Ⅱ型	骨软骨骨折	切除
Ⅲ型	粉碎性骨折	切除

四、肘关节脱位

(一)解剖

成年人肘关节脱位(图 1-4-1)的发生率约为每年 13/10 万,与近端指间关节脱位发生率相当,但小于肩关节脱位(17/10 万)。肘关节的骨性结构十分稳定,有助于防止关节内翻和外翻。肘关节稳定性在于肱骨跨越桡骨小头的关节面和尺骨冠突。外翻力主要由肱桡关节(外侧柱)对抗,而内翻力主要由肱尺关节(内侧柱)对抗。肱尺关节提供 55％的伸直内翻阻力与 75％弯曲 90°时的内翻阻力。而肱桡关节,虽然承受 60％的轴向压力,却只提供 30％的外翻阻力。在韧带破坏的情况下,骨性结构提供更多的抗内翻和抗外翻的负荷。MCL 的前束起于肱骨内上髁的前部,止于尺骨冠突内侧基底。桡侧或外侧副韧带(LCL)起自肱骨在肱尺关节运动的轴线的外上髁,穿过环状韧带,止于尺骨近端小切迹外侧(图 1-4-2)。一般认为,MCL 的前束是肱尺关节的主要稳定结构,但内侧副韧带的作用,尤其是尺骨部分,早已明确,MCL 提供 70%的抗外翻阻力。前关节囊提供部分抗外翻和内翻的阻力,尤其是在屈肘时。临床上,MCL 甚至可能在桡骨头切除的情况下提供足够的对抗外翻的阻力。生物力学研究表明,肘关节的抗内翻稳定性取决于外侧副韧带与尺骨冠突的完整性(须>50%完整)。尺侧副韧带(LUCL)外侧束起于桡骨小头,防止其向后半脱位。这种不稳定被称为后外侧旋转不稳(PLRI)。LCL 复合体损伤可能由过度旋后或过伸引起。肘关节稳定性试验包括前臂旋前使LCL 紧张;外翻肘关节同时前臂旋后使 PLRI 和 MCL 松弛,可感受到一声"弹响"。副韧带损伤常见于儿童,撕脱骨折通常发生于成年人。MCL 变细与外翻不稳定有关,与复发性脱位无关。LUCL 不稳可导致半脱位和复发性脱位。PLRI 经常可以由轴移试验进行检测。旋后外翻试验是患者取仰卧位,屈曲肘关节,逐渐伸直肘关节时可感觉到肘关节半脱位,再次屈曲肘部时可感觉到一声"弹响"后复位。屈曲-旋前肌群和伸肌群是肘关节的动态稳定装置,同样的还包括肱三头肌、肱肌和肱二头肌。这些肌肉跨越肘关节,抵抗施加的外力,增加关节的反作用力(由此增加骨稳定)。严重不稳定的肘关节脱位通常是由于这些动态稳定装置的破裂以及静态韧带的限制丧失引起。

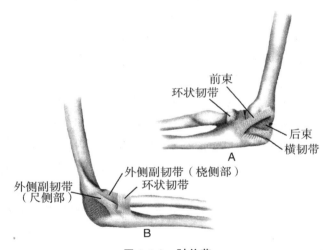

图 1-4-2　肘关节

(二)评估和治疗

尽管拥有稳定的骨性结构,肘关节脱位仍占所有关节脱位的 20%。最常发生于年轻人高能量前臂伸直位损伤。肘关节脱位中,约 90%是后脱位。前脱位、内侧脱位或外侧脱位罕见;错位脱位(近端桡尺关节的破坏而发生尺、桡骨位置互换)则极为罕见。当肱尺关节发生脱位时,桡骨头和冠突有时会发生骨折(在所有肘关节脱位中分别占 10%和 18%),鹰嘴尖端骨折较少见。手术探查发现,90%以上的肘关节脱位患者伴有骨软骨损伤,可能是由初始外伤或后续复位时引起。肱骨髁也可能发生撕脱骨折。这些骨块连同受伤的软组织,可能嵌入关节内,因此需要手术介入。正侧位 X 线检查用以确认复位是否完成。CT 扫描对骨折块的确切位置和更细微的骨折,尤其是为内侧冠突骨折提供有益的信息。复位不理想是手术切开的指征。

1.复位 适当镇静可提供足够的肌肉松弛以便复位及之后的关节稳定性和关节活动度检查。这有助于检查者评估受伤后关节的稳定度,以便指导早期康复锻炼。关节绞索通常提示有骨软骨碎片卡压。内、外翻应力试验应在屈肘 30°和内旋位进行。简单的肘关节脱位如屈曲超出 45°仍稳定一般应在屈肘 90°前臂中立掌向下位夹板固定,这样 LCL 紧张可利于改善脱位复位后的稳定性。然而,对于某些患者,特别是年轻运动员,应用更快捷的功能康复,韧带和肌腱可以得到更好的恢复。

2.修复断裂的韧带 肘关节伸展＞45°时,进行断裂韧带的修复并不能提高疗效。然而,如果肘部需要固定在极度屈曲位,则 LCL 和(或)MCL 应修复。屈肌/旋前和伸肌起点断裂应在韧带修复的同时将其与肱骨止点连接。如果韧带修复后肘部仍不稳定(罕见,但在不稳定性骨折中相对多见),外科医师应考虑应用角度可调的外固定器。现在的外固定器可控制肘关节的内、外翻,屈伸及关节减压。目前的治疗趋势仍然是靠肘部的解剖修复和重建以获得关键的稳定,从而使应用这种动态固定的可能性减到最低。

3.相关骨折 相关骨折(桡骨小头、肱骨小头、冠突、鹰嘴)的治疗将在相应的章节进行讨论。

4.主动运动 主动运动应在肘关节脱位后 5～10 天进行,以减少关节僵直和异位骨化。早期被动运动可能会导致再脱位及异位骨化。患者仰卧位保持患臂于胸部以上(即与肩部成 90°向前抬高)可克服患者的恐惧。从这个位置可以主动伸直肘关节以对抗重力,对于那些失去手臂控制能力的患者最为有利,能获得更稳定的屈肘位。这可减少患者对再脱位的忧虑,利于康复。如果损伤 5 周后伸直功能没有改善,则应考虑使用动态扩展夹板。

(三)合并伤

神经血管损伤是肘关节脱位的罕见并发症。尺神经损伤最常见,常由于后脱位时过度牵拉引起。正中神经是第二常见的损伤,有可能在复位时被卡压。因此,复位前后神经和血管的检查十分重要。肱动脉断裂罕见,通常与开放性损伤有关。当存在不对称脉搏或动脉危象时建议行多普勒检查或动脉造影。检查远端脉搏可能因为周围的肘部侧支循环而并不可靠。肘关节脱位常由于手伸直位遭受外力引起,该机制造成的其他损伤可以从影像学检查及临床症状中寻找证据,如腕关节骨折脱位、桡骨远端骨折和前臂间膜损伤等已有相关报道。

五、鹰嘴骨折

关节内尺骨鹰嘴骨折常由于摔倒时直接撞击肘后所致。关节外(撕脱)骨折的骨折块通常很小,常由间接创伤引起(比如摔倒时肱三头肌为对抗前臂屈曲异常收缩)。肘关节侧位 X 线片用于评估这些损伤。需要注意有无滑车压缩骨折或冠突骨折。

(一)未移位骨折

Colton 定义"无移位"鹰嘴骨折为移位＜2mm,屈肘至 90°时仍稳定,肘关节的伸展活动尚可的骨折。非手术治疗这类骨折需仔细随访监测后续治疗过程中有无发生骨折移位。

（二）有移位骨折

有移位的鹰嘴骨折一般要求手术治疗，除非患者不能耐受。移位的非粉碎性骨折一般采用钢丝张力带治疗，钢针最好穿透尺骨的前骨皮质，以减少钢针松动的风险。但要小心操作，避免损伤骨间前神经血管束，它毗邻于尺骨近端前侧。张力线应通过肱三头肌腱深面靠在鹰嘴皮质上，同时注意保护肘管内的尺神经。用张力带钢丝处理粉碎性、不稳定或累及冠突的骨折可能不够充分。鹰嘴骨折用张力带钢丝治疗最常见的并发症是克氏针从鹰嘴插入部位退出。这会刺激肱三头肌腱，迫使内固定物移除。撕脱骨折有时可以用粗的不可吸收缝线固定。鹰嘴粉碎性骨折，如果骨折块可容纳 2～3 枚螺钉则可考虑使用钢板固定，如果骨折块不能被重建则可考虑切除。钢板放置于外侧以减小疼痛和（或）内置物退出的风险，因为鹰嘴的内侧和后侧经常在前臂休息位时受压或承受重量。极少数情况下需要切除，将肱三头肌嵌入尺骨干骨松质中可为老年人提供足够的功能。文献表明，对于肘关节功能要求不高的患者，即使切除 2/3 的鹰嘴，仍可有良好的效果。然而，切除 25％的鹰嘴突可降低 50％的外翻负荷。因此，当骨折累及冠突或患者很年轻时，若存在肘部前方软组织损伤，切除手术是禁忌。切除后，肱三头肌应适当提前，使得肌腱与滑车切迹的关节面相匹配。尺骨鹰嘴骨折稳定内固定术后应即刻或早期活动以获得良好的功能。切除后，肱三头肌在尺骨近端止点处的修复是必要的。术中需对修复的稳定性进行评估以便于指导术后康复。

六、尺骨近端骨折

鹰嘴骨折累及冠突被视为尺骨近端骨折，它代表更复杂的肘部损伤和不同的固定技术。此类骨折多为粉碎性骨折。这些骨折被称为反鹰嘴骨折，常伴有肘关节脱位，多由于肘关节中度屈曲位时直接受到由后向前的高能量撞击引起。这将导致鹰嘴骨折和肘关节前脱位。横形鹰嘴骨折伴肘关节脱位，常被误诊为孟氏骨折，它与 Bado Ⅰ型孟氏骨折不同，因为在前者的肱尺关节不稳，而尺桡关节通常是稳定的。认识这些损伤有利于选择适当的入路来恢复肘关节稳定。在横形鹰嘴骨折伴脱位的情况下，鹰嘴的解剖恢复对恢复前臂对抗骨前移是非常重要的。简单的横形骨折或斜形骨折可以通过张力带钢丝或其他符合生物力学原则的固定方式治疗。如果滑车切迹已粉碎，则尺骨骨折选用钢板固定，鹰嘴骨折块通常具有足够的大小允许2～3 枚螺钉固定。滑车切迹关节面修复（必要时可用骨移植物），包括冠突（恢复 MCL 的完整性）的固定可以允许早期活动。

（一）孟氏骨折

孟氏骨折（图 1-4-3）仅占前臂骨折的 1％～2％。环状韧带撕裂、上尺桡关节脱位、合并尺骨近端骨折，是区分孟氏骨折与肘关节骨折脱位的要点。桡骨头可向前（Bado Ⅰ型）、向后（Bado Ⅱ型）或横向（Bado Ⅲ型）移位。合并桡骨干骨折被定义为 Bado Ⅳ型（见表 1-4-1）。尺骨骨折通常远离冠突，但可能涉及滑车切迹。桡骨头脱位，尤其是向后或横向脱位，可能包含有 LCL 撕裂，若漏诊可能导致肘部后期不稳定。骨间后神经（PIN）麻痹最常见于 Bado Ⅰ型（前）骨折，可能因桡骨头未及时复位导致。这些损伤的处理原则是解剖复位和尺骨骨折内固定。如果上尺桡关节得以复位，同时尺骨获得稳定的解剖固定时，可允许早期活动，可减少肘关节僵直的发生。上尺桡关节不稳定罕见,环状韧带重建术则不必要。肱尺关节的稳定性应该在手术过程中进行检查,以评估是否合并 LCL 损伤;外侧不稳时 LCL 必须修复。尺骨骨折复位不良可导致持续性桡骨头半脱位、外翻不稳和创伤后关节炎。不太常见的导致持续桡骨小头半脱位的原因包括软组织嵌顿和外侧韧带损伤。

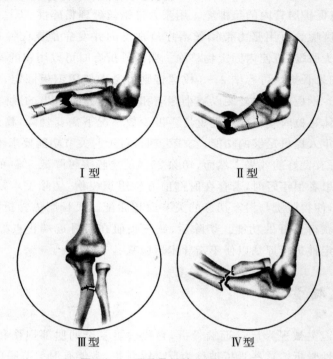

Ⅰ型   Ⅱ型

Ⅲ型   Ⅳ型

图 1-4-3　孟氏骨折的分型(Bado)

(二)冠突骨折

冠突骨折(图 1-4-4)根据骨折的百分比进行分型(见表 1-4-1)。冠突的尖端骨折(Regan 和 Morrey Ⅰ型)不会引起不稳定,不需要治疗,除非一个或多个骨折块进入关节内。前方关节囊起自冠突尖端以远6.4mm 处,因此,Ⅰ型损伤并不意味着关节囊撕裂,但可能提示以前存在肘关节不稳定(即一个肘关节脱位或半脱位自发复位)。骨折累及冠突尖端以上但小于冠突的一半高度者意味着关节囊撕脱伤(Regan 和 Morrey Ⅱ型)。Ⅱ型损伤不经常与肘关节不稳定有关,通常可以非手术治疗。然而,某些冠突Ⅱ型损伤可能导致肘伸展＞45°时向后半脱位。这类骨折可应用螺钉、粗缝线或锚钉缝合加以稳定。累及冠突 50% 或更多的骨折为 Regan 和 Morrey Ⅲ型。这类骨折导致肘关节不稳定,原因包括肱尺关节的骨完整性破坏,前方关节囊撕裂及 MCL 损伤。肘关节前方,内外翻及伸直均不稳(即使 LCL 和桡骨头完整的情况下)。因此,Ⅲ型冠突骨折应进行修复。虽然内固定是首选方式,但当冠突广泛粉碎时(很少),可以选择部分或完全切除冠突,并将肱肌固定于尺骨近端的骨槽中。许多学者建议将大块的冠突骨折块用缝线固定,至于其他小骨折块,如果与关节囊相连,则予以保留,这些小骨折块可促进骨愈合。最近,冠突的前内侧面骨折被认为是冠突骨折的一种重要类型。冠突的前内侧面骨折与内翻后内侧旋转不稳型肘关节损伤有关,术中要特别需要注意。除了修复 LCL 复合体以外,稳定这些骨折块的好处是显而易见的。复位后遗留肘关节不稳需同时修复外侧副韧带。在少数情况下,应用跨关节的外固定架可以在康复期维持肘关节保持复位状态。冠突骨折经常合并有桡骨头骨折。在这种情况下,肘关节内、外侧柱均被破坏。当这类骨折合并肘关节脱位(肘关节的"恐怖三联征")时,常造成肘关节不稳定和创伤后关节炎。因此,即使是较小的冠突骨折也需要固定,以提供额外的稳定性。

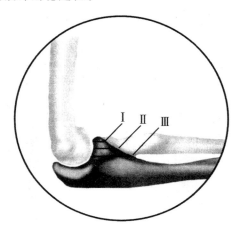

图 1-4-4　冠突骨折分型

七、桡骨头骨折

桡骨头骨折(图 1-4-5)通常在手臂伸直位摔倒、受到轴向应力所致,常合并同样由此应力原理所致的其他骨折(如腕关节骨折)。骨间后神经(PIN)位于桡骨头附近,很可能也会受到损伤。仔细评价神经、血管的状态和功能很有必要,因为骨折端关节发生血肿后查体往往非常困难。通过后外侧"薄弱点"处行关节内注射局部麻醉药物,以期在关节血肿处给予明显的关节减压,缓解疼痛,大大改善神经和血管功能。如此,可以发现关节捻发音和丢失的骨折碎片。临床检查和放射学检查评价前臂和腕关节是否存在尺骨、桡骨分离(如 Essex-Lopresti 病变)。前臂中立位手腕旋前、旋后的后前位 X 线片常用于评价尺骨的改变和尺骨、桡骨末端关节间隙扩大程度。

分型及治疗(表 1-4-1)。Mason 分型是通过桡骨头粉碎和移位程度划分骨折类型的。Ⅰ型:骨折无移位,同时 X 线片未见异常。如出现后方病理学脂肪垫征,应对包括桡骨头及肱骨小头在内的结构进一步摄 X 线片。Ⅱ型:骨折累及<30%的关节面,但>2mm 的骨折移位。Ⅲ型:桡骨头完全粉碎性骨折。关于 Mason Ⅱ型骨折(有移位骨折)的治疗一直存在争议,同时这一分型方法对指导治疗的作用微乎其微。Hotchkiss 用非常实用的方法划分这些骨折:不需要手术治疗(Ⅰ型);需要切开复位内固定(ORIF)或手术切除(Ⅱ型);粉碎性骨折难于切开复位内固定(ORIF),则需要切除桡骨头(Ⅲ型)。在桡骨头切除的情况下,未受损的内侧副韧带(MCL)提供足够抵抗外翻的力量。尽量先固定桡骨头,避免出现游离的桡骨头,否则应切除。老年、肘关节功能要求较低的患者可以适度降低桡骨头切除标准,但目前倾向于只要切实可行就切开复位内固定(ORIF)。存在任何外翻不稳定可能的情况下,需认真地考虑桡骨头假体替换,而不是简单的手术切除。桡骨头切除术的并发症包括肌无力、腕关节疼痛、肘关节外翻不稳定、异位骨化和关节炎。>2mm 的骨折移位增加关节炎的风险,也是切开复位内固定(ORIF)的手术指征。局部麻醉阻滞后,功能活动(ROM)受限也是手术治疗的指征。桡骨颈嵌入骨折通常比较稳定,治疗后可以早期活动。桡骨头完整的桡骨颈成角骨折常发生于儿童,但是当发生于成年人时,则需要手术治疗,特别是成角>30°者。粉碎性骨折导致短缩或移位,首选合适的内固定固定。

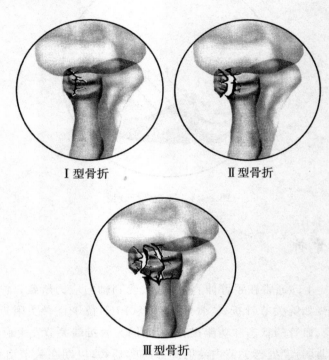

Ⅰ型骨折　　Ⅱ型骨折

Ⅲ型骨折

图 1-4-5　桡骨头骨折的 Mason 分型[不包含Ⅳ型骨折(桡骨头骨折伴肘关节脱位)]

桡骨头骨折合并肘关节脱位(占全部桡骨头骨折的 10%)非常难治疗。脱位后桡骨头切除引起退行性骨关节病和复发性肘关节脱位的发生率很高。桡骨长轴的复位不充分(ORIF 或桡骨头置换)会改变软组织的张力。复位和修复桡骨长轴,同时避免前臂骨筋膜和韧带损伤(Essex-Lopresti 病变)则非常困难。>1cm 的桡骨短缩预示着前臂骨筋膜的损伤。这种情况下,切开复位内固定或金属假体置换,对避免 Essex-Lopresti 病变后遗症方面至关重要。

到达桡骨头的手术入路包括:Kocher 入路(在肘肌与尺侧腕伸肌之间)、Kaplan[入路桡侧腕短伸肌与指总伸肌之间,旋前用以保护骨间后神经(PIN)]和 Pankovich 入路(尺骨与旋后肌之间,后部)等。

桡骨头完整、未受损时,无头加压螺钉能将桡骨头骨折碎片固定于余下的桡骨头与桡骨颈,同时埋头于关节软骨下面。如果桡骨颈粉碎性骨折,通过 Kaplan 入路能比较容易放置微小的骨折钢板。桡骨位于最大的旋前和旋后位之间的位置时,桡骨切迹正对面的点为"安全区"的中心,用于放置钢板。关节骨破碎通过骨移植修复是必要的。粉碎性骨折出现缺血性坏死（AVN）和骨不连风险的可能性很高。桡骨头的固定能够提供足够的时间用于肌腱愈合。在 AVN 和骨不连情况下，完整重建肘关节韧带后桡骨头切除是安全的。在肘关节脱位及桡骨头难于重建的情况下，则考虑桡骨头切除假体置换。硅胶置换不能维持外翻的稳定性，但相较于桡骨头的简单切除，能够获得一个较好的短期效果。然而，很少证实硅胶假体与滑膜炎、磨屑的产生有关联。近期通过更多的设计更好地吻合当地人群的桡骨头和桡骨颈解剖结构，金属移植物能够更好地恢复维持外翻的稳定性和获得更好的效果。

桡骨头 ORIF 或假体置换和外侧副韧带（LCL）修复术中需要确认肘关节的稳定性和外侧软组织对肱骨上髁的限制（通过骨隧道缝合或缝合锚钉）。如若肘关节不稳定，则需修复 MCL 和中间软组织。很少使用到外固定架，倘若肘关节中间软组织修复或重建后仍不稳定，则需要使用外固定架固定。

八、肘关节损伤的并发症

（一）神经血管损伤

单一或复合正中神经、尺神经、桡神经、骨间前神经、背神经和肱动脉损伤可能由初始的创伤导致，少数是由医源性损伤所致。PIN 位于桡骨颈附近，桡骨近端脱位的牵拉可致其损伤，孟氏骨折也可发生。医源性损伤 PIN 的风险性也很高，特别是在放置钢板和桡骨颈骨折时。肘关节创伤后的尺神经病变很常见。尤其是牵引性神经病变和骨折碎片所致的尺神经损伤。由于瘢痕组织的发生，晚期神经病变发生于肘管内。关于肱骨骨折切开复位内固定术中预防性尺神经转位一直存在争议。如果存在硬物卡压风险，则需要将神经转位至皮下。

正如其他骨骼肌系统损伤，神经、血管损伤依赖于损伤机制和组织所承受的力。由于直接钝挫伤或低速枪弹冲击伤，尺神经、桡神经和骨间后神经通常出现神经失用和偶尔的轴索损伤。虽然正中神经和骨间前神经也常遭受此损伤，这两个神经伴行肱动脉，同时由于正中神经和骨间前神经位于动脉正中间位置，其分支比较容易受到损伤。较高应力损伤的肱骨远端和尺骨近端的骨折碎片能够刺破周围组织，特别是向后侧骨折及脱位和孟氏骨折。因为后者骨折通常需要手术治疗，所以需要术中检查和之前已提到的外科手术治疗。

（二）创伤后僵直

活动度丢失是肘部损伤的常见后遗症。简单的肘部脱臼经常导致 15°的伸直角度损失。复杂的肘关节脱位（即合并骨折）引起运动损失则更为多见。受伤超过 6 个月后伸直很少有明显改善。除非允许早期运动，关节纤维化发生频繁，尤其是涉及前关节囊损伤的患者。

如果超过 6 个月，损伤或活动改善均已达到了一个平台期，并且肘关节伸直达不到 35°或屈曲不能超过 100°，则应考虑手术松解。已有报道显示开放手术（即内侧入路、外侧入路或联合入路）和关节镜下松解均取得了良好的疗效。对于轻微的创伤（如单纯桡骨小头骨折）后僵直，关节镜下松解可获得很好的效果。开放手术时，MCL 和 LCL 应被保留。外侧松解时损伤 LCL 引起有症状的肘关节不稳定已见诸报道。

创伤后骨折畸形愈合或不愈合的患者出现的挛缩的松解则相当困难，效果往往不佳。因此，恢复骨性解剖结构与固定以达到骨愈合应优先于脆弱固定情况下的早期运动。

(三)异位骨化

按发生频率,异位骨化涉及后外侧关节、前关节(或肌肉)及副韧带。手术和非手术治疗肘关节损伤引起异位骨化的风险相似。损伤日益加重、脱位延迟复位、强迫被动运动、中枢神经系统损伤,在最初的几周内重复手术以及烧伤都与异位骨化发生的风险增加相关。早期运动,非类固醇消炎药(疗效记录是关于髋关节而不是肘关节)和术后放射治疗(可高达 1000cGy,但肘部皮下神经炎的风险增加)可减少异位骨化的发生率。异位骨(骨皮质和骨小梁形成)的影像学成熟是预测切除后复发的可接受风险的最佳指标。早期切除比晚期切除可获得更令人满意的结果。血清碱性磷酸酶水平、血清总蛋白水平和骨扫描都不太准确,不需要进行监测。功能障碍严重的情况下不排除使用手术切除。

九、总结

肘关节骨折和脱位的发生有复杂的生物力学特征。对肘关节骨和韧带解剖结构的充分理解是有效评估和治疗肘关节损伤所必需的。解剖复位坚强内固定与恢复软组织稳定性的更多最新的努力被证明优于非手术治疗或有限的外科疗法。遗留肘关节僵硬是一种常见的后遗症,通常需要用额外的外科手术来解决。

第二章 下肢损伤

第一节 股骨颈骨折

股骨颈骨折系指由股骨头下至股骨颈基底部之间的骨折。股骨颈骨折对骨科医师一直是一个巨大的挑战。

一、股骨颈应用解剖

股骨头呈圆形,约占一圆球的 2/3,完全为关节软骨所覆盖,在其顶部后下有一小窝,称为股骨头凹,为股骨头韧带附着处,股骨头可由此获得少量血供。股骨颈微向前凸,中部较细。自股骨头中点,沿股骨颈画一条轴线与股骨下端两髁间的连线,并不在同一平面上,正常情况下,前者在后者之前,形成的角度,叫前倾角,平均 $13.14°$,其中男性 $12.20°$,女性 $13.22°$。股骨颈与股骨干之间成一角度,称颈干角,成人为 $125°$,其范围在 $110°\sim140°$ 之间。

(一)骨小梁系统

股骨颈内部承受张应力,压应力,弯曲应力和剪应力,骨小梁的分布方向和密集程度也因受外力的不同而不同,股骨头颈部有 2 种不同排列的骨小梁系统,一种自股骨干上端内侧骨皮质,向股骨颈上侧做放射状分布,最后终于股骨头外上方 1/4 的软骨下方,此为承受压力的内侧骨小梁系统;另一系统起自股骨颈外侧皮质,沿股骨颈外侧上行与内侧骨小梁系统交叉,止于股骨头内下方 1/4 处软骨下方,此为承受张力的外侧骨小梁系统。在上述 2 种骨小梁系统在股骨颈交叉的中心区形成一三角形脆弱区域,即 Ward 三角区,在老年人骨质疏松时,该处仅有脂肪充填其间,更加脆弱。从股骨干后面粗线上端内侧的骨密质起,由很多骨小梁结合成相当致密的一片骨板,向外侧放射至大转子,向上通过小转子前方,与股骨颈后侧皮质衔接,向内侧与股骨头后内方骨质融合,以增强股干颈的连接与支持力,称为股骨距,也称为"真性股骨颈"。Giffin 通过研究指出它的存在不仅加强了颈干连接部对应力的承受能力,而且还明显加强了抗压力与抗张力两组骨小梁最大受力处的连接,在股骨上段形成一个完整合理的负重系统。股骨上端的力学结构是典型力学体系,自重轻而负重大,应力分布合理,受力性能极佳,骨小梁的排列能最大限度的抵抗弯曲应力。股骨距在股骨颈骨折时内植入物放置位置方面及股骨头假体的置换技术方面,均具有重要意义。

（二）股骨头及颈的血供

成人股骨头的血运主要是来自股深动脉的旋股动脉，外侧和内侧旋股动脉通过股骨的前后方在转子的水平相吻合，从这些动脉特别是旋股内侧动脉分出上、下支持带动脉。上支持带动脉又分出上干骺动脉和外骺动脉，而下支持带动脉变成下干骺动脉。闭孔动脉通过髋臼支分出圆韧带动脉，其终端为骨骺内动脉。自股骨干和转子部的动脉穿进股骨皮质下，终止于股骨颈近端，外骺动脉和内骺动脉分别供应股骨头外 2/3 和内 1/3 的血运，而下干骺动脉主要供应股骨颈的血供。上支持血管是股骨头的最重要的血运来源，而下支持带血管则仅营养股骨头和颈的一小部分，圆韧带血管对股骨头血供的重要性各家意见不一，作用尚不明确。

股骨颈骨折后，进入股骨头上方的外侧骺动脉因骨折而中断，骨折移位使支持带血管撕裂，髓内出血，髋关节囊内压增高压迫支持带血管等因素，使股骨头的血供遭受损害。骨折后股骨头坏死与否主要与其残存血供的代偿能力有关。股骨颈骨折通常位于整个关节囊内，关节液可能妨碍骨折的愈合过程。因为股骨颈上基本无外骨膜层，所有愈合必须来自于内骨膜，滑液内的血管抑制因子也可抑制骨折的修复。这些因素连同股骨头无稳定的血液供应便使得愈合无法预测。因此，股骨颈骨折应早期复位及内固定，以利于骨折后扭曲的支持带血管重新开放，坚固的内固定有利于重建一些血管的连续性。

二、股骨颈骨折伤因和损伤机制

老年患者骨量明显下降和松质骨结构异常，最终导致骨的力学强度下降，以致股骨颈成为骨质疏松性骨折的好发部位之一。另外，老年人髋周肌群退变，反应迟钝，不能有效的抵消髋部有害应力，加之髋部受到应力较大（体重 2～6 倍），因此当遭受轻微外力，如平地滑倒或绊倒，由床上或座椅上跌伤，均可形成骨折。

青壮年股骨颈骨折，往往由于严重损伤如车祸或高处跌落，损伤机制有 2 种解释：一是外力从侧方对大转子的直接撞击，二是躯干倒地时下肢旋转，而股骨头卡在髋臼窝内不能随同旋转，股骨颈抵于髋臼缘，正常股骨颈部骨小梁的方向呈狭长卵圆形分布，长轴线与股骨头、颈的轴线一致，有利于在正常生理情况下承受垂直载荷，但难以对抗上述横向水平应力而易于发生断裂。

因过度过久负重劳动或行走等极限应力作用于股骨头，使股骨颈的骨小梁发生显微骨折，可最终导致疲劳骨折。

三、股骨颈骨折分类

股骨颈骨折有多种不同的分型方法。

（一）按骨折部位分类

1. 头下型　骨折线完全在股骨头下，整个股骨颈在骨折远段。显然这类骨折对血供损伤严重，临床多见。

2. 头颈型　骨折线的一部分在股骨头下，另一部分则经过股骨颈，由于遭受剪应力，此型临床最常见。

3.经颈型　全部骨折线均通过股骨颈中部,此型临床甚为少见。

4.基底型　骨折线位于股骨颈基底部,其后部已在关节囊外,此型血供保留最好。

(二)按骨折移位程度分类(Garden 分型)

见图 2-1-1。

Ⅰ型:不完全性的嵌插骨折,股骨头斜向后外侧。

Ⅱ型:完全的无移位骨折。

Ⅲ型:完全骨折并有部分移位,可通过股骨头向骨小梁方向做出判断,但两骨折块尚保持相互间的接触。

Ⅳ型:骨折块完全移位。

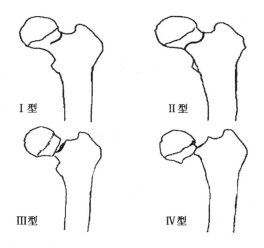

图 2-1-1　股骨颈骨折 Garden 分型

(三)AO 分型系统

股骨颈骨折被分为股骨头下无或微移位型(B1 型),经颈型(B2 型),或移位的头下骨折(B3 型),这些类型又可进一步分型,B1 型骨折又有外翻 15°及以上的嵌插(B1.1),外翻小于 15°(B1.2),无嵌插(B1.3);经颈型(B2 型)骨折又分颈基底部(B2.1 型),伴内收的颈中型(B2.2 型),伴剪切的颈中型(B2.3 型);有移位的股骨头下骨折(B3 型)又分为中度外翻合并外旋(B3.1 型),中度垂直翻转及外旋移位(B3.2 型),或显著移位(B3.3 型)。B3 型骨折的预后最差。见图图 2-1-2。

目前临床上 Garden 的分型系统应用最为广泛,但无论应用哪一种分型系统,均应把嵌插骨折从无移位的股骨颈骨折中区分开来。这类骨折具有明显的稳定性,可行保守治疗或非手术治疗,因为几乎 100% 的嵌插骨折均可愈合,但有 15% 以上可发生再移位,因此对这类病人可选用闭合多枚螺钉固定,防止再移位的发生。对 Garden Ⅱ型,由于无嵌插,也就骨折本身没有固有的稳定性,如不行内固定,则几乎所有骨折均发生移位。

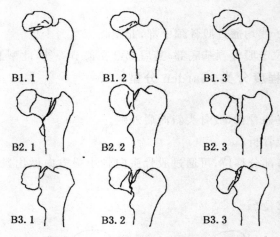

图 2-1-2   股骨颈骨折 AO 分型

四、股骨颈骨折临床表现和诊断

对老年人摔跌后诉髋部或膝部疼痛者,应考虑股骨颈骨折的可能。对移位明显的股骨颈骨折诊断并无困难,体格检查时可发现大转子上移至髂前上棘与坐骨结节连线以上,腹股沟韧带中点下方有压痛;患肢轻度屈曲,内收并有外旋,短缩畸形,但肿胀可不明显;叩击病人足跟时可致髋部疼痛加重。X 线检查可明确诊断,并进一步判断类型。多数病人伤后即不能站立和行走,部分骨折端嵌插的病人症状很轻,下肢畸形也不明显,极易漏诊,对此类病人,应 CT或 MRI 检查,也可嘱卧床休息,2 周后再次摄片复查。

五、股骨颈骨折治疗

稳定的嵌插型骨折即 Garden Ⅰ型,可根据情况使用非手术治疗,如外展位牵引或穿用"⊥"形鞋保持伤肢于外展、旋转中立位等。但由于患者多为老年人,为避免长期卧床所引起的多种并发症,并且有约 15%移位率,也可选经皮螺钉固定,对 Garden Ⅱ型因缺乏稳定,均应闭合复位内固定。

复位和内固定是治疗移位型股骨颈骨折的基本原则,多用 Garden 对线指数判断复位程度。正常正位片上股骨干内缘与股骨头内侧压力骨小梁呈 160°,侧位片上股骨头轴线与股骨颈轴线呈一直线(180°),Garden 证实,如果前后位上股骨头的压力骨小梁和股骨内侧皮质的夹角在 155°~180°,则骨愈合的比率增高,而缺血性坏死的发生率较低;在侧位上虽然应尽量争取矫正前倾角,但复位后 155°~180°也可接受。同时证实,无论在哪一平面上对线指数小于155°或大于 180°时,缺血性坏死的发生率从 7%增至 65%。

股骨颈骨折内固定的装置已研制出很多,实验证明加压单钉抗旋转强度较差。加压多钉类为目前较受欢迎的治疗方法。Kyle 和 Asnis 提出用空心螺钉 3~4 根固定骨折效果好,Van用生物力学方法比较 4 种内固定物即三翼钉、滑移式钉板、加压单钉及加压多钉后认为,3 枚加压螺纹钉的抗压、抗张强度及抗扭转能均在其他 3 种固定物之上。Mecutchen 等报告加压螺纹钉治疗股骨颈骨折不愈合率仅为 1.8%，术后股骨头坏死率为 11%，螺纹钉治疗效果明显优于其他治疗方法。Bout 等通过研究指出由于空心螺钉直径小，故对骨质及髓内血管损伤小，3 枚钉呈三角形立体固定，故稳定性好，能有效防止股骨头旋转及下沉，而且其手术适应证比较广。我们最常使用空心螺丝钉固定股骨颈骨折。假若外侧皮质骨质疏松或粉碎相当严重，也可考虑侧方小钢板固定。

准确良好的复位是内固定成功的必要条件，一般对股骨颈骨折选择闭合复位，切开复位仅适用于闭合方法无法复位的患者。

1.闭合复位方法　　Whitman 法，牵引患肢，同时在大腿根部加反牵引，待肢体原长度恢复后，行内旋外展复位。Leadbetler 改良了 Whitman 法，主要是屈髋屈膝 90°位牵引。牵引复位采用胫骨结节骨牵引（1/7 体重），在 1~2 日内致骨折复位，牵引的方向一般为屈曲，外展各 30°，如有向后成角，可在髋伸直位做外展 30°。目前多采用先用缓慢的皮牵引或骨牵引数日，等患者可手术后，在麻醉下在骨科牵引床上先将伤肢外展、外旋位牵引到骨折端有分离后，再内旋患肢，稍放松牵引，一般可获得良好复位。

2.切开复位　　病人取仰卧位，一般选择 Watson-Jones 入路，可向近端和前侧延伸，切开关节囊后，直视下复位操作。在牵引床上切开复位，因关节囊紧张，影响暴露，增加手术操作难度。在复位时应注意股骨颈的旋转问题，建议在复位及克氏针临时固定后，拍片和透视检查。

3.闭合复位空心螺钉内固定（AO）　　患者于骨折复位床上牵引复位满意后，通过外侧切口显露大转子和股骨上端长约 8cm，切开皮肤、皮下组织和阔筋膜，剥离股外侧肌起点和后方，并向前牵开。首先在股骨颈前方打入 1 根螺纹导针，以确定股骨颈前倾角，并通过透视证实导针的位置，将平行导向器斜面紧贴于股骨大转子下外侧，通过中心孔向股骨头内钻入第 2 根导针，进针方向应平行于第 1 根导针，透视下位置良好后，拔去第 1 枚导针。通过平行导向器边缘 3 个孔分别钻入 3 根导针，经透视 3 根导针位置适当，且深达股骨头软骨面下方，即拔除第 2 枚导针，完成导针的定位，使用直接的测量装置确定 3 根导针进入的深度，计算钻孔的深度，使用中空钻头及中空丝锥钻孔和攻丝，选择螺丝钉，螺纹部分最好位于对侧骨折块，拧入中空螺丝钉后松动牵引，加压旋紧。透视下证实骨折、螺钉位置良好。必要时可应用垫圈以防止螺丝钉头沉入近侧皮质内。

术后处理：术后第 1 天，病人可坐起，是否负重取决于骨结构的稳定性，不主张患者在床上做直腿抬高运动，以免增加股骨颈的剪力。大多数患者允许术后扶双拐保护下立即部分负重，至骨愈合，始可完全负重。

4.股骨颈骨折的人工假体置换　　关节置换术的出现，无疑对股骨颈骨折的治疗产生一次很大的冲击。虽然术式较传统内固定术为大，但术后早期恢复关节功能，避免了卧床所引发的褥疮、肺部感染，使其一度为很多医生所热衷。对年老、骨质疏松、骨折不愈合及股骨头坏死变形的病例，它确实是恢复关节功能的有效办法。人工关节置换术治疗股骨颈骨折的优点为：①避免了股骨颈骨折不愈合及股骨头坏死问题。②降低并发症的发生率。③治疗时间短。④提高患者的生活质量。但另一方面，假体置换的并发症，如松动、感染、假体断裂、髋臼磨损、关节周围异位骨化等也暴露出来。特别对于中青年患者,因关节活动强度较大,使髋关节置换术出现较高的手术失败率。Colles 曾对 43 例(51 髋)50 岁以下股骨颈骨折患者行全髋置换术,随访 3～15 年,41％做了返修术,有的病人甚至进行了多次返修术。Rogmar 发现关节置换组 2 年后失败率达 6％,25％的患者有行走障碍,1.5％则有严重的髋部疼痛。另外,近年来,多钉内固定技术的应用,良好的复位和坚强的内固定已解决早期下床活动和负重的问题。

基于以上的优点和缺点,不同学者提出针对有移位的关节囊内骨折应选择假体置换的治疗应符合下列条件:

(1)生理年龄应在 65 岁以上。

(2)髋关节原伴发疾病,如骨性关节炎,强直性脊柱炎,股骨头无菌性坏死等。

(3)恶性肿瘤病理性骨折。

(4)陈旧性股骨颈骨折。

(5)伴有股骨头脱位的股骨颈骨折,因为这种损伤环境下,必定会发生缺血性坏死。

假体的选择:人工假体有单极股骨头、双极股骨头和全髋置换术。单极半髋假体置换可产生持续性疼痛和突破髋臼的并发症。随着双极假体的发展,单极假体使用日渐减少。Hasan 等通过随访认为双极人工股骨头置换在平均 6.1 年随访后虽无髋臼的破坏,但远期疗效仍不及全髋置换。对体质较弱的高龄(大于 80 岁)病人,估计存活期较短,采取全髋关节置换术的耐受性差可选用双极人工股骨头置换。由于第 4 代骨水泥技术(髓腔冲洗,负压下搅拌骨水泥,使用随腔塞,骨水泥由骨水泥枪加压注入及中置器使用),使股骨骨水泥柄假体松动与非骨水泥柄无差别,因此老年患者股骨颈骨折仍采用骨水泥固定为主;而髋臼侧,Kavanagh 等报道术后 15 年骨水泥翻修为 14％,Poss 等报道非骨水泥术后 11 年翻修为 3.1％,因此,对骨质疏松不是非常明显者,仍主张选用非骨水泥。

六、儿童股骨颈骨折的特点

临床上儿童股骨颈骨折并不多见,在所有儿童骨折中发生率低于 1％,小儿股骨颈骨折易发生股骨头缺血性坏死,髋内翻畸形以及骨骺早闭合,与儿童股骨颈的解剖特点有关。新生儿至 3 岁幼儿股骨头深入髋臼中,股骨头、颈、大转子是一片软骨,因而只有大暴力直接打击股骨颈才引起骨折。由于骨折时暴力易导致动脉供血不足,静脉瘀血,关节囊内压增高。对儿童股骨颈骨折的治疗,有其自身特点,因为骨折后移位较重,复位较困难,而反复整复是造成血运障碍的主要原因之一,使用空心钉等较大的内固定时,常不易穿入坚韧和窄细的股骨颈,鉴于上述原因,目前大多学者主张:无移位者采用髋人字石膏固定或皮牵引治疗;有移位者牵引手法复位后采用经皮克氏针内固定。

第二节　股骨干骨折

一、股骨干骨折的应用解剖、致伤机制、临床表现及诊断

（一）应用解剖特点

1.股骨干的解剖定位　　股骨干的解剖范围为:股骨小粗隆下缘至股骨髁上部的解剖段。

2.外形结构特点　　股骨干是人体中最坚固和最长的管状骨,当人体直立时,其向内向下倾斜;女性的骨盆相对较宽,其倾斜度更大一些。股骨干本身还有一个向前的凸度,其外形上部呈圆柱形,下部逐渐移行呈三棱柱形,在其后面有一条纵形骨嵴称为股骨嵴或股骨粗线。向近端逐渐分为两唇,外侧唇终于臀肌粗隆,为臀大肌的附丽部;内侧唇一部分终于耻骨线,为耻骨肌附丽部,另一部分止于转子间线;股骨嵴向远端也分为两唇,分别移行至股骨内、外上髁。股骨干远端逐渐变扁增宽,在横切面上呈卵圆形。股骨干骨皮质的厚薄不一,一般中间厚,两端逐渐变薄,向远端至髁部仅为一薄层。前后面对应点的皮质厚度除股骨嵴最厚外基本一致。股骨骨髓腔横断面呈圆形,长度自小粗隆底部起至股骨下端关节面上一手掌处止,骨髓腔狭窄不一。一般自股骨大粗隆至外上髁连线上 1/4 处开始狭窄,最狭窄处在此连线中点近端 2～3cm 处。以此连线中点远近端 4cm 连线代表股骨干髓腔的中线,并沿髓内钉进入方向引线,两线的交点在近端 4～5cm 处,夹角为 5°～7°,进行股骨髓内钉固定时应注意这些解剖特点（图 2-2-1）。

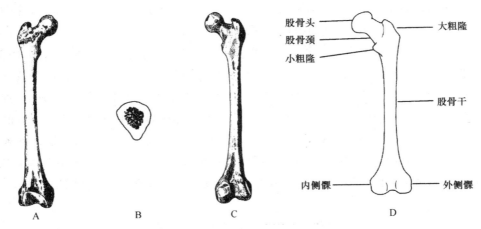

图 2-2-1　股骨的解剖特点示意图

A.前面观;B.横断面（中部）;C.后面观;D.各主要部位

3.血液供应特点　　股骨干滋养孔一般有 1～3 个,大部分为双孔,多位于股骨的中段及中上段。一般开口于股骨嵴上或股骨嵴的内外侧,上滋养孔大多位于股骨干上、中 1/3 交界处稍下方,下孔则位于上、下 1/2 交界处稍上方。滋养孔道多斜向近侧端,与股骨轴线成 45°角（图 2-2-2）。股骨滋养孔也有单孔,多集中于股骨中 1/3 处。双滋养动脉的上滋养动脉一般发

自第一穿动脉,而下滋养动脉则发自其余穿动脉。滋养动脉进入皮质后其行程可长可短,入髓腔后再向上、下分支做树枝状,血流呈远心方向,供应皮质内侧2/3～3/4。骨膜动脉为众多横形细支,来自周围肌支,呈阶梯状,只供应皮质外侧1/4～1/3,平时作用不大。股骨干骨折后,如果主要滋养动脉缺如,骨骺动脉和骨膜动脉不能代偿股骨干远侧断端的血供,新骨形成将受到影响。如骨折发生在上中1/3交界处,远骨折段近侧将缺乏血供。如骨折发生在中下1/3交界处,同时该股骨只有1个滋养动脉,在皮质内行程又较长,则近断段远端的血供将发生障碍,影响愈合。

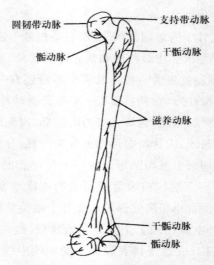

图 2-2-2　股骨滋养血管示意图

　　股骨干骨折后采用髓内钉固定,将有可能损伤滋养动脉的髓支。另一方面,由于滋养动脉在股骨嵴处进入的较多,手术时应尽量不要剥离此处,采用钢板固定时,钢板不宜放在前面,因为螺丝钉可能穿入后部股骨嵴,从而损伤滋养动脉而影响骨折的愈合。

　　4.周围相关结构的解剖特点　围绕股骨有较多的肌肉,特别集中于上部及后部,因而通常从体表不易摸到股骨(图 2-2-3)。由于股骨外侧无重要血管及神经等结构,且肌肉较薄,显露股骨以外侧最为适宜。股骨中段1/3的全部、上1/3的大部以及下1/3的一部分全为股内侧肌、股外侧肌及股中间肌所包围,股骨干任何部分的骨折都或多或少地引起股四头肌的损伤。由于出血、水肿、渗液进而机化,如果再给予较长时间的固定,缺少必要的肌肉功能锻炼,时间一长,必然引起挛缩或纤维增生,造成粘连,特别是骨折位于股骨下部或由于渗液向下流注更易引起肌肉及膝关节囊的粘连,严重影响膝关节的活动,使得屈曲范围大受限制。

(二)致伤机制

　　1.概述　股骨干骨折的发生率略低于粗隆部骨折和股骨颈骨折,约占全身骨折的3%,但其伤情严重,好发于20～40岁的青壮年,对社会造成的影响较大。10岁以下的儿童及老年人也时有发生。

　　2.致伤机制　由于股骨被丰富的大腿肌肉包绕,健康成人股骨骨折通常由高强度的直接暴力所致,例如机动车辆的直接碾压或撞击(图 2-2-4)、机械挤压、重物打击及火器伤等均可引起。高处坠落到不平地面所产生的杠杆及扭曲传导暴力也可导致股骨干骨折。儿童股骨干骨折通常由直接暴力引起且多为闭合性损伤,也包括产伤。暴力不大而出现的股骨干骨折者除老年骨质疏松外,应警惕病理性因素。

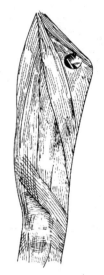

图 2-2-3　股骨周围肌肉丰富,不易触及示意图

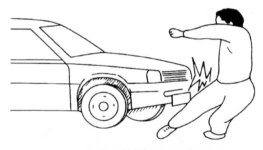

图 2-2-4　股骨干骨折致伤机转示意图

3.骨折移位　股骨周围肌群丰富,且大多较厚,力量强大,以致股骨干完全骨折时断端移位距离较大,尤其是横形骨折更明显。骨折后断端移位的方向部分取决于肌肉收缩的合力方向,另外则根据外力的强度与方向以及骨折线所处的位置而定。整个股骨干可以被看成 1 个坚固的弓弦,正常情况下受内收肌群、伸膝肌群及股后肌群强力牵引固定。股骨干骨折后该3 组肌肉强力牵引使弓弦两端接近,使得骨折端向上、向后移位,结果造成重叠畸形或成角畸形,其顶端常朝前方或前外方。具体按照骨折不同部位,其移位的规律如下。

(1)股骨干上 1/3 骨折:近侧断端因髂腰肌及耻骨肌的收缩向前屈曲,同时受附着于股骨大转子的肌肉,如阔筋膜张肌、臀中肌及臀小肌的影响而外展外旋;近侧骨折断端越短,移位越明显;远侧断端因股后肌及内收肌群的收缩向上,并在近侧断端的后侧。由于远侧断端将近侧断端推向前,使后者更朝前移位(图 2-2-5)。

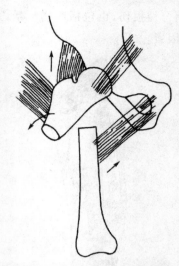

图 2-2-5　股骨干上 1/3 骨折移位情况示意图

(2)股骨干中 1/3 骨折:骨折断端移位情况大致与上部骨折相似,只是重叠现象较轻。远侧断端受内收肌及股后肌收缩的作用向上向后内移位,在骨折断端之间形成向外的成角畸形,但如骨折位于内收肌下方,则成角畸形较轻(图 2-2-6)。除此以外,成角或移位的方向还取决于暴力的作用方向。这一部位骨折还常常由于起自髋部止于小腿的长肌的作用而将股骨远断端和小腿一起牵向上方,导致肢体短缩,Nelaton 线变形,大粗隆的最高点比股骨颈骨折更位于髂前上棘与坐骨结节连线的上方。其另一个特点是,足的位置由于重力的作用呈外旋位。

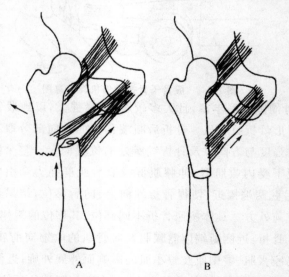

图 2-2-6　股骨干中 1/3 骨折移位情况示意图

A.内收肌处;B.内收肌下方

(3)股骨干下 1/3 骨折:除纵向短缩移位外,腓肠肌的作用可使骨折远端向后移位,其危险是锐利的骨折端易伤及腘后部的血管和神经。

（三）临床表现

股骨干骨折多因强暴力所致,因此应注意全身情况及相邻部位的损伤。

1.全身表现　　股骨干骨折多由于严重的外伤引起,出血量可达 1000～1500mL。如果是开放性或粉碎性骨折,出血量可能更大,患者可伴有血压下降、面色苍白等出血性休克的表现;如合并其他部位脏器的损伤,休克的表现可能更明显。因此,对于此类情况,应首先测量血压并严密动态观察,并注意末梢血液循环。

2.局部表现　　可具有一般骨折的共性症状,包括疼痛、局部肿胀、成角畸形、异常活动、肢体功能受限及纵向叩击痛或骨擦音。除此以外,应根据肢体的外部畸形情况初步判断骨折的部位,特别是下肢远端外旋位时,注意勿与粗隆间骨折等髋部损伤的表现相混淆,有时可能是 2 种损伤同时存在。如合并有神经血管损伤,足背动脉可无搏动或搏动轻微,伤肢有循环异常的表现,可有浅感觉异常或远端被支配肌肉肌力异常。

3.X 线片表现　　一般在 X 线正侧位片上能够显示骨折的类型、特点及骨折移位方向,值得注意的是,如果导致骨折的力量不是十分剧烈,而骨折情况严重,应注意骨质有无病理改变的 X 线片征象。

（四）诊断

根据受伤史再结合临床表现及 X 线片显示,诊断一般并不复杂。但对于股骨干骨折诊断的第一步,应是有无休克和休克趋势的判断;其次还应注意对合并伤的诊断。对于股骨干骨折本身的诊断应做出对临床处理有意义的分类。传统的分类包括开放性或闭合性骨折;稳定型或不稳定型骨折,其中横形、嵌入型及不全性骨折属于稳定型骨折。国际内固定研究协会(AO/ASIF)对于长管状骨骨折进行了综合分类,并以代码表示,用来表示骨骼损伤的严重程度并作为治疗及疗效评价的基础。AO 代码分类的基础是解剖部位和骨折类型,解剖部位以阿拉伯数字表示,股骨为 3、骨干部为 2,股骨干即为 32,骨干骨折类型分为"简单"(A 型)及"多段",多段骨折既有"楔形"骨折(B 型)又有"复杂"骨折(C 型),再进一步分亚组。其英文字母序列数及阿拉伯数字越大,骨折也越复杂,治疗上的难度也越高。其分类简图见肱骨干骨折内容。

二、股骨干骨折的治疗

股骨干骨折的治疗方法有很多,现代生物医用材料、生物力学及医疗工程学的发展,为股骨干骨折的治疗提供了许多方便和选择。在做出合适的治疗决策前,必须综合考虑到骨折的类型、部位、粉碎程度和患者的年龄、职业要求、经济状况及其他因素后,再酌情选择最佳疗法。保守治疗的方法包括:闭合复位及髋人字石膏固定、骨骼持续牵引、股骨石膏支架等。近十年来,手术疗法随着内交锁髓内钉的发展和应用,取得了令人鼓舞的进步。但总的来说,不外乎以下方法:首先是内固定装置系统,包括传统髓内钉,又可分为开放性插钉和闭合性插钉、内交锁髓内钉和加压钢板固定等。其次是骨外固定装置系统,此系统仍在不断改进及完善中。现从临床治疗角度进行分述。

（一）非手术治疗

以下病例选择非手术疗法已达成共识。

1.新生儿股骨干骨折　常因产伤导致,可采用患肢前屈用绷带固定至腹部的方法,一般愈合较快,即使有轻度的畸形愈合也不会造成明显的不良后果。

2.4 岁以下小儿　不论何种类型的股骨干骨折均可采用 Bryant 悬吊牵引,牵引重量以使臀部抬高离床一拳为度,两腿相距应大于两肩的距离,以防骨折端内收成角畸形,一般 3～4 周可获骨性连接。

3.5～12 岁的患儿　按以下步骤处理:

(1)骨牵引:Kirshner 针胫骨结节牵引,用张力牵引弓,置于儿童用 Braunes 架或 Thomas 架上牵引,重量 3～4kg,时间 10～14 天。

(2)髋人字石膏固定:牵引中床边摄片,骨折对位满意有纤维连接后,可在牵引下行髋人字石膏固定。再摄片示骨折对位满意即可拔除克氏针。

(3)复查:石膏固定期间应定时摄片观察,发现成角畸形时应及时采取石膏楔形切开的方法纠正。

(4)拆除石膏:一般 4～6 周可拆除石膏,如愈合欠佳可改用超髋关节的下肢石膏固定。

(5)功能锻炼拆除石膏后积极进行下肢功能训练,尽快恢复肌力及膝关节的功能。

4.13～18 岁的青少年及成人　方法与前述基本相似,多采用胫骨结节持续骨牵引,初期(1～3 天)牵引重量可采用体重的 1/8～1/7,摄片显示骨折复位后可改用体重的 1/10～1/9;在牵引过程中应训练患者每日 3 次引体向上活动,每次不少于 50 下。牵引维持 4～6 周,再换髋人字石膏固定 3 个月,摄片证明骨折牢固愈合后方能下地负重。

（二）手术治疗

保守疗法对于儿童骨折的治疗比较满意。因为股骨周围骨膜较厚,血供丰富,且有强大的肌肉包绕;成人股骨干骨折极少能被手法整复和石膏维持对位的。持续牵引由于需要长期卧床易导致严重的并发症,加重经济负担,目前已成为不切实际的做法。现代骨科对股骨干骨折的治疗,在无禁忌证的情况下,多主张积极手术处理。

【髓内钉固定术】

1.概述　1940 年,Kuntscher 介绍髓内钉内固定用于股骨干骨折,创立了髓内夹板的生物力学原则。目前,关于股骨髓内钉的设计和改进的种类很多,但最主要集中在以下几方面。

(1)开放复位髓内钉固定或闭合插钉髓内钉固定。

(2)扩大髓腔或不扩髓穿钉。

(3)是否应用交锁。

(4)动力或静力型交锁髓内钉。

为了便于权衡考虑和适当选择,有必要对这几方面进行阐述。

2.开放插钉的优点　与闭合插钉比较:

(1)不需要特殊的设备和手术器械。

(2)不需要骨科专用手术床及影像增强透视机。

(3)不需早期牵引使断端初步分离对位。

（4）直视下复位，易发现影像上所不能显示的骨折块及无移位的粉碎性骨折，更易于达到解剖复位及改善旋转的稳定性。

（5）易于观察处理陈旧性骨折及可能的病理因素。

3.与闭合复位相比不足之处

（1）骨折部位的皮肤表面留有瘢痕，影响外观。

（2）术中失血相对较多。

（3）对骨折愈合有用的局部血肿被清除。

（4）由于复位时的操作破坏了血供等骨折愈合条件，并增加了感染的可能性。

4.扩髓与否　一般认为，扩髓后髓内钉与骨接触点的增加提高了骨折固定的稳定性，髓腔的增大便于采用直径较大的髓内钉，钉的强度增大自然提高了骨折的固定强度。扩髓可引起髓内血液循环的破坏，但由于骨膜周围未受到破坏，骨痂生长迅速，骨折愈合可能较快。因此对于股骨干骨折，多数学者主张扩髓，扩髓后的骨碎屑可以诱导新骨的形成，有利于骨折的愈合。对于开放骨折，由于有感染的危险性，应慎用或不用。有文献报道，由于扩髓及髓内压力的增加，可导致肺栓塞或成人呼吸窘迫综合征，因此对多发损伤或肺挫伤的患者不宜采用。

5.内交锁髓内钉　内交锁髓内钉是通过交锁的螺钉横形穿过髓内钉而固定于两侧皮质上，目的是防止骨折旋转、短缩及成角等畸形的发生。但是髓内钉上的内锁孔是应力集中且薄弱的部分，易因强度减弱而发生折断。因此，应采用直径较大的髓内钉，螺钉尽可能远离骨折部位，螺钉充满螺孔，延迟负重时间。不带锁髓内钉以 Ender 钉、Rush 钉及膨胀髓内钉为代表，临床上也有一定的适应证。内交锁髓内钉通过安置锁钉防止了骨折的短缩和旋转，分别形成静力固定和动力固定；由于静力型固定的髓内钉可使远、近端均用锁钉锁住，适宜于粉碎、有短缩倾向及旋转移位的骨折。静力型固定要求术后不宜早期负重，以免引起髓内钉或锁钉的折断导致内固定失败。动力型固定是将髓内钉的远端或近端一端用锁钉锁住，适用于横形、短斜形骨折及骨折不愈合者，方法为一端锁定，骨折沿髓内钉纵向移动使骨折端产生压力，因而称为动力固定。静力固定可在术后 6～8 周短缩及旋转趋势消除后拔除一端的锁钉，改为动力型固定，利于骨折愈合。总之，由于影像增强设备、弹性扩髓器等的应用，扩大了内交锁髓内钉的应用范围。股骨内交锁髓内钉的设计较多，比较多见的有 Grosse-Kempf 交锁髓内钉、Russell-Taylor 交锁髓内钉及 AO 通用股骨交锁髓内钉，这几种髓内钉基本原理及手术应用是相似的。

现就交锁髓内钉在股骨干骨折的应用作一介绍。

（1）手术适应证

1）一般病例：股骨干部小粗隆以下距膝关节间隙 9cm 以上之间的各种类型的骨折，包括单纯骨折、粉碎性骨折、多段骨折及含有骨缺损的骨折；但 16 岁以下儿童的股骨干骨折原则上不宜施术。

2）同侧损伤：包含有股骨干骨折的同侧肢体的多段骨折，如浮膝（股骨远端骨折合并同侧胫骨近端骨折）。

3）多发骨折：包括单侧或双侧股骨干骨折或合并其他部位骨折，在纠正休克，等呼吸循环稳定后应积极创造条件手术，可减少并发症，便于护理及早期的康复治疗。

4）多发损伤：指股骨干骨折合并其他脏器损伤，在积极治疗危及生命的器官损伤之同时，尽早选用手术创伤小、失血少的髓内钉固定。

5）开放骨折：对一般类型损伤，大多无需选择髓内钉固定；粉碎型者，可酌情延期施行髓内钉固定或采用骨外固定方法。

6）其他：对病理骨折、骨折不愈合、畸形愈合及股骨延长等情况也可采用髓内钉固定。

（2）术前准备

1）拍片：拍股骨全长正侧位 X 线片（各含一侧关节），必要时拍摄髋关节及膝关节的 X 线片，以免遗漏相关部位。

2）判定：仔细研究 X 线片，分析骨折类型，初步判断骨折片再移位及复位的可能性和趋势，估计髓内钉固定后的稳定程度，决定采用静力型固定或动力型固定。同时应了解患者患侧髋关节及膝关节的活动度，有无影响手术操作的骨性关节病变，尤其是髋关节的僵硬会影响手术的进行。

3）选钉：根据术前患肢 X 线片，必要时拍摄健侧照片，初步选择长度及直径合适的髓内钉及螺钉，一般而言，中国人男性成年患者常用钉的长度为 38～42cm，直径 11～13mm；女性常用钉的长度为 36～38cm，直径 10～12mm。在预备不同规格的髓内钉及锁钉的同时，尚需准备拔钉器械及不同规格的髓腔锉等。此外，必须具备骨科手术床及 X 线片影像增强设备。

4）术前预防性抗生素：术前 1 天开始应用，并于手术当日再给 1 次剂量。

（3）麻醉方法：常用连续硬膜外麻醉，也可采用气管插管全身麻醉。

（4）手术体位：一般采取患侧略垫高的仰卧位，或将其固定于“铁马”（骨科手术床）上，后者的优点包括：

1）为麻醉师提供合适的位置，特别是对严重损伤的患者，巡回护士、器械护士及 X 线片技术员也满意用此位置。

2）对患者呼吸及循环系统的影响较小。

3）复位对线便于掌握，特别是易于纠正旋转移位及侧方成角畸形。

4）便于导针的插入及髓内钉的打入，尤其适用于股骨中下段骨折。

仰卧位的缺点是，对于近端股骨要取得正确进路比较困难，尤其是对于一些肥胖患者。此时为了使大粗隆的突出易于显露，需将患肢尽量内收，健髋外展。

侧卧位的优点是，容易取得手术进路，多用于肥胖患者及股骨近端骨折。缺点是放置体位比较困难，对麻醉师、巡回护士、器械护士及 X 线片技术员都不适用；术中骨折对线不易控制，远端锁钉的置入也比较困难。

无论是采用哪种体位，均应将患者妥善安置在骨科专用手术床上，防止会阴部压伤及坐骨神经等的牵拉伤等。

（5）手术操作步骤

1）手术切口及导针入点：在大粗隆顶点近侧做一个 2cm 长的切口，再沿此切口向近侧、内侧延长 8～10cm，按皮肤切口切开臀大肌筋膜，再沿肌纤维方向做钝性分离；识别臀大肌筋膜下组织，触诊确定大粗隆顶点，在其稍偏内后侧为梨状窝，此即为进针点，选好后用骨锥钻透骨皮质。

正确选择进针点非常重要,太靠内侧易导致医源性股骨颈骨折或股骨头坏死,甚至引起髋关节感染;此外可造成钉的打入困难,引起骨折近端外侧皮质骨折。进针点太靠外,则可能导致髓内钉打入受阻或引起内侧骨皮质粉碎性骨折。

2)骨折的复位:骨折初步满意的复位是手术顺利完成的重要步骤,手术开始前即通过牵引手法复位;一般多采用轻度过牵的方法,便于复位和导针的插入。应根据不同节段骨折移位成角的机制来行闭合复位,特别是近端骨折仰卧位复位困难时,可采取在近端先插入一根细钢钉作杠杆复位,复位后再打入导针。非不得已,一般不应做骨折部位切开复位。

对于粉碎性骨折无需强求粉碎性骨块的复位,只要通过牵引,恢复肢体长度,纠正旋转及成角,采用静力型固定是可以取得骨折的功能愈合的。

3)放置导针、扩大髓腔:通过进针点插入圆头导针,不断旋转进入,并保持导针位于髓腔的中央部分,确定其已达骨折远端后,以直径8mm弹性髓腔锉开始扩髓,每次增加1mm,扩大好的髓腔应比插入的髓内钉粗1mm。扩髓过程中遇到阻力可能是将通过髓腔的狭窄部,通过困难时可改用小一号的髓腔锉,直到顺利完成为止。要防止扩髓过程中对一侧皮质锉得过多引起骨皮质劈裂造成骨折。

4)髓内钉的选择和置入:合适的髓内钉的长度应是钉的近端与大粗隆顶点平齐远端距股骨髁2~4cm,直径应比最终用的髓腔锉直径小1mm。此时,将选择好的髓内钉与打入器牢固连接,钉的弧度向前,沿导针打入髓腔;当钉尾距大粗隆5cm时,需更换导向器,继续打入直至与大粗隆顶平齐。打入过程中应注意不能旋转髓内钉,以免此后锁钉放置困难,遇打入困难时不能强行,必要时重新扩髓或改小一号髓内钉。

5)锁钉的置入:近端锁钉在导向器的引导下一般比较容易,只要按照操作步骤进行即可,所要注意的是导向器与髓内钉的连接必须牢固,松动将会影响近端钉的置入位置。远端锁钉的置入也可采用定位器,临床实际中依靠定位器往往效果并不理想,这可能是由于髓内钉在打入后的轻微变形影响了其准确性,一般采用影像增强透视结合徒手技术置入远端锁钉,为减少放射线的照射,需要训练熟练的操作技巧。

6.Kuntscher钉　Kuntscher钉是标准的动力髓内钉,其稳定性取决于骨折的完整程度及钉和骨内膜间的阻力,但适应证有所限制:一般只适宜于股骨干中1/3、中上1/3及中下1/3的横断或短斜形骨折。此项技术在半个世纪以来,其有效性和实用性已被数以万计的病例证实一方面,其具有动力压缩作用,有利于骨折早日愈合;另一方面,由于交锁髓内钉需要在C形臂X线机透视下进行,部分医院仍不具备该设备,加上锁定孔处易引起金属疲劳断裂及操作复杂等问题,因此传统的KUntscher钉技术仍为大众所选用。现将这项技术简述如下:

(1)适应证:适用于成年人,骨折线位于中1/3、中上1/3及中下1/3的横断形、闭合性骨折,微斜形、螺旋形者属相对适应证,开放性者只要能控制感染也可考虑。该式式的优点是:操作简便,疗效确实,患者可以早日下地。

(2)操作步骤

1)先行胫骨结节史氏钉骨牵:持续3~5天,以缓解及消除早期的创伤反应,并使骨折复位。

2)选择长短、粗细相适合的髓内钉:梅花形髓内钉最好,一般在术前根据X线片显示的股骨长度及髓内腔直径选择相应长短与粗细的髓内钉,并用胶布固定于大腿中部再拍 X 线片,以观察其实际直径与长度是否合适,并及时加以修正。

3)闭合插钉:骨折端复位良好的,可在大粗隆顶部将皮肤做一个 2cm 长切口,使髓内钉由大粗隆内侧凹处直接打入,并在 C 形臂 X 线机透视下进行,其操作要领与前者相似,不赘述。

4)开放复位及引导逆行插钉:牵引后未获理想对位者,可自大腿外侧切口暴露骨折端,在直视下开放复位及酌情扩大髓腔;然后将导针自近折端髓腔逆行插入,直达大粗隆内侧穿出骨皮质、皮下及皮肤,再扩大开口,将所选髓内钉顺着导针尾部引入髓腔并穿过两处断端,使钉头部达股骨干的下 1/3 处为止。中下 1/3 骨折患者,应超过骨折线 10cm。钉尾部留置于大粗隆外方不可太长,一般为 1.5cm 左右,否则易使髋关节外展活动受阻。一般在 1 年后将钉子拔出,操作一般无困难,原则上由施术打钉者负责拔钉为妥。

5)扩大髓腔插钉术:有条件的也可选用髓腔钻,将髓腔内径扩大,然后插入直径较粗的髓内钉以引起确实固定和早期下地负重。但学者认为如此操作会对骨组织的正常结构破坏太多,拔钉后所带来的问题也多。因此在选择时应慎重,既要考虑到内固定后的早期效果,又要考虑到拔除髓内钉后的远期问题。

6)术后:可以下肢石膏托保护 2～3 周,并鼓励早期下地负重,尤其是对于中 1/3 的横形骨折;但对中下 1/3 者,或是斜度较大者则不宜过早下地,以防变位。

有资料显示,欧美等发达国家近年对长管状骨骨折,又重新恢复了以髓内钉治疗为主流的趋势,其中包括交锁髓内钉等也日益受到重视。但就股骨干骨折而言,还有其他的一些可选用的手术方法。

【接骨板螺钉内固定术】

既往认为接骨板螺钉固定术的适应证为手术复位髓内钉固定不适合的患者,如股骨上 1/3 或下 1/3 骨折者,最近对股骨干骨折切开复位接骨板螺钉固定的观点已有所不同。由于传统髓内钉满意的疗效,以及当前闭合性髓内钉手术、特别是交锁髓内钉技术的发展,人们看到更多的是接骨板螺钉内固定的缺点。没有经验的骨科医师可能会造成一些力学上的错误,如钢板选择不当、太薄或太短、操作中螺钉仅穿过一层皮质、骨片的分离等,尤其是当固定失败、发生感染时,重建就成了大问题,并且接骨板的强度不足以允许患者早期活动。此外,由于钢板的应力遮挡导致的骨质疏松,使得在拆除内固定后仍应注意保护骨组织,逐步增加应力才能避免再骨折。这些方面严重地影响了接骨板螺钉内固定术在股骨干骨折中的应用和推广,学者建议应慎重选择。

【Ender 钉技术】

Ender 钉治疗股骨干骨折曾风行多年,操作简便,颇受患者欢迎。但其易引起膝关节病废而不如选用髓内钉。因此,近年来已较少采用。

【外固定支架固定术】

关于外固定支架,国内外有多种设计,其应用的范围适用于股骨干各段、各种类型的骨折,对开放性骨折、伤口感染需定期换药者尤其适用。应用外固定支架患者可早期下地活动,有益于关节功能的恢复。应注意防止穿针孔的感染和手术操作中误伤血管神经。由于大腿部肌肉力量强大,宜选用环形或半环形的支架,单侧支架很难维持对位对线,除非伴有其他损伤需卧床休养的病例。

三、股骨干骨折各种并发症的诊断与治疗

（一）术中并发症

术中并发症的发生均与操作不当有关,例如术中发生新的骨折。髓内钉固定时造成新的骨折主要与髓内钉规格尺寸选择不当、进针点太偏外或偏内、髓腔扩大过度皮质偏薄有关,手术时加以注意是可以避免的。髓内钉打入一部分后处于进退不能的与术前估计不足及术中粗暴强行打入有关,应采取相应的策略防患于未然。

（二）术后并发症

1.延迟愈合和不愈合　延迟愈合多发生在开放性骨折及粉碎性骨折,主要原因大多与处理措施不当有关,可通过改进不恰当的措施、延迟固定时间、局部确实制动和外加电磁场刺激等辅助手段,大部分能取得完全愈合。不愈合通常由于感染、严重骨缺损等引起,采用交锁髓内钉辅以自体植骨可以在取得骨愈合的同时照顾到膝关节功能的恢复。

2.畸形愈合　畸形愈合和内固定不当及活动过早有关,股骨干骨折成角畸形大于 15°、旋转畸形大于 20°或短缩畸形超过 2.0cm 者,均应设法矫正,小儿及老年病例可放宽标准。一般可采用人工制造骨折重新固定的方法,固定时除矫正旋转成角外,应注意维持合适的肢体长度,必要时可考虑植骨。

3.再骨折　再骨折一般多发生在钢板固定拆除后。由于钢板的应力遮挡,局部骨质疏松,拆除后应暂缓负重,或外加石膏固定一段时间,逐步增加负重,预防应力损伤。对于已发生的再骨折,宜采用交锁髓内钉等较可靠的方法固定,一般愈合时间都较原骨折短。

4.内植物折断　内固定植入物的断裂并不鲜见,其原因一方面与材料的质量有关,另一方面与固定不当、过早负重有关,发生在骨折愈合前的折断应视骨折对位对线情况及愈合趋势酌情处理。原则上应予去除,但技术操作困难,这种情况下如果强行取出,可能带来不良后果。

5.膝关节功能障碍　大多由于长期固定引起股中间肌的粘连、股中间肌本身的损伤与瘢痕化,以及膝关节内和髌骨两侧囊壁的病变而引起。主张在确实固定的基础上早期活动可预防膝关节功能障碍的发生。轻者可通过理疗、加强功能锻炼得以恢复。重则行股四头肌成形术,手术松解膝关节及髌韧带下方粘连,切除已瘢痕化的股中间肌,并酌情行股四头肌延长术等。术后早期行 CPM 锻炼,疗效多较满意。

第三节　踝关节和 Pilon 骨折

一、踝关节骨折

（一）简介

踝关节是最容易受损伤的负重关节,也是最常见的骨折类型之一,在 100000 个人中有 71~187 个人发病。从单纯撕脱骨折到关节面粉碎骨折都属于踝关节骨折,不同程度地影响

踝穴稳定性和完整性。踝关节骨折常被认为是简单类型骨折而经常用于最开始的手术训练。然而对一个似乎简单的踝关节骨折的评估、诊断和治疗决策其实可能并不简单。

踝关节内一个微小的不完整便可导致关节面压力分布的剧变,进而导致关节炎。距骨即使 1mm 的移位就可以导致其在踝穴内丢失 40% 的接触面积。踝关节骨折治疗的目标是恢复并保持踝关节的完整性和稳定性,并且要贯穿整个治疗期包括愈合期。为达到此目标选择手术还是非手术治疗需要权衡利弊,同时也需要考虑患者的个体差异。

(二)评估

1.患者病史   全面的病史采集需要特别注意患者的合并症。糖尿病、周围神经疾病或周围血管疾病对风险评估和决策具有重要意义。患者年龄、受伤前的活动水平、职业和业余爱好活动同样重要。应该询问患者是否有骨质疏松症或是否有过脆性骨折,如脊柱的压缩骨折、髋部骨折或桡骨远端骨折。如果有内科合并症可能导致感染风险增高、不愈合、畸形愈合或者软组织并发症。肥胖患者的软组织并发症风险较一般患者高。应当警告有烟酒使用史患者其骨折和皮肤伤口愈合的风险,并告诉他戒烟酒后的获益可能。

需要记录受伤时的情况,因为对受伤机制和暴力的了解有利于评估、原始复位和制订诊疗计划。

2.体格检查   要对踝关节的软组织进行全面的 360° 的检查,包括后侧。评估踝关节骨折的软组织情况非常重要,因其可能是治疗过程中的决定性因素。踝关节周围软组织覆盖差,即使低能量的踝关节骨折也可能产生严重的水肿、骨折水疱、软组织损伤。踝关节骨折脱位一般需要尽早复位以减少软组织张力变大导致的皮肤并发症。开放性骨折可导致内侧横行伤口。静脉停滞、慢性皮肤变色、溃疡可能是糖尿病或周围血管疾病的征兆。

即使有骨折,内外踝及侧副韧带的压痛需要记录,没有骨折时的压痛触痛可能提示韧带损伤,尽管其准确性存疑。评估下胫腓联合损伤通常很困难。下胫腓前韧带区压痛或挤压试验(在下胫腓联合上 5cm 处)阳性可能提示此种损伤。需要触诊整个胫腓骨直至膝关节。腓骨近端的压触痛提示可能的 Mainsonneuve 骨折。

需要进行全面的血管神经检查并与对侧相比较。袜套区的感觉减退提示周围神经病变。如果怀疑此病,需要用 5.07 号尼龙单丝检查。可使用踝臂指数来判断血管损伤或周围血管疾病,并可请血管外科会诊。

3.影像学检查   踝关节脱位,开放性骨折或急性加重的血管神经损伤需要紧急处理。如果踝关节脱位伴随高张力或血管神经问题,在最基本的病史和查体后就需要尽快复位。比起脱位状态,大致复位后的影像学检查可以提供关于骨折的更多信息。

踝关节骨折的影像学检查应包括踝关节正位、侧位和踝穴位。胫腓骨全长片有利于诊断腓骨近端骨折。影像学检查结果能帮助理解骨折形态和判断稳定性。任何距骨和踝穴的不匹配提示关节的不稳定。内外踝或距骨移位小于 2mm 常有较好的预后,因此被用来作为是否骨折内固定的标准。在正位片上,胫腓骨重叠小于 10mm 或胫腓骨间隙大于 5mm 提示下胫腓损伤。踝穴位上,内侧间隙大于 5mm 或与上方间隙不等提示内侧韧带损伤。踝穴位片上胫腓骨重叠小于 10mm 同样提示下胫腓损伤。侧位片上可见后踝骨折,腓骨相对胫骨的位置变化和(或)距骨的半脱位。在进行放射学检查时,踝关节的位置非常重要,跖屈加大时,内侧间隙增大,这可能导致对三角韧带深层是否损伤的错误判断。与对侧对比有利于判断不对称或不稳定。

如果距骨或下胫腓位置显得正常但损伤机制或模式提示不稳定可能,应力下的影像学检查就非常有用了。在单纯外踝骨折时,人为外旋或重力下踝穴位片常用来评估三角韧带完整性和距骨稳定性。如果不稳定,这种骨折就可以被等同于双踝骨折。类似的,应力位片可用来判断腓骨近端骨折而踝关节位置良好的病例是否存在下胫腓联合损伤。下胫腓关节间隙的增宽,同时存在距骨向外移位即是损伤的阳性表现。矢状面上判断下胫腓联合常比在冠状面上更敏感。

CT对判断骨折形态及有轴向暴力损伤、怀疑有踝穴或Pilon骨折的病例非常有用。CT对复杂骨折或伴有后踝骨折块的骨折诊治同样有益。

MRI能用于判断是否有韧带损伤。尽管MRI较为昂贵,不是所有患者都能接受,但如果诊断存疑时,MRI就显得很必要。在鉴别三角韧带是部分还是完全撕裂时,MRI就非常有效。

(三)分型

理想的分型系统应具有可信,可重复性,对于诊治有指导,同时能帮助判断预后。尽管没有任何关于踝关节骨折的分型能满足以上全部要求,Lauge-Hanse,Denis-Weber和AO分型是最常用的三个分型系统。

Lauge-Hansen分型根据足受伤时所处位置和暴力的方向分成四型:旋后外旋(SER)、旋后内收(SAD)、旋前外旋(PER)和旋前外展(PAB)。这四个分型根据损伤的严重程度又各分四度(I～IV)。Lauge-Hanse分型非常受欢迎但很难重复。有尸体研究发现足在旋前时腓骨远端也可出现短斜型骨折,而踝关节外展时可出现高位腓骨骨折。一项有趣的研究,其将网络上的短视频中的踝关节受伤时的机制与伤后的影像学检查,也得到如上结论。Lauge-Hansen分型对于SAD型骨折很准确,但是对于PER型骨折只有29%的相关性。其对于治疗的决定或提供预后的帮助不大,但因为它将骨折形态与受伤机制相结合,在骨折形态交流中或指导闭合复位有一定作用。逆暴力方向复位并使用石膏,支具或外固定架常能得到有效复位。

Denis-Weber分型,包括WeberA,B或C亚型,是一种基于外踝骨折水平的分型系统。A型是骨折线位于踝穴以下的骨折,B型是骨折线位于踝穴水平的骨折,C型则是骨折线位于踝穴上方。无内踝骨折的A型骨折很可能是一种单纯撕脱骨折,并不导致距骨向外不稳定,因此常可以非手术治疗。C型骨折则具有固有的不稳定性,并可能涉及下胫腓联合。B型骨折的稳定性比较难评估,因其可能有三角韧带损伤并合并下胫腓损伤,也可能是稳定的骨折。应力试验能帮助判断其稳定性。

AO/OTA分型则应用字母对骨折类型进行分型。此分型具有可重复性,能用于描述很大范围的骨折损伤,同样也适用于特殊类型骨折。尽管AO/OTA分型对于数据收集和研究非常有效,但临床应用中较为繁琐,也缺乏相应的诊断和预后支持。

(四)初步处理

复位和初步固定需要及时完成。良好的软组织条件非常重要。对于脱位和半脱位状态的踝关节骨折进行复位有利于减轻皮肤和皮下软组织的张力,良好的复位也有利于减轻血管神经束的压力、栓系和扭曲。复位同样可以减轻关节内不正常的压力,进而有利于减轻创伤后关节炎。要达到满意的复位需要对骨折形态有正确认识，并逆暴力方向进行复位。如对向外侧移位或外旋的踝关节骨折使用 Quigley 手法进行复位，需要经第一跖施加内翻和内旋的力。不正确的复位技术，不恰当的麻醉和周围肌腱或骨块的嵌压都可能导致复位不成功。如果闭合复位失败，则可能需要切开复位。

初步固定对软组织保护也非常重要。固定可以帮助维持复位，同样降低剪切力和软组织损伤可能。但不正确的固定技术也会导致严重的损伤。使用不合适的内衬或塑型时压迫过多会导致局部高压点，进行引起溃疡。而过多的内衬会导致固定松弛，进而增加剪切力，甚至导致复位丢失。一项关于石膏固定的研究发现，在超过 24℃ 的热水中泡石膏会导致烫伤。如果使用多层石膏，如果在末端折叠过多或者使用石膏增厚做成支柱，都有增加温度的可能。建议是将石膏修剪成合适的长度。将正固化的石膏放在枕头上或者再用玻璃纤维包括也都可能增加温度至造成危险。

无移位或轻度移位不需复位的骨折在石膏固定后再常规拍摄 X 线平片增加了患者暴露在放射线下风险，同时增加了等待时间、医疗费用，也不能提供再多有意义的信息，因此不做推荐。

（五）最终处理

对有旋转移位的踝关节骨折，其治疗的目标是踝穴解剖复位并愈合。腓骨骨折是否解剖复位对此并不是绝对需要。如果内踝无骨折，三角韧带深层完整，外旋应力或重力试验下踝穴稳定，则可以考虑非手术治疗。应力试验阳性情况下，距骨外侧移位，内侧间隙明显大于距骨顶上方间隙。应力下内侧间隙越大，则越可能有下胫腓联合损伤。如果踝穴在应力位下稳定，则可考虑非手术治疗，早期功能锻炼和耐受下负重均可实现。早期可使用软的支具、行走靴或者行走支具以提供舒适性及避免进一步损伤。如果症状改善，则可停止使用。

骨折脱位或半脱位需要尽快闭合复位。Quigley 复位手法为将患者侧卧至患肢在下，然后提患者大姆指以悬空患肢，利用重力复位让距骨内旋和内移，通过此方法逆脱位暴力方向复位踝关节。踝关节骨折脱位具有内在不稳定性，一般都需要切开复位内固定以确保解剖愈合。WeberB 型骨折如果应力试验阳性但非应力下踝穴复位良好可考虑非手术治疗。一项最近的前瞻随机研究发现踝关节保守与手术治疗在 1 年随访时预后相似，尽管非手术治疗的患者中 20％有内侧间隙增宽，20％有延迟愈合或不愈合。

如果需要手术治疗，腓骨骨折则是踝关节复位和稳定性的关键。必须重点注意恢复腓骨的长度、力线和旋转。最常见的骨折类型为具有位于下胫腓水平，骨折线呈螺旋形的 B 型骨折。有效的固定方式包括多枚拉力螺钉，一枚或多枚拉力螺钉配合中和或抗滑钢板。钢板可放置在外侧或后外侧。外侧的钢板因为直接位于皮下，术后会较为突出；后外侧钢板如果放置太远则可能引起腓骨肌腱激惹。

踝关节内侧可因为内踝骨折或内侧韧带损伤而失效。内踝包括三角韧带浅层附着的前丘和三角韧带深层附着的后丘。其临床重要性在于，即使前丘骨折得到解剖复位和固定，三角韧带深层或者说踝穴依然可能是损伤或者不稳定的。经典的内踝固定是在复位后，从内踝尖朝胫骨远端置入两枚拉力螺钉。根据骨折块的大小，可以灵活使用一枚螺钉，一枚螺钉配合一根克氏针或者张力带。生物力学和临床数据都发现使用皮质骨拉力螺钉，拧到胫骨远端外侧皮质内较螺钉位于干骺端内能提供更强的固定效果。尽管大部分内踝骨折为横行骨折,向内侧的直接暴力可能会导致垂直剪切型骨折,这种类型骨折常伴随胫骨远端关节面在骨折缘压缩。如果有压缩,则需要复位嵌压甚至可能需要植骨,此类骨折典型的固定方式为弹簧钢板和螺钉固定,而且螺钉方向直接从内向外而不是从内踝尖置入。临床疗效研究发现无论内侧是骨性还是韧带损伤,两者功能没有明显区别。

后踝的治疗越来越受到重视。传统上后踝是否行内固定取决于侧位片中后踝骨折块占关节面的比例。如果受累面积超过 1/4 到 1/3,或伴有距骨向后半脱位,则此后踝骨折需要复位内固定。现在认为后踝骨折如果涉及胫骨远端后外侧角代表下胫腓后韧带的撕脱,而下胫腓后韧带是下胫腓联合的重要部分。因此,复位和固定此类后踝骨折能恢复下胫腓的张力,使下胫腓联合发挥作用,甚至可能提供比下胫腓螺钉更好的稳定性。后踝组成胫骨切迹的后唇,复位和固定能提高下胫腓复位的准确性。少见的后踝横行骨折涉及更大面积的关节面,并可能延伸到内踝。这类骨折需要经皮或直接后方入路的复位内固定。CT 能帮助判断此类骨折的骨块特征。

复位和固定下胫腓一直存在争议。两个关键点目前已经明确:下胫腓错误复位比较常见,并且对功能预后存在很大影响。下胫腓联合不稳定可通过术中骨折固定后的外旋应力试验诊断,但此试验的准确性也一直存疑。下胫腓联合损伤的证据需要在所有需要手术治疗的踝关节骨折中去寻找;其发生率在 Weber B 型骨折中高达 40%,在 Weber C 型中更是非常高。降低下胫腓联合前后移位可通过复位后踝骨折块,仔细的钳夹,直视复位和术中与对侧踝关节真正的距骨顶侧位片相比较来获得。以往认为无论复位时踝关节所处位置如何,对下胫腓的过度加压几乎不可能。但最近的研究发现,过度加压是可能的,并且会影响功能预后。穿 4 层或 3 层皮质固定下胫腓不影响远期疗效。

(六)术后管理

术后即刻使用支具限制患者负重。可以抬高肢体减轻肿胀。2 周左右移除支具,拆线。如果骨折固定坚强可靠,患者可使用可卸式靴子并开始康复锻炼以增加关节活动度。如果患者没有糖尿病并且骨折愈合基本按预期,可以在 4~6 周时开始负重。对于有任何外周神经疾病或者糖尿病肾病、糖尿病视网膜病的患者,为减小神经关节性塌陷,制动和限制负重需要更长的时间。年龄超过 70 岁,踝关节骨折不稳定,骨量差,较难坚持不负重的老年患者,可使用克氏针和水泥加强塑形,此方法可允许较安全的早期负重。

(七)并发症

不愈合很少见,在非手术治疗的内踝骨折中有发生,此类情况中常为纤维愈合,不呈现疼痛。畸形愈合在非手术治疗中非常常见。对于手术治疗的骨折,获得踝穴和下胫腓联合的解剖复位能避免创伤后关节炎和复发的不稳定,因此非常重要。伤口愈合并发症相对少见,特别是使用支具制动 2 周时。烟草使用明显地增加所有并发症风险,包括伤口愈合不良。

二、Pilon 骨折

(一)简介

涉及胫骨远端关节面的骨折叫做 Pilon 骨折,它是最难治疗的骨折类型之一。这种骨折通常由轴向暴力导致距骨向头侧,即胫骨远端穿顶撞击造成。高能量和低能量损伤都有可能。骨折类型和关节面撞击是由受伤时足所处位置和暴力方向决定。对于这种骨折的最佳治疗方案目前没有统一意见。常常需要手术治疗,需要仔细的计划。临床预后难以预测,但通常不理想。

(二)临床和影像学检查

在检查患者时,病史和体格检查都是必需的。详细的病史能帮助判断患者是否有不良的预后(软组织并发症、骨折愈合不佳或内固定失效)。高危因素包括:烟酒使用、长期使用激素、糖尿病、神经性疾病、营养不良、骨质疏松或外周血管疾病。

受伤的机制与肢体承受的暴力总量有直接关系,软组织损伤在初期也比骨折本身还重要。灌注、肿胀、组织坏死和骨折水泡会直接影响治疗计划,需要仔细评估。闭合复位纠正力线等早期干预对于减小即将发生的由骨折块造成的皮肤问题非常需要,也能恢复循环和神经功能。

影像学检查包括标准的正位、侧位和踝穴位 X 片,同时需要胫腓骨全长片。对于复杂的 Pilon 骨折,对侧肢体的影像学检查有时也有必要,它能帮助理解胫骨远端形态变异及制定术前计划模板。恢复肢体长度和力线后,CT 必须检查。CT 对于理解骨折形态和关节面受累情况非常重要,这能帮助制定术前计划、决定手术入路和内固定方案。

(三)分型

骨折分型系统是一种工具,用来描述骨折形态,理解影响预后和治疗的因素。1968 年提出的 Ruedi 和 Allgower 分型系统实用性一般,其根据严重度,从低能量损伤向高能量损伤分为三型。Ⅰ型为无移位型,Ⅱ型为关节面内移位型,Ⅲ型关节面粉碎压缩。

AO/OTA 分型比 Ruedi 和 Allgower 分型要细致很多。胫骨远端所有骨折,包括干骺端关节外骨折都采用其他围关节骨折分型一样的分型方式,区别在于区分了部分和完全关节内骨折,A 型是关节外骨折,B 型是部分关节内骨折,C 型是完全关节内骨折。

(四)初步处理

Pilon 骨折最终治疗的时间非常关键。经典的分期治疗能帮助减小并发症和软组织问题。最初应当重点治疗软组织覆盖与肿胀,恢复胫骨长度和力线,恢复关节间隙。不成熟的最终切开复位内固定可能导致皮肤坏死、裂开和感染等伤口并发症。20 世纪 80 年代和 90 年代的临床研究发现急性期行最终骨折内固定的病例有更高的并发症率和较差的临床疗效。如今被大多数医生所接纳的是分期治疗,急性期先行外固定架治疗,同时有或无有限切开内固定。当皮肤软组织条件良好肿胀消退时再行最终内固定。此种治疗方案明显有助于降低 Pilon 骨折的并发症率。一项最近的针对高能量 Pilon 骨折使用一期外固定(清创如果需要),二期最终内固定的分期治疗方案进行的回顾性研究发现,此方案具有更好的临床疗效和更低的软组织并发症率。所有患者得到并维持了良好的复位。

可以在长斜形或螺旋形骨折线涉及骨干的 Pilon 骨折中使用外固定配合有限切开内固定。骨干部分的软组织一般都在最大暴力区外,可以通过使用抗滑钢板进行微创复位和固定。这种技术可以帮助恢复肢体长度,旋转和力线,同时可以早期提供与骨干部分骨块的紧密接触以促进愈合和减小二次手术可能。但是,外固定配合有限切开复位内固定只适用于关节内骨块被旷置的情况,且有限内固定可以辅助最终复位。

尽管临时外固定对软组织休息和最终固定有益,但一些医生仍然倾向于早期手术内固定。尽管有一些研究发现分期和一期 ORIF 治疗急性高能量 Pilon 骨折有相似的并发症率和总体功能疗效,但这些研究都仅局限于单个医生,因而结果不具有普遍性。

(五)手术治疗

1.手术入路　Pilon 骨折的手术入路选择必须非常谨慎,需要基于骨折形态和软组织情况。前内侧、前外侧、后外侧、后内侧和直接内侧切口都可以使用。前内侧入路,Pilon 骨折常用的经典入路,是延伸性最好的入路,能暴露全部胫骨远端关节面,可供放置内侧、外侧或前方钢板。此入路暴露外侧的 Chaput 结节有困难。此外,可能会有胫骨前内侧切口并发症,因为此处全层皮瓣手术创伤大,能否存活影响伤口愈合。21 例患者在接受跨关节外固定架临时制动后,使用前内侧扩大入路所有伤口均愈合,所有骨折均愈合,1 例有浅表感染。

前外侧入路对完全关节内骨折很有效。此入路能很好地看到踝关节内侧,避免在胫骨远端前内侧表面剥离,因而伤口并发症率可能更低。前方间室内的肌肉能在钢板表面提供良好的软组织覆盖,但是胫前动静脉和腓浅、腓深神经有损伤或者卡压可能。内侧关节面的塌陷较难通过这个入路复位,并且这个入路因前方间室内附着于腓骨和骨间膜的肌肉起点而向近端延伸受限。

同样可以使用后外侧或后内侧入路暴露胫腓骨,后外侧入路对于后方骨折和部分关节内骨折(AO/OTA43B 型)比较有效,直视关节面很困难,关节面复位通常是通过干骺端皮质对合来间接复位。因其同后外侧入路一样,后内侧入路也很难直视关节面,复位也是通过关节外皮质骨对合来间接复位,后内侧入路在 Pilon 骨折中很少应用。后方入路常作为前方入路的补充来治疗复杂的 Pilon 骨折。

目前有一种对于后方有关节内移位骨折的高能量 Pilon 骨折的分期治疗策略,研究者认为单一前方入路无法直接复位后方骨块,因此很难获得准确的关节内复位,疗效不够理想。他们的分期治疗为一期使用外固定,配合后外侧入路行有限切开复位内固定。当软组织条件允许时,使用前方入路,将前方和内侧的骨块复位至相对稳定的后方。基于 CT,研究者认为,使用此种治疗策略比无法直接复位后方的单一前方入路能获得更好的关节内解剖复位。两组病例在术后并发症方面没有显著性差异,但此种治疗(后方有钢板)的功能明显更好。

2.内固定　Pilon 骨折既往多数采取非手术治疗。一项 1979 对比切开复位内固定和非手术治疗的研究发现前者疗效更佳。研究者推荐治疗 Pilon 骨折手术治疗的四项基本原则:恢复腓骨长度,重建关节面和干骺端,骨移植,内侧支撑以稳定干骺端和辅助骨干复位。但这项研究的结果难以复制,可能跟研究组内的患者都是相对低能量损伤(滑雪伤)致伤,而不是像后来日益增长的高能量损伤(如交通撞击伤)。

尽管内植物和手术入路等进步,但 1979 年的四项原则依然指导着如今的 Pilon 骨折手术治疗。预塑形的胫骨远端锁定钢板和腓骨板可用于骨质疏松和（或）干骺端粉碎的骨折。对软组织的注意也让使用小切口和间接经皮复位技术的微创钢板系统得到发展及应用。这项技术可能减少软组织并发症，但术者不应该因此对关节面和机械轴复位要求降低。

3.外固定　使用混合外固定架作为最终治疗适用于关节面有较大骨块，污染的开放骨折，或软组织损伤严重无法实施标准的内固定治疗的病例。混合外固定或经皮固定有时还可以配合使用针对关节面的有限切开复位。

一项使用临床，影像学和功能疗效来评估高能量 Pilon 骨折（AO/OTA43C）使用 ORIF 和铰链外固定架配合有限内固定的回顾性研究发现，两组间在临床，功能疗效或总体并发症和愈合率上没有差异。ORIF 和配合有限内固定的外固定在治疗高能量 Pilon 骨折中疗效相当。一项回顾性研究对比了分期 ORIF 和使用 Ilizarov 环形外固定架做最终治疗来治疗高能量 Pilon 骨折（AO/OTA43C）的愈合率和并发症率，发现两组没有显著性差异。两种治疗方式有相似的愈合率、愈合时间和并发症率。

三、总结

踝关节骨折的治疗目前仍充满挑战。甚至似乎看起来简单的踝关节骨折都可造成困难。对骨折的受伤机制和最佳治疗方式的理解仍在不断进步。踝关节是缺乏软组织保护的皮下关节，因此对软组织的保护格外重要。随着肥胖和糖尿病日益普遍，对合并较差软组织条件的骨折的处理会成为常见的挑战。同时随着人们寿命增加和对活跃活动的要求，骨质差的患者发生骨折的概率也会逐渐增加。尽管新的内植物和技术会持续提供治疗方案，但对踝关节解剖的和骨折形态的全面熟悉仍将是成功治疗此类骨折的基础。

手术治疗 Pilon 骨折在历史上曾有很高的并发症率和不佳的临床疗效。为最大程度降低此类风险，最终手术治疗最好等软组织条件允许后进行。对于此复杂骨折的治疗目前仍没有一致意见，需要让患者清楚其罹患的骨折是会改变其一生的损伤。

第四节　　运动相关性足踝损伤

一、简介

累及足踝的急性创伤性损伤以及慢性积累性应力损伤不仅影响竞技运动员赛场发挥，也会影响常人的娱乐或健身活动。对足踝常见损伤的全面了解有利于合理规范的治疗这些疾患，以帮助患者恢复正常生活。

踝关节的稳定性是包括骨、韧带、肌肉腱性组织等解剖因素共同作用的结果。胫骨下关节面和内、外、后踝构成穹顶形踝穴，距骨容纳其中。距骨前宽后窄，因此踝关节背屈位时，距骨较宽的部分进入踝穴，踝关节在此体位时最稳定。反之，踝关节跖屈时，距骨后部较窄的部分进入踝穴,踝关节较不稳定。跖屈位时,踝关节的稳定性主要依赖于外侧韧带复合体。大多数急性内翻扭伤发生在踝关节跖屈位时,也就不足为奇了。

踝关节外侧韧带复合体主要由距腓前韧带(ATFL)和跟腓韧带(CFL)组成。ATFL 是稳定踝关节的主要韧带;避免跖屈位时踝关节向前移位。ATFL 是急性踝关节扭伤时最常损伤的结构。CFL 是稳定踝关节和距下关节的副韧带。在较严重的踝关节内翻扭伤时,CFL 与 ATFL 均损伤。

腓侧肌肉腱性单位对维持踝关节的稳定性起到重要作用。腓侧肌腱迅速收缩以拮抗和避免过度内翻应力。腓侧复合体还可以提供重要的本体感受反馈,帮助运动员本能的感知和控制足踝的位置。

二、急性外踝韧带损伤

急性外踝扭伤时体育活动中最常见的损伤之一。踝关节扭伤的流行病学研究表明,在 4 年研究过程中,有 300 万例踝关节扭伤发生,其中超过半数发生在体育运动过程中。急性踝关节扭伤最常发生于 10～19 岁人群。在 15～24 岁人群中,男性踝关节扭伤的发生率高于女性;但在 30 岁以上的人群中,女性发生率高于男性。

急性踝关节扭伤可致踝关节外侧韧带复合体发生不同程度的机械损伤,导致例如踝关节不稳、疼痛等长期症状,妨碍恢复体育活动。恰当的初始治疗能够降低产生长期疾患的风险,加速恢复体育活动。

(一)病史和查体

急性踝关节扭伤的成功治疗首先有赖于详细的病史采集和细致的体格检查。病史采集的重要因素包括:受伤时间,患者能否耐受负重,是否认为损伤正在好转,或同侧踝关节既往扭伤病史。体格检查需记录肿胀和瘀斑的部位以及严重程度。体格检查最重要的部分可能在于评估压痛的具体位置。急性外侧踝关节韧带损伤后,在腓骨尖前方和远端的 ATFL 和 CFL 部位可及肿胀、瘀斑、压痛。然而,查体时需要注意检查多个不同部位结构的压痛,因为这些体征可能会指向其他诊断或相关诊断。在外侧,除了外侧韧带复合体,还需注意触诊下胫腓联合、外踝、腓骨肌腱、第五跖骨、跟骨前突、距骨外侧突。在内侧,需注意触诊内踝、三角韧带、载距突、舟骨有无压痛。常规触诊跟腱、胫前肌腱以及中足各关节;在考虑诊断踝关节扭伤时,有时会忽略这些结构的损伤。急性踝关节内翻扭伤后 10～14 天内,由于踝关节弥漫性肿胀以及压痛点不明确,有时可能对体格检查起到掩盖作用。通常需在伤后 10～14 天后再次进行体格检查,这时查体体征往往更加明确、指向性更强。

踝关节稳定性试验,例如前抽屉试验、距骨倾斜试验,在评估急性踝关节扭伤时并非起到关键作用。急性损伤后,踝关节肿胀明显,不适于对踝关节稳定性进行精确评估。并且试验结果对急性踝关节扭伤的初始治疗并无影响,它们适用于评估慢性踝关节不稳。

(二)影像学评估

恰当的影像学检查有利于避免误诊,并对合并损伤做出正确的诊断。在急诊,Ottawa 踝关节准则用于指导是否有必要行 X 线检查。当查体提示沿腓骨后缘远端 6cm 或外踝尖压痛,沿胫骨后缘远端 6cm 或内踝尖压痛,或不能耐受 4 步以内负重,需行踝关节 X 线摄片检查。若上述体征不存在,往往诊断为急性踝关节扭伤,无需行 X 线检查。依据上述指南,可降低患者费用,缩短患者急诊就诊时间,以及减少射线暴露。

Ottawa 踝关节准则主要是为急诊诊疗应用设计的。然而有些急性外踝韧带损伤的患者在伤后数天或数周才至骨科门诊就诊。在此情况下,由于明确诊断和治疗计划的制定均有赖于 X 线检查,因此 X 线摄片评估的门槛相对较低。骨科医生会对大多数急性外踝扭伤的患者开具一系列负重位足踝 X 线摄片检查。与非负重位相比,负重位检查能够在本质上更好的显示相关骨性结构,从而减低误诊风险。若完全负重时,患者感到特别疼痛,初始评估可采用模拟负重位摄片检查。待患者症状缓解后再行完全负重位摄片检查。踝关节正位和踝穴位相用于评估内踝间隙和下胫腓联合间隙有无增宽、踝关节骨折、距骨外侧突骨折、距骨骨软骨骨折。足踝侧位相可显示距骨背侧撕脱骨折或距后三角骨。足正位相可显示足舟骨骨折或 Lisfranc 损伤,足斜位相可显示跟骨前突骨折或第 5 跖骨骨折。需将影像学检查和体格检查相结合以获得正确且全面的诊断。

对于急性踝关节扭伤的评估,CT 和 MRI 检查的指征不强。CT 用于明确平片检查显示可疑的相关骨折:包括距骨外侧突和跟骨前突骨折、距骨后骨折和骨软骨骨折。CT 可精确评估骨折块大小、移位程度、粉碎情况,可用于指导治疗。MRI 很少用于评估急性踝关节扭伤,只有在高度怀疑距骨骨软骨损伤或相关软组织损伤(例如跟腱断裂或腓骨肌腱脱位)时才行 MRI 检查。MRI 可用于鉴别先前存在的慢性骨软骨损伤和急性骨软骨骨折。在发现下胫腓联合损伤方面,MRI 优于体格检查。

(三)分类和治疗

急性外踝扭伤根据受累韧带以及外侧韧带复合体结构性损伤的严重程度进行分度。Ⅰ度急性扭伤,是指 ATFL 轻微损伤,显微镜下可见韧带纤维撕裂,而无韧带整体结构性损伤。Ⅱ度扭伤,是指肉眼可见的局部韧带结构性损伤,而并未完全丧失结构完整性;Ⅱ度扭伤主要累及 ATFL,而 CFL 在较小程度上受累。Ⅲ度扭伤,是指外侧韧带复合体完全断裂,ATFL 和 CFL 结构完整性丧失。

外踝扭伤的严重程度影响其治疗和预后。Ⅰ度或Ⅱ度扭伤患者通常不需扶拐,日常活动时感到轻度不适。对Ⅰ度或Ⅱ度扭伤者行早期康复治疗,可获得最佳预后。事实上,近期的随机对照研究表明,对于Ⅰ度和Ⅱ度扭伤患者,与早期制动相比,即刻施行功能活动康复方案,患者康复速度更快。患者恢复体育活动的时间主要取决于患者不适的程度以及进行必要的专项运动的能力。通常Ⅰ度或Ⅱ度踝关节扭伤患者,通过应用保护性支具以及腓侧力量加强和本体感受训练避免再次损伤,在伤后 2～6 周可恢复体育活动。

Ⅲ度损伤患者刚开始行走和日常活动时感到不适。适于行一段时间的制动和保护下负重。一项前瞻性随机研究对比了 4 种不同制动方式(管状加压绷带、行走靴、马镫形支具、石膏管型)作为Ⅲ度急性踝关节扭伤初始治疗的有效性。奇怪的是,结果表明对于严重踝关节扭伤患者采用管型石膏制动作为初始治疗能够获得较好的治疗效果。采用石膏管型制动的患者康复速度最快,疼痛更少,恢复活动更早。而采用行走靴和管状加压绷带的疗效基本相同。然而医生在治疗过程中需权衡石膏管型制动的早期优势与患者对于石膏管型制动的低耐受度。

伤后 2～4 周后，初始的疼痛、肿胀和不适症状逐渐缓解，Ⅲ度扭伤患者可使用功能性支具辅以正规理疗以减轻肿胀，改善关节活动度，恢复踝关节肌力。随着症状的逐渐缓解，治疗性训练逐步过渡到本体感受训练和专项运动功能训练。与常规腓侧力量强化训练相比，增强式训练对恢复踝关节的稳定性以及帮助运动员重返赛场具有更好的效果，因此康复方案需包含增强式训练内容。Ⅲ度扭伤患者需康复治疗 6～12 周才能恢复运动。

虽然，在北美非手术功能康复治疗是Ⅲ度踝关节扭伤的标准治疗方案，欧洲大量研究证据表明，手术治疗Ⅲ度扭伤的效果可能更好。一项关于 27 项研究的 meta 分析表明，与非手术治疗相比，采用手术治疗作为初始治疗方案治疗Ⅲ度踝关节扭伤，患者无力的症状更少，总体功能预后更好。一项前瞻性随机对照研究，对比手术治疗和功能康复治疗Ⅲ度踝关节扭伤，研究发现两组患者的功能预后相似，手术治疗组患者扭伤的复发率更低。目前，尚需高质量研究证据表明手术可取代功能康复治疗Ⅲ度踝关节扭伤。

三、慢性外踝韧带损伤

大多数急性外踝扭伤患者接受恰当治疗后可恢复满意的体育运动状态和伤前活动水平。然而外踝扭伤，尤其是Ⅲ度损伤的预后也并非全部令人满意。一项多数据库研究表明，33% 急性踝关节扭伤患者伤后 1 年仍有疼痛，34% 患者在初次损伤后 3 年内再次发生踝关节扭伤。对于踝关节韧带损伤后存在慢性症状的患者，须评估明确产生持续性症状的原因，并采取恰当的非手术治疗方案。必要时，采取手术治疗促进患者恢复良好体育运动功能。

（一）病史

对于慢性外踝关节韧带损伤患者的病史采集和体格查体需较常规急性扭伤患者更加全面和细致。病史采集需包括初次损伤的具体情况、再次损伤的情况以及目前症状。需着重评估患者症状主要是不稳定、疼痛还是两者兼有。需详细描述患者不稳定和疼痛症状的具体细节。需记录不稳定症状的持续时间、发生频率以及严重程度，还需包括每月或每年扭伤的发生次数。须评估再次扭伤是仅仅发生在体育运动过程中，还是也发生在日常活动中。存在严重慢性不稳定的患者可能诉在一般不造成损伤的机制下（例如踩在卵石路、路边或人行道上的裂缝上）发生频繁扭伤。检查者需记录早期治疗的内容，包括理疗以及应用支具能将不稳定症状控制在何种程度。

须评估疼痛的时间、严重程度以及部位。须问患者是持续性疼痛还是仅在扭伤后出现疼痛。由于韧带整体较松弛，患者可能诉再次踝关节扭伤后疼痛非常轻微。有些患者诉疼痛为主要症状，并且有时因疼痛导致踝关节突然无力。对于此种类型的疼痛，检查者需注意伴随病变导致踝关节功能性不稳定症状的可能性。尤其重要的是，需尽可能具体的明确患者的疼痛部位。明确疼痛主要位于内侧、前外侧还是腓骨后方，以指向最可能的原因，指导影像学检查的选择。

（二）体格检查

对于存在慢性踝关节不稳定症状的患者，需进行非常细致的体格检查。目的在于检查韧带松弛的严重程度，明确疼痛症状来源，评估导致患者不稳定症状或影响患者治疗效果的解剖因素。通过前抽屉试验或距骨倾斜检查评估踝关节韧带松弛度。在足马蹄休息位行前抽屉试验用于评估 ATFL 的完整性。在相对跖屈位时，ATFL 纤维走行与检查者推拉方向一致。检查者一手稳定踝关节上方胫骨，另一手握足跟，将足踝相对于固定的胫骨向前推拉。检查者可感觉到向前移动的幅度，若存在明显韧带松弛，可看到 ATFL 所在部位的皮肤出现凹陷。距骨倾斜操作用以评估 CFL 的松弛度。检查时，踝关节须位于相对中立位，在此位置时 CFL 纤维垂直走行以确保检查时其作为真正的踝关节副韧带。在做距骨倾斜试验时，若踝关节背屈不够，则难以区分正常距下关节移动与真正距骨倾斜。检查者，一手握住胫骨，另一手将踝关节置于中立位，对踝关节和后足施加内翻应力。将踇指置于腓骨下方，以感觉距骨在踝穴内的倾斜程度。重要的是，还需检查对侧肢体的前抽屉试验和距骨倾斜试验，以及其他关节的一般松弛度。膝关节、肘关节、手指关节过伸表明存在广泛韧带松弛，使患者容易复发关节不稳定症状。可采用评估关节活动过度的 Beighton 标准以明确患者是否存在能够明显影响治疗效果的广泛性韧带松弛征象。

足踝部体格检查除了韧带松弛度外，还包括肌力、活动度、压痛、肿胀以及步态。爪形趾或踝关节背屈和外翻无力表明存在神经系统疾患，例如 Charcot-Marie-Tooth 病。单纯腓侧无力合并疼痛性外翻受限常常提示腓骨肌腱撕裂。压痛、肿胀、弹响或腓骨肌腱半脱位进一步表明腓骨肌腱损伤。踝关节被动背屈受限可能是由胫骨远端存在骨赘或腓肠肌-比目鱼肌复合体挛缩所致。距下关节被动内翻受限可能存在跗骨融合。

当患者站立和行走时注意评估高弓内翻足畸形。对于高弓内翻足畸形的诊断越早越好，因为这类患者踝关节内翻损伤的风险高，较其他患者更易发展为慢性症状，且常规非手术或手术治疗后较难获得满意预后。当从前面检查患者发现足呈高弓内翻畸形时，可看到所谓的足跟"peek-a-boo"征，即可看到足跟垫的内侧部分。当从后面检查时，看上去足跟内翻，负重时应力集中于足外侧缘。若患者坐位时可看到第 1 跖列跖屈，检查者需行 Colemanblock 试验检查。患者站在 1 英寸（2.54cm）高的木块上，第 1 跖列位于木块边缘以外，检查者从后方进行观察。如果在试验过程中后足内翻得以纠正，则提示第 1 跖列跖屈导致后足畸形，因此纠正第 1 跖列形态可一并纠正后足畸形。若试验过程中后足内翻不能得以纠正，或仅部分纠正，则需进一步纠正后足畸形。

（三）影像学评估

采用足踝标准负重位 X 线摄片用以评估慢性外侧韧带损伤患者。需仔细查看踝关节正位和踝穴位 X 线平片，注意距骨穹顶透亮影可能提示距骨骨软骨损伤。腓骨远端大块的撕脱骨折可能合并慢性 ATFL 损伤。侧位片用以发现胫骨远端前方骨赘，其可能导致踝关节前方撞击症状。X 线摄片可明确潜在的高弓内翻足畸形。在足侧位片上，正的 Meary 角（距骨轴线与第 1 跖骨轴线所成的角度）提示高弓足。对于高弓内翻足畸形，侧位片不能显示距骨的真正外形，腓骨位于偏后方，能够像 Broden 摄片角度一样非常清楚的显示后关节面。足正位 X 线可显示所谓的距骨堆叠或距骨内收征象。上述每个影像学征象均提示合并力线异常的可能。

踝关节应力评估包括前抽屉试验和距骨倾斜检查，可在透视下进行或拍摄应力位平片。若应力位相能够很好地量化踝关节不稳定的严重程度，那其对一项研究性学习而言还是很有神益的。透视下应力评估可用于区分真性距骨倾斜和距下关节活动。

　　与急性损伤相比，MRI 对于慢性外踝韧带损伤具有更加重要的作用。如果患者的病史、体格检查或平片提示存在距骨骨软骨损伤或腓骨肌腱损伤的可能性，则建议做 MRI 检查。若患者存在难以明确的踝关节疼痛，也建议行 MRI 检查，用以明确是否存在例如前外侧软组织撞击损伤等情况。如果条件允许，建议行 1.5-或 3.0-特斯拉 MRI 检查，开放式 MRI 的图像分辨率不足以提供有效信息。

（四）治疗

　　对于慢性外踝韧带损伤患者，首先采用针对改善踝关节稳定性、减轻疼痛症状的非手术治疗。对于高风险体育运动者（例如篮球、排球、网球，或任何在非平地上进行的运动，如远足或修剪草坪），辅以支具治疗。采用神经肌肉理疗方法用以改善腓骨肌力量、平衡度以及本体感受。然而，神经肌肉理疗方法对于改善不稳定症状的长期预后仍不明确。非手术治疗往往不能有效控制症状，尤其对于那些想要重返体育竞技生涯的患者。

　　如果非手术治疗不能提供足够的稳定性且不能有效的缓解疼痛，可具有手术治疗指征。外侧韧带重建技术有 4 种类型，分别是解剖重建、解剖-强化重建、非解剖肌腱固定以及解剖游离肌腱移植重建。手术策略和手术技术的目标在于改善踝关节的机械稳定性，缓解疼痛，促进患者恢复体育活动。

　　外踝韧带重建首选术式是解剖 Brostrom 技术。这项术式是治疗慢性踝关节不稳最常用的术式，且对绝大多数患者均能获得成功疗效。这项术式包括单独切除短缩 ATFL，或切除短缩 ATFL 和 CFL 以去除因慢性内翻损伤造成的韧带松弛和拉伸。采用重叠缝合方法进行韧带短缩，或通过钻孔或缝合锚直接固定在腓骨上。将伸肌下支持带移向腓骨（Gould 改良术式）以稳定 CFL 和距下关节。

　　改良 Brostrom-Evans 解剖-强化术式也获得了极好的临床效果，尤其适用于高水平运动员。标准改良 Brostrom 术式将腓骨端肌腱的一半转位至腓骨上能够达到稳定踝关节的效果。肌腱转位的方向大致介于 ATFL 和 CFL 之间。肌腱通过骨隧道转位至腓骨上，应用界面螺钉固定肌腱，从而避免踝关节和后足过度内翻。

　　改良 Brostrom-Evans 技术较先前的非解剖肌腱固定技术（如传统 Evans 肌腱固定术将全部腓骨短肌腱转位至腓骨上，肌腱转位方向与距下关节轴线呈直角）获得了更加成功的效果。这类非解剖肌腱固定术式因其可导致腓侧过度无力以及距下关节僵硬，基本已被弃用了。目前只将非解剖肌腱固定术式应用于合并神经疾患以及功能需求低的患者。

　　解剖型游离肌腱移植术式通常采用自体移植物或同种异体胭绳肌腱作为移植材料穿过距骨、腓骨和跟骨的骨隧道。移植肌腱采用这种走行方式从而重建 ATFL 和 CFL 的解剖方向。这种术式维持了正常的韧带解剖方向，因而可获得踝关节的最大稳定性，也避免了距下关节过度僵硬。与改良 Brostrom-Evans 术式相同，通常应用界面螺钉将韧带固定在骨隧道上。游离肌腱强化术式适用于行翻修手术或存在广泛韧带松弛或严重韧带组织薄弱的高水平运动员。

　　若术前发现存在高弓内翻足畸形，在行外侧韧带重建术中还需考虑行矫形术。高弓内翻畸形矫正的指征尚不明确，最终有赖于临床判断，但若不行高弓内翻畸形矫正，即便患者已行坚固的外侧韧带重建，韧带逐渐拉伸的风险仍较高。因此在制订手术策略时需考虑高弓内翻足畸形,评估其是否是引起患者不稳定或疼痛症状的因素之一。其他常用的高弓内翻矫形术式包括距腱膜松解术、第1跖骨基底背屈闭合楔形截骨术、跟骨结节向外侧截骨术和腓骨长肌至腓骨短肌转位术。

慢性外踝韧带损伤鲜少单独出现,多合并关节内和关节外病变。这些合并病变常常引起疼痛和慢性踝关节不稳定,因此在重建术中需考虑这些病变因素。关节内病变,如软组织撞击病变、胫骨远端骨赘形成、游离体、滑膜炎和距骨骨软骨损伤,最好的治疗方法是行关节镜治疗。因此,许多术者在行外踝韧带重建术时常规行踝关节镜检查。

慢性踝关节不稳患者常常存在腓骨肌腱异常。在行外侧韧带重建的患者中,发现28%的患者存在腓骨肌腱异常(如腓骨肌腱撕裂、腱鞘炎、腓骨肌腱半脱位或脱位)以及症状性解剖变异(如低位腓骨短肌肌腹或第四腓骨肌)。若不治疗腓骨肌腱异常,常常会导致手术治疗失败。因此,对韧带重建术中探查腓骨肌腱的指征建议从宽。

四、胫腓联合扭伤

多数踝关节扭伤是由内翻损伤导致,主要累及外踝韧带。如果是外翻外旋损伤为主导的损伤机制,则损伤的解剖、特点和严重程度均发生改变。高位踝关节扭伤需与外踝扭伤相鉴别,且二者的治疗方式也不相同。

(一)病史和体格检查

准确的病史采集对于高位踝关节扭伤的诊断至关重要。若有可能,需让患者描述损伤的具体机制,让患者用对侧健肢演示损伤时的具体机制。若患者描述受伤时踝关节向外翻转而非向内翻转,这时检查者应怀疑高位踝关节扭伤。需让患者明确最不适的具体部位。内翻损伤后,疼痛通常位于外踝;而高位踝关节扭伤后,患者多描述疼痛在内踝和(或)踝关节前外侧更偏近端的位置更明显。

体格检查时,检查者沿三角韧带、下胫腓联合处以及更偏近端的骨间膜和腓骨近端进行触诊以试图引发疼痛。下胫腓联合扭伤可表现为挤压试验(检查者在踝关节近端约5~6cm处沿内-外方向挤压下胫腓关节)阳性。操作时引发患者疼痛强烈提示下胫腓联合损伤。与之相似,踝关节外旋应力试验可用于评估三角韧带和下胫腓联合损伤,若外旋应力试验诱发疼痛提示高位踝关节扭伤。上述试验对于诊断下胫腓联合损伤具有高特异性和低敏感性。因此,检查者不能单纯根据体格检查排除下胫腓联合损伤。

(二)影像学评估

对于可疑高位踝关节扭伤的影像学检查包括标准踝关节3种摄片角度X线,最好在患者负重位时摄片。若疼痛非常剧烈,也可采用模拟负重位X线替代。侧位相用于明确是否存在后踝撕脱骨折,后踝撕脱骨折可伴有高位踝关节扭伤。正位和踝穴位相则用于评估是否存在下胫腓联合增宽征象。在正位相上,胫腓重叠至少1cm。在踝穴位相上,胫腓间隙小于1mm。否则,需怀疑存在下胫腓联合不稳定。需摄胫腓骨全长X线用于评估腓骨近端骨折,如Maisonneuve型损伤。

其他影像学检查方式适用于高度怀疑胫腓联合损伤而X线检查又不能确定的情况。双侧踝关节轴位 CT 图像对比可显示下胫腓联合轻度增宽或不匹配。轴位 MRI 可显示胫腓前韧带、下胫腓后韧带、和后踝的结构性损伤。液体敏感轴向序列可显示发生高位踝关节扭伤后骨间膜内的实质水肿。

尽管 CT 和 MRI 较平片可提供更多的信息,然而它们均为静态检查,可能会漏诊动态性下胫腓联合不稳。对于高度怀疑不稳定者,建议行外旋应力位 X 线或应力位透视。为保证试验的准确性,应力评估时需在充分放松和疼痛控制的情况下进行,但这在诊所中可能较难实施。因此,若高度怀疑下胫腓联合不稳定,可考虑于手术室在麻醉下行应力位评估。

(三)分类

高位踝关节扭伤按照三角韧带和胫腓复合体损伤的严重程度进行分类。Ⅰ度扭伤指仅在显微镜下明确的结构性损伤。Ⅱ度扭伤包括无稳定性丢失或半脱位的宏观结构损伤。Ⅲ度扭伤,指完全性韧带损伤伴下胫腓联合明显增宽,可能伴有内踝间隙增宽。

(四)治疗

Ⅰ度和Ⅱ度胫腓联合扭伤的治疗与急性外踝扭伤类似,但有几点重要的不同之处。与急性外踝扭伤相比,高位踝关节扭伤的疼痛和肿胀往往更严重,需经过更长时间康复才能恢复负重,因此建议制动 4～6 周。初始石膏管型制动与预制式可拆卸靴相比具有更好的疼痛缓解效果,促进早期康复。当初期疼痛和肿胀缓解后,开始进行负重康复,标准功能康复治疗方案旨在恢复关节的活动度、力量、平衡、步态以及本体感受。恢复体育运动所需时间是外踝扭伤后的两倍,因此在治疗初期需向患者告知康复时间较长。

Ⅲ度胫腓联合扭伤不稳定,需手术治疗。传统的稳定术式是采用金属下胫腓贯穿螺钉将下胫腓联合和踝穴固定在正常解剖位置,以便促进三角韧带和胫腓联合韧带愈合。虽然进行了广泛的研究,目前对于所用螺钉的大小和数目、螺钉穿透骨皮质层数以及是否去除或何时取出螺钉尚无定论。

一种不可吸收缝合纽扣装置用于稳定胫腓关节。缝合稳定技术理论上避免了螺钉固定的一些问题。支持者认为这种缝合装置提供了更柔韧的固定方式,可促进恢复正常的胫腓生物力学,且无需取出内植物,避免了内植物断裂可能。近期的一项研究发现,与传统金属螺钉相比较,应用缝合纽扣装置的胫腓联合复位欠佳的发生率低。然而据报道应用缝合纽扣装置可产生一些并发症,包括缝线脓肿、复位丢失以及缝线周围骨质溶解。在高质量对比研究发表前,螺钉固定术式仍是下胫腓联合稳定的金标准术式。

需 6～12 周时间保护性避免负重以促进Ⅲ度高位踝关节扭伤手术后韧带愈合。术后胫腓联合螺钉通常至少固定 3～4 个月。那时,术者需决定是否取出螺钉。取出螺钉需接受二次手术,且若韧带愈合不完全则取出螺钉后有复位效果丢失风险。保留螺钉可能引起踝关节活动受限、螺钉断裂或螺钉周围骨质溶解。一项研究发现保留下胫腓联合螺钉,即便后来螺钉断裂,也不会产生负面影响。虽然在非运动员患者,保留下胫腓联合螺钉不会产生不良后果,但在运动员患者需考虑再术后约 4 个月取出螺钉。这样的时间设置避免了内植物断裂或踝关节活动受限风险,同时也为韧带愈合提供了充足的时间。然后启动功能性康复治疗,预计术后约 6～8 个月可恢复体育活动。

五、足踝部应力骨折

运动员在训练过程中易发生足踝部包括应力骨折在内的过度使用性损伤。应力骨折与创伤性骨折不同,是由反复、累积性应力导致而非单一创伤性事件引起。足踝部应力骨折最好发的部位是胫骨远端、踝、舟骨、跖骨和籽骨。

(一)病史和体格检查

医生需在患者病史中寻找提示应力骨折的证据。运动员的训练属性、持续时间或强度的发生变化是造成应力骨折的主要危险因素。对于慢跑者来说,增加跑步时的斜坡或加速跑;或者,一个长跑运动员快速增加英里数。与之类似,穿的鞋子发生了重要改变,例如迅速更换为极简型跑鞋,检查者应高度怀疑应力骨折。医生需询问患者是否有骨质疏松或骨量减少病史,若高度怀疑应力骨折,需获得患者的 25 羟维生素 D 的基线值。

应力骨折所致疼痛特点是多变的。有些患者主要在训练期间感到疼痛,在日常活动中基本不疼。症状可持续数周至数月。这类疼痛往往提示慢性进展性应力骨折。在早期,局部压痛不明显,患者须在跑步或跳跃过程中才能引出症状。

有些患者诉有轻度前驱症状,在训练过程中症状可急性加重。这些患者在日常生活中都会感到疼痛,或不能耐受负重。触诊受累骨个可明确诱发疼痛。这种水平的疼痛提示完全应力骨折。

除了压痛部位,检查者还需注意观察对线不良畸形,因其可致使患者容易发生应力骨折。例如,腓骨应力骨折可伴有后足外翻。高弓内翻畸形合并内踝或第 5 跖骨应力骨折更常见。第 1 跖列跖屈,常见于高弓内翻足,可引起籽骨应力骨折。在治疗早期明确上述易感因素可增加治疗成功的可能性。

(二)影像学评估

需注意的是,在应力骨折早期阶段影像学检查常无阳性发现。初始治疗后随访 2～4 周的 X 线摄片检查随访能提供更多有效信息。若存在应力骨折,随访 X 线检查显示早期骨痂形成以及与初期骨愈合相一致的骨膜反应。然而,如果随访 X 线摄片仍无骨折阳性发现,需考虑其他诊断,或采用更高级的影像学检查手段。MRI 尤其适用于 X 线摄片不可察觉的应力骨折,其可显示骨骼内应力反应所致的骨内水肿。

(三)治疗

大多数足踝部应力骨折可通过相对休息、运动调整、制动、限制负重的综合治疗方式获得满意疗效。采用预制骨折靴制动以及拄拐通常可有效缓解初期疼痛症状,同时保留了可接受的功能水平和舒适水平。若患者维生素 D 水平低,需每周补充 50000IU。通常,初始治疗 3～4 周后,症状会获得明显缓解。此时,可逐渐停用骨折靴,开始低强度有氧功能锻炼。对于多数骨折而言,6～8 周可获得临床愈合,然后启动恢复体育运动的康复方案。随着活动的逐渐恢复,关键需纠正可能导致应力骨折的错误的训练方法。若认为足畸形是发生应力损伤的因素之一,需应用适当的鞋垫。发生籽骨应力骨折的患者适于穿着可使第 1 跖骨头下方不受力的鞋垫。完全恢复体育活动需康复 3～6 个月,所需时间取决于骨折的严重程度以及患者对于体育运动的实际需求。

虽然非手术治疗适用于绝大多数足踝部应力骨折,在特定情况下,也应考虑行手术治疗。足踝部最难治疗的应力骨折是发生在内踝、舟骨、第5跖骨和籽骨的应力骨折。上述骨折延迟愈合或不愈合的风险较高。此外,对于运动员患者来说,通常难以耐受非手术治疗所需的长时间制动和限制负重。

内踝或舟骨应力骨折累及踝关节或距舟关节,因此有强手术治疗指征。采用CT准确评估骨折的完全度和移位情况。完全骨折和(或)骨折移位需行手术治疗。由于多数内踝骨折的骨折线垂直走行,因此最好采用加压螺钉和支撑钢板进行治疗。对于慢性损伤,需清理骨折端和(或)植骨,尤其对于术前CT发现硬化或囊性变者。

舟骨应力骨折采用拉力螺钉进行固定。由于骨折线通常位于外侧,需从外向内置入螺钉,以获得充分的固定和稳定性。近期关于足舟骨骨内血供的研究推翻了既往认为舟骨骨折线位于相对乏血管区的传统观念。若术前CT提示骨折端分离、移位、囊性变或硬化,需经足背侧入路行切开复位内固定术,术中大量植骨。一篇文献系统综述对舟骨应力骨折需积极手术治疗提出了质疑。尚无证据显示手术治疗优于无负重下非手术治疗,两种治疗方法均优于负重下非手术治疗。

第5跖骨应力骨折的手术治疗指征包括骨折不愈合或延迟愈合以及想要避免应用管型石膏同时达到促进愈合的效果。与急性Jones骨折相同,第5跖骨应力骨折采用髓内螺钉技术进行手术治疗。对于慢性骨折伴实质硬化患者,可考虑应用髓内或髓外植骨。然而,研究发现,对于大多数骨折(甚至骨折不愈合)而言,植骨并非必须治疗手段。可采用切开复位内固定术、部分切除术或全部切除术治疗籽骨应力骨折,手术方式的选择取决于骨折块大小、骨折慢性程度以及是否存在缺血性改变。

六、中足扭伤

跖跗关节复合体损伤的严重程度从轻微扭伤到严重挤压伤差异性很大。虽然中足扭伤在足踝损伤中的严重程度不高,但此类损伤可引起中足不稳,导致运动员持续性病痛。

足球和橄榄球运动员因运动过程中需高强度全速跑、跳跃以及突然变向动作尤其易于发生中足扭伤。损伤机制通常是足在跖屈位时受到背侧方向的外展应力,导致足扭伤。尤其在橄榄球运动中,一运动员摔倒后压在另一运动员的足踝后方,进而对足施加背屈-外展应力。在任何受伤场景中,作用在足部的间接应力造成了中足骨韧带性结构的不同程度损伤。跖跗关节复合体韧带稳定性主要由坚实的足底韧带提供,其中包括连接内侧楔骨和第2跖骨基底的骨间Lisfranc韧带。中足轻度扭伤可损伤相对薄弱的背侧韧带,产生疼痛症状,但不合并半脱位或稳定性丧失征象。在较为严重的扭伤中,背侧韧带和跖侧韧带都损伤导致跖跗关节半脱位和不稳定。

(一)病史和体格检查

中足扭伤运动员主要表现为中足背侧疼痛。若患者诉中足外侧疼痛明显,需考虑合并骰骨骨折可能。肿胀、压痛、瘀斑多见于中足背侧。中足跖侧瘀斑强烈提示跖跗关节复合体韧带损伤。对跖骨施加背-跖方向应力可诱发疼痛。患者常难以负重或无法负重。

(二)影像学评估

韧带稳定性中足扭伤影像学检查常无异常发现。在足正位 X 线上,内侧楔骨和第二跖骨基底间无增宽,第二跖骨基底内侧骨皮质与内侧楔骨内侧骨皮质共线。在足斜位 X 线上,第四跖骨内侧骨皮质与骰骨内侧缘共线。足侧位 X 线显示第一、第二跖骨背侧骨皮质与各自相对应的楔骨背侧骨皮质共线。Lisfranc 关节增宽、第二跖骨基底部位斑点征,和(或)跖跗关节外侧或背侧半脱位,均可诊断中足不稳定性扭伤。

高质量的负重位 X 线是必需的。有时急性损伤后,由于负重可引起剧烈疼痛,难以拍摄负重位 X 线,但非负重位 X 线对于显示中足扭伤后隐性半脱位敏感性不足。若平片证据不明确,可考虑行 MRI 检查。研究发现可疑中足扭伤后,MRI 检查结果与术中所见相关性高。CT 较 MRI 能够更好的显示骨性结构。CT 可很好的显示中足小的撕脱骨折和细微半脱位。若静态影像学检查难以明确诊断,可在局麻或全麻下行应力位透视用以评估跖跗关节复合体的稳定性。

(三)治疗

中足扭伤的治疗方法取决于韧带损伤的严重程度。不合并不稳定或半脱位的背侧扭伤可行非手术治疗,管型石膏或预制靴制动 4～6 周,限制负重。若症状缓解,在骨折靴保护支持下开始开始负重。对于运动员,应用半刚性定制矫形器有助于逐渐过渡到穿着常规鞋子以及恢复正常运动。伤后需 3～6 个月方能恢复体育运动。

发现任何半脱位征象均提示不稳定中足扭伤,需行手术治疗。手术治疗方式包括切开复位内固定术以及一期跖跗关节融合术。前瞻性随机研究发现对于韧带损伤为主的中足损伤,一期融合术效果更佳。一期融合术的优点包括可获得可靠的骨性愈合、降低内固定取出率、减少创伤后关节炎发生率。对于想要回归竞技运动的运动员,可行切开复位内固定术。虽然普遍认为手术治疗时可牺牲跖跗关节弹性,但目前推测切开复位内固定术的优点在于保留了关节活动,从而改善平衡、提升本体感受以及优化运动员赛场竞技表现。传统内固定物是经关节金属螺钉。解剖复位螺钉固定后,需制动、免负重 6～8 周,然后过渡到采用预制靴保护下负重。术后 3～6 个月,在开始康复计划之前,取出内固定物。不稳定性中足扭伤患者通常在术后 6～12 月以内恢复体育运动。

为避免经关节螺钉造成的医源性关节损伤,术者开始应用跨关节钢板和骑缝钉用以稳定跖跗关节复合体。这些器械可用于骨质疏松或骨质疏松相关骨折难以行传统螺钉固定的患者。通常需取出内固定物,然而,与单纯取螺钉相比,取钢板和骑缝钉时手术创伤更大。

不可吸收缝合纽扣装置可用于固定不稳定性 Lisfranc 关节损伤。缝合稳定的可能优点包括弹性固定可允许早期负重以及降低了内固定失败风险,无需常规行内固定取出术。需更多的临床研究以评估这些内固定物治疗不稳定中足损伤的有效性。

七、总结

在体育运动中常常发生足踝损伤,急慢性踝关节韧带损伤可严重影响运动员竞技表现。

这些损伤治疗起来有时比较棘手,尤其对于高水平运动员来说,快速恢复巅峰竞技状态至关重要。急性损伤初期常采用非手术治疗。石膏管型或靴制动,然后行专项理疗,然而有些早期证据表明对于严重(Ⅲ度)急性扭伤患者最好采用手术治疗。慢性扭伤先行非手术治疗,但有时非手术治疗无效,需行外侧韧带重建术。胫腓联合(高位)踝关节扭伤损伤较重,往往需更长时间治疗才能恢复体育运动。Ⅰ度或Ⅱ度胫腓联合扭伤初始治疗方法与急性外侧韧带扭伤相似,而Ⅲ度扭伤属不稳定损伤需行手术治疗。中足扭伤可致运动员明显功能障碍,损伤程度从轻微扭伤至严重挤压伤不等。中足扭伤的治疗取决于损伤的严重程度,对于稳定性扭伤可行制动、免负重非手术治疗,而不稳定性损伤则需手术治疗。应力骨折好发于胫骨远端、踝、舟骨、距骨和籽骨。多数足踝部应力骨折可采用适度休息、运动调整、制动、限制负重等综合治疗获得满意疗效。内踝、舟骨、第五跖骨或籽骨的应力骨折不愈合风险相对较高,因此需行较长时间制动。对于高水平运动员首选手术治疗。

第三章　手足外伤

第一节　手部开放性损伤

【损伤的原因及其特点】

手部组织结构精细、复杂，手部创伤不仅常见，而且大多数涉及范围广泛、十分复杂，严重影响手的功能。了解手部创伤的特点和及时正确的处理对于恢复良好的手部功能至关重要，必须引起高度重视。

手部损伤的常见原因有以下几种：

（一）刺伤

如铁钉、针、竹尖、木扦、小玻片等刺伤。特点是进口小、损伤深，表面看起来损伤不明显，但可伤及深部重要组织如肌腱、神经、血管等，并可能将污物带入深部组织内，导致手部异物存留及腱鞘或深部组织感染。

（二）锐器伤

常见于日常生活中的刀、玻璃、罐头等切割伤，以及劳动中的切纸机、电锯伤等。一般情况下，伤口较整齐、污染较轻、出血较多。由于伤口的深浅不一，组织的损伤程度也不同，常造成重要的深部组织如神经、肌腱、血管的切断伤，严重者可导致指端缺损、断指或断肢。

（三）钝器伤

钝器砸伤常引起软组织挫伤，并可致皮肤裂伤，严重者可导致皮肤撕脱伤、肌腱和神经损伤、骨折。重物的砸伤可造成手指或全手各种组织的严重毁损。高速旋转的叶片，如轮机、电风扇等，常造成肢体或手指的完全离断。

（四）挤压伤

门窗的挤压仅仅引起指端损伤，如甲下血肿、甲床破裂、远节指骨骨折等。但车轮、机器滚轴的挤压，则可致广泛的皮肤撕脱伤，甚至全手皮肤脱套伤，以及多发性开放性骨折和脱位，深部组织严重破坏。更有甚者导致手指或全手毁损性损伤而需行截指或截肢。

（五）火器伤

如鞭炮、雷管爆炸伤和高速弹片伤。特别是爆炸伤，伤口极不整齐，手部损伤范围十分广泛，常致大面积皮肤及软组织严重缺损和多发性粉碎性骨折。火器伤污染严重，坏死组织很多，容易发生感染，治疗十分困难。

【开放性损伤的处理原则】

（一）及时正确的急救处理

急救的目的是止血、减少创口进一步污染、防止加重组织损伤和迅速转运。急救的措施包括止血、创口包扎和局部固定。

局部加压包扎是手部创伤最为简单而有效的止血方法，即使是尺、桡动脉损伤，加压包扎也能达到止血的目的。手外伤时在腕部采用橡皮管捆扎或加压的方法用来止血是完全错误的，因为其阻断了手部的静脉回流，但不能完全阻断动脉血流，伤手出血会更严重。加压包扎不能止血时，才采用止血带止血。应用气囊止血带缚于上臂上 1/3 部位，敷好衬垫，记录时间，迅速转运。压力一般控制在 $250\sim300\text{mmHg}(1\text{mmHg}=0.133\text{kPa})$，如止血带时间超过 1 小时，应在伤处加压的情况下，放松 $5\sim10$ 分钟后再加压，以免引起肢体缺血性挛缩或坏死。缚在上臂的橡皮管止血带易引起桡神经麻痹，不宜采用。

用无菌敷料或清洁布类包扎伤口，可以防止伤口被进一步污染。伤手无论是否有明显骨折，均应适当加以固定，以减轻患者疼痛并且避免进一步加重组织损伤。固定的器材可就地选取，如木板、竹片、硬纸板等，固定范围应包括全手并达腕关节以上。

（二）早期彻底清创

清创的目的是清除异物，彻底切除被污染和严重破坏而失去活力的组织，从而使污染创口变为清洁创口，避免感染，以达到一期愈合。原则上是清创越早，感染机会越小，疗效越好。一般应争取在伤后 $6\sim8$ 小时内进行，时间较长的创口应根据其污染程度而定。并且，清创应在良好的麻醉和气囊止血带下进行，无血手术野可使解剖清晰、避免重要组织损伤、缩短手术时间、减少出血。

清创时，首先应在保护创面的情况下，对伤肢进行刷洗，再对创面进行冲洗。消毒铺巾后从浅层到深层，逐层顺序将各种组织进行清创。创缘皮肤不宜切除过多，仅切除被污染的表浅皮肤层，使其成为清洁创面即可。特别是手掌和手指，以免造成皮肤缺损，使缝合时张力过大。挫伤的皮肤应注意判断其活力，以便决定去留。深部组织清创时，应既保证清创彻底，又尽可能保留肌腱、神经、血管和骨等重要组织。

（三）正确处理深部组织损伤

清创时，应尽可能地立即修复深部组织损伤，恢复重要组织如肌腱、神经、血管、骨与关节的连续性，以便尽早恢复手功能。

如创口污染严重、组织损伤广泛、伤后超过 12 小时或缺乏必要条件，则仅可做清创后闭合创口，等到创口愈合后再行深部组织的二期修复。但是，在任何情况下，骨折和关节脱位均必须立即复位固定，以恢复手的骨骼支架，为软组织修复和功能恢复创造条件。影响手部血液循环的血管损伤应予立即修复。

（四）一期闭合创口

一期闭合创口是保证创口愈合，防止感染的重要条件。因此，无论在什么情况下，均应努力达到创口一期闭合。

创口整齐，无明显皮肤缺损的患者采用直接缝合；但纵形越过关节、与指蹼和虎口平行、与皮纹垂直的创口，即使没有皮肤缺损，也不能直接缝合，而应选择"Z"字成形术的原则，改变创口方向,避免日后因瘢痕挛缩而影响手功能。皮肤缺损而基底部软组织良好或深部重要组织能用周围组织较好覆盖者,可用自体游离皮肤移植修复。皮肤缺损伴有重要的深部组织如肌腱、神经、血管、骨与关节等外露时,应根据局部和全身情况,选择局部转移皮瓣、邻近的带血管蒂岛状皮瓣、传统的带蒂皮瓣如邻指、前臂、上臂交叉皮瓣或胸、腹部皮瓣或吻合血管的游离皮瓣修复。仅针对极少数污染特别严重、受伤时间较长、感染可能性较大的患者,在清除异物和切除明显坏死组织后,用生理盐水纱布湿敷或采用密闭式负压引流技术处理创面,观察 3～5天后,行再次清仓蜒期缝合或修复手术。

(五)正确的术后处理

术后处理主要包括创口处理和伤肢固定、药物的应用以及康复治疗。

包扎创口时,应用柔软敷料垫于指蹼之间,避免汗液浸泡使皮肤发生糜烂。植皮处应适当加压;根据需要决定是否需要更换敷料,一般于术后 10～14 天拆除缝线。

伤手应用石膏托固定,以利于修复组织的愈合。除手指关节已破坏、日后难以恢复关节活动功能患者,其手部各关节应固定在功能位外,一般应在腕关节功能位、掌指关节屈曲位、指间关节微屈位固定。神经、血管和肌腱修复后固定的位置应以修复的组织无张力为原则,固定时间视修复的组织不同而异,如血管吻合固定时间为 2 周、肌腱缝合为 3～4 周、神经修复后按其是否有张力为 4～6 周、关节脱位为 3 周、骨折为 4～6 周。并应抬高伤肢,以利肿胀消退。

术后应根据需要使用破伤风抗毒血清、抗菌药物、神经营养药物、抗凝解痉药物、镇痛药物等。

手部创伤的康复应从手术后即开始。术后应抬高伤肢,主动活动未被固定的手指,以利于肿胀消退。一旦组织愈合即应尽早拆除外固定,在康复医师指导下进行正确的主动和被动活动功能锻炼。并辅以适当的物理治疗和外用药物熏洗,以提高康复治疗的效果。应该来说,手部创伤的治疗包括手术治疗仅为手部功能恢复创造了必要的条件,手部功能恢复的效果在很大程度上取决于康复治疗的状况。

第二节　手部骨与关节损伤

严重的手部创伤常伴有骨与关节损伤,其损伤程度呈多样性,十分复杂。失去骨支架的伤手将严重影响其功能。

【腕骨脱位】

外力作用可致使任何腕骨脱位,但最常见的是月骨脱位和月骨周围脱位。

(一)月骨脱位

1.解剖复习　月骨呈半月形,远侧的凹面与头状骨和钩骨、近侧的凸面与桡骨远端、外侧面与舟骨、内侧面与三角骨分别构成关节。其掌侧极高大,背侧极矮小,受纵向负荷时,具有内在的背伸趋势。月骨掌、背侧面是韧带附着处,有滋养血管进入其内,在骨内分支并相互吻合成网。一侧滋养血管缺如(8%～20%)或月骨完全脱位,掌、背侧韧带均撕裂时,可能发生月骨缺血性坏死。

2.致伤机制与临床表现　　当跌倒时手掌着地，手腕强烈背伸，月骨受到桡骨远端和头状骨的挤压，使其向掌侧脱出。由于所受外界暴力的大小不同，月骨出现不同程度的脱位（图 3-2-1）。

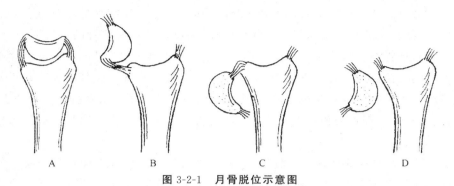

图 3-2-1　月骨脱位示意图

A.正常位置；B.前韧带断裂，月骨旋转 90°；C.前韧带断裂，旋转 270°以上，影响血供；
D.前、后韧带均断裂，血供中断

月骨脱位时，腕关节肿胀、疼痛、活动功能明显受限，腕部掌侧显得饱满，皮下可有隆起物感，局部明显压痛。由于脱位的月骨向掌侧顶压屈指肌腱，手指呈半屈曲状，被动伸展和主动屈曲手指，可引起明显疼痛。脱位的月骨可压迫正中神经，而出现手部掌面桡侧 3 个半手指麻木感。

3.影像学改变　　X 线片可以确诊。正位片可见月骨由近似正方形变成三角形，周围的关节间隙不清晰；侧位片可见月骨向掌侧脱位，月骨失去与桡骨远端和头状骨的正常关系，即月骨的掌屈角度增大，头状骨从月骨远侧的凹面脱离而与其背侧极相对。

4.治疗　　新发的月骨脱位，应采用手法复位，以恢复月骨与桡骨和其他腕骨间的正常解剖关系。在良好的麻醉下，沿着手的纵轴方向牵引，牵开桡腕关节，以加大桡骨与头状骨之间的距离，双手握住并稳定腕关节使其背伸，用拇指按住月骨从掌侧向背侧挤压使其复位，再逐渐将腕关节屈曲。于腕掌屈约 30°位用石膏固定 1 周后，再于腕关节中立位固定 2 周，即逐渐开始腕关节活动。手法复位失败或陈旧性脱位，可行手术切开复位。对于多次复位失败、月骨旋转脱位超过 270°，其血液循环可能完全中断者，可考虑行月骨摘除术，即于腕掌侧白鱼际基部横过腕横纹向前臂远端做"S"形切口，切开皮肤、皮下组织、筋膜和腕横韧带。将掌长肌、桡侧腕屈肌、正中神经拉向桡侧，将指浅、深屈肌腱拉向尺侧，显露腕关节囊，即可见脱位的月骨向掌侧突起。切开关节囊显露月骨，切断其与周围组织的联系，摘除月骨，然后逐层缝合切口。用前臂石膏托将腕关节于功能位固定 3 周，进行腕关节功能锻炼。

（二）经舟骨月骨周围脱位

1.解剖复习　　月骨周围脱位指月骨与桡骨远端的解剖关系正常，而月骨周围的腕骨向其掌侧或背侧移位。其中，经舟骨月骨周围脱位最为多见，即舟骨骨折，月骨及舟骨近侧骨块与桡骨远端的关系保持正常，舟骨远侧骨块与其他腕骨一起向其掌侧或背侧脱位。经舟骨月骨周围掌侧脱位十分罕见，一般所见多为背侧脱位。

2.致伤机制与临床表现　　舟骨是近、远两排腕骨间的连结杠杆，舟骨骨折时，腕部的稳定性遭到破坏。这种损伤绝大多数是由于跌倒时腕部过伸位手掌着地，外界暴力使舟骨骨折，继而使舟骨远侧骨块连同其他腕骨向背侧脱位。而舟骨近侧骨块仍保持其与桡骨和月骨的正常关系。由于对此缺乏认识,常导致误诊。临床表现为有明显的外伤史,腕关节明显肿胀,尤以背侧为重,腕部疼痛、活动严重受限。正确诊断的关键是,正位 X 线片显示舟骨骨折和头状骨向近侧移位,头状骨近端与月骨的阴影部分相重叠;侧位片显示头状骨的位置脱向月骨背侧,而月骨保持其与桡骨的正常关系。常易在正位片上仅诊断为舟骨骨折,而在侧位片上将头状骨向月骨背侧的脱位误诊为月骨半脱位,主要原因是忽视了月骨与桡骨的关系是正常的。舟骨月骨周围脱位也易与月骨脱位相混淆,月骨脱位时月骨失去了与头状骨和桡骨的正常关系,脱向掌侧,而头状骨与桡骨的关系正常。此外还有将其他腕骨向背侧的脱位误诊为桡腕关节脱位的。

3.治疗　　新发的经舟骨月骨周围脱位,应先行手法复位。复位方法与月骨脱位的复位方法相似。即首先行纵向牵引,双手压握月骨掌侧使其保持稳定,在腕关节先背伸后掌屈的过程中,放在腕关节背侧的拇指向掌侧按压脱位的腕骨,当头状骨回到月骨凹出现弹响时即已复位。用长臂石膏于腕关节屈曲 30°位、前臂及手旋前位固定 4～6 周。必要时继续用前臂石膏于腕关节背伸、轻度尺偏位固定至舟骨骨折愈合。拆除石膏后积极进行腕关节活动功能锻炼,以利于功能恢复。

经手法复位,舟骨骨折达不到解剖复位或陈旧性经舟骨月骨周围脱位者,应行手术切开复位。对于手术切开仍难以复位者,可行近排腕骨切除术,即于腕关节背侧做纵向"S"形切口,于皮下注意保护手背桡神经分支及手背静脉。纵形切开腕背韧带,将拇长伸肌腱及桡侧腕伸肌腱拉向桡侧,指总伸肌腱及示指固有伸肌腱拉向尺侧。横形切开关节囊,逐个切除舟骨(包括近、远侧骨折块)、月骨和三角骨,使头状骨与桡骨远端关节面形成新的桡腕关节。逐层缝合切口,石膏托将腕关节固定于背伸 30°、手指中度屈曲位 3 周。术后可解除疼痛,并能保留一定的腕关节活动度。

【舟骨骨折】

(一)解剖复习

舟骨形态不规则,因形态像船而得名,其远端凹面与头状骨、近端凸面与桡骨、尺侧与月骨、远侧与大小多角骨分别形成关节。因此,其表面大部分为关节软骨,仅于腰部和结节部有来自背侧和掌侧桡腕韧带的小血管。当腰部骨折时,可能导致近侧骨块缺血性坏死。舟骨跨越腕中关节,是近、远两排腕骨活动的杠杆,对腕关节的稳定具有重要作用。

(二)致伤机制

腕部骨折中,舟骨骨折最多见,常是由间接暴力所致,即跌倒时手掌于旋前、背伸和桡偏位着地,舟骨近极被桡骨远端和桡舟头韧带固定,远极被大、小多角骨及头状骨向背侧推挤而发生骨折。其骨折线可为斜形、横形和竖直形。骨折可发生在不同的部位,但以腰部骨折最多(图 3-2-2)。

(三)临床表现与影像学特点

舟骨骨折多见于青壮年男性,出现腕部肿胀,特别是腕背桡侧。鼻烟窝变浅,舟骨结节处及鼻烟窝有明显压痛,纵向推压拇指可引起疼痛。怀疑骨折时应拍摄正位、侧位、舟骨位、前后和后前斜位 X 线片,大多数骨折可以显示出来。不完全骨折时骨折线可能显示不清或不显示,容易造成漏诊。对于局部症状明显者,应先按骨折处理,用石膏固定 2 周后再拍片复查,可能会因骨折处骨质吸收,能显示出骨折线。也可及早行 CT 扫描检查。

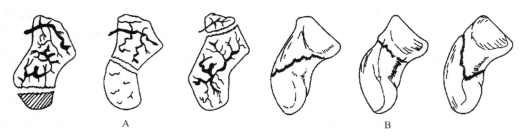

图 3-2-2　舟舟骨折示意图

A.舟骨不同部位骨折的血供状况;B.舟骨骨折不同的骨折线

(四)治疗

舟骨骨折的治疗视骨折的类型而定:

新发无移位的稳定型骨折,通常无需复位,一般以拇人字管型石膏固定即可,即于腕关节背伸 30°、拇指对掌位,石膏远端至 2～5 指的掌指关节,拇指则至指间关节,石膏近端至肘关节下方。固定时间依骨折部位不同而异,舟骨结节及其远端骨折血供较好,需固定 6～8 周;舟骨腰部和体部骨折,远侧骨折块血供较差,所需固定时间较长,可能需要固定 3 个月或更长。

新发不稳定型骨折,即骨折有侧方和成角移位者,应首先采用手法复位。在纵向对抗牵引下,用手指按压骨折远、近端使其复位。应用长臂拇人字管型石膏固定,石膏管型的近端延伸至肘关节上方,以便更好地限制肘部及前臂的活动,减少小关节韧带的张力。固定 6 周后可更换短臂管型石膏继续固定直至骨折愈合。对于难以维持其位置稳定者,可考虑手法复位后闭合穿针做内固定,再予以管型石膏固定。闭合复位失败者,可行切开复位内固定。但在术中应尽量减少剥离对骨折端血供的进一步破坏。内固定的方法很多,Herbert 钉较为常用(图 3-2-3)。

陈旧性舟骨骨折、延迟愈合或不愈合的,可行植骨术。

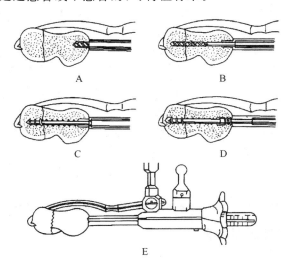

图 3-2-3　舟骨骨折 Herbert 螺钉固定示意图

【掌指关节脱位】

（一）概况

掌指关节脱位多见于拇指和示指,发生于其他手指者少见。且多为掌侧脱位,背侧脱位者罕见。通常是手指于过度伸展位受到纵向而来的暴力,致使掌指关节的掌侧关节囊破裂,掌侧纤维板从膜部撕裂。掌骨头通过破裂的关节囊,并从屈指肌腱的一侧,脱至手部掌侧皮下,近节指骨基底部则移向掌骨头背侧。

（二）临床表现

临床上表现为伤指局部肿胀、疼痛及活动功能障碍。典型的表现是掌指关节于过伸位弹性固定,不能主动和被动屈曲;伤指缩短,指间关节呈屈曲状;在远侧掌横纹处于皮下可以触及脱向掌侧的掌骨头,并有明显压痛。拍摄手部正、斜位 X 线片可以明确诊断。

（三）治疗

掌指关节脱位首先应行手法复位,甚至有的患者在伤后自己已将其复位,就诊时仅见局部肿胀。复位方法是术者握住伤指并予以牵引,用拇指在掌侧顶住脱出的掌骨头并向背侧加压,在牵引的过程中逐渐屈曲掌指关节,使其复位。将手指在掌指关节屈曲位固定 3 周后,进行活动功能锻炼。

手法复位失败者应行切开复位。造成手法复位困难的原因是脱位的掌骨头嵌卡于背侧的关节囊及掌板和掌浅横韧带,以及屈肌腱和蚓状肌腱之间。若牵引力越大,则掌骨头被夹得越紧,复位越困难。在拇指掌指关节脱位,则可能由于籽骨卡入关节腔内或拇短屈肌两个头夹住掌骨头或拇长屈肌腱卡在关节内,导致复位困难(图 3-2-4)。切开复位时,应注意检查和解除以上因素,以便能顺利复位。

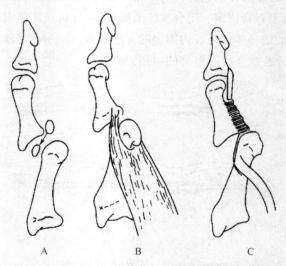

图 3-2-4　影响拇指掌指关节脱位复位的因素示意图

【第一掌骨基底部骨折脱位】

（一）概况

第一掌骨基底部骨折脱位又称 Bennett 骨折脱位,是一种极不稳定的骨折。拇指腕掌关节是由第一掌骨与大多角骨构成的鞍状关节,灵活而稳定。当第一掌骨处于轻度屈曲位,受到纵轴上的外力作用时,在第一掌骨基底部产生一个骨折线,由内上斜向外下方的关节内骨折,在内侧基底部形成一个三角形的骨块。该骨块一般小于基底部关节面的 1/3,由于掌侧斜形韧带附着,其将继续保持与大多角骨的位置关系。骨折远侧段,即第一掌骨则由于拇长展肌的牵拉,导致向桡侧和背侧脱位(图 3-2-5)。

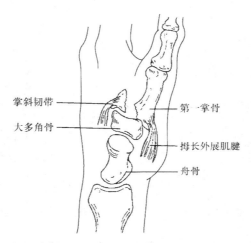

图 3-2-5　Bennett 骨折示意图

（二）临床表现

临床表现为拇指腕掌关节处疼痛、肿胀、桡背侧明显隆起,局部压痛明显。拇指呈现轻度屈曲和内收畸形,拇指内收、外展及对掌功能受限。X 线片显示第一掌骨基底部掌尺侧骨折,伴腕掌关节脱位或半脱位。

（三）治疗

Bennett 骨折脱位治疗的主要困难是复位十分容易,但维持复位特别困难。手法复位时,只需将拇指向外展对掌位牵引,并将第一掌骨基底部向掌侧按压即能复位。但是,一旦松开按压的手指,复位的掌骨会立即再脱位。因此,其治疗一般采用 3 种方法。

1.手法复位石膏固定　在第一掌骨基底部加垫,采用短臂拇人字石膏,将拇指固定于外展对掌位,在石膏塑型时于第一掌骨基底部加压,使骨折复位并维持至石膏结晶固定;术后拍片,如复位良好则就此固定至骨折愈合。

2.手法复位,闭合穿针固定　复位后用手指按压使其维持正确位置,闭合穿一枚克氏针固定两骨折块,或将第一掌骨与大多角骨固定。

3.手法复位外固定不满意或其陈旧性骨折脱位　可行切开复位,克氏针固定(图 3-2-6),术后 4～6 周拆除石膏,进行腕掌关节功能锻炼。

【掌骨骨折】

（一）概况

掌骨骨折很常见,可发生在掌骨的不同部位,也可产生不同类型的骨折。

掌骨基底部骨折时,由于四周均有韧带固定,除拇指外,其他掌骨的基底部骨折很少发生移位。而且2～5指腕掌关节活动范围较小,骨折愈合后很少引起明显功能障碍。大多数都能通过手法复位石膏固定治疗,由于局部血供良好,骨折愈合较快,通常固定 4 周左右即可拆除固定,进行功能锻炼。掌骨干和掌骨颈骨折时,由于伸指肌腱、屈指肌腱、腕伸肌腱和骨间肌的相互作用,骨折部位形成向背侧成角畸形(图 3-2-7)。掌骨头倒向掌侧,掌指关节出现过伸。

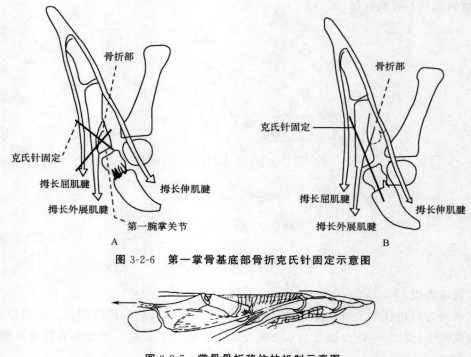

图 3-2-6　第一掌骨基底部骨折克氏针固定示意图

图 3-2-7　掌骨骨折移位的机制示意图

（二）临床表现

掌骨直接位于手背皮下,位置表浅,伤后手背部肿胀、疼痛,局部明显压痛,由于掌骨干和掌骨颈骨折易向背侧成角,常在手背出现畸形。对可疑掌骨骨折者拍摄 X 线片即可确诊。

（三）治疗

大多数掌骨骨折可采用手法复位、夹板或石膏固定治疗。对于多发性掌骨骨折,肿胀明显,难以手法复位,或者移位明显的斜形或螺旋形等不稳定型骨折及手法复位失败者,可行切开复位,克氏针或螺丝钉内固定(图 3-2-8)。术后应将掌指关节和指间关节固定于屈曲位。对于粉碎性骨折或伴有掌骨缺损的开放性骨折,还可选用外固定器固定,以牵开、支撑、维持复位。

【指骨骨折】

（一）概况

指骨骨折在手部最为常见,多为开放性骨折。多由直接暴力所致,可在手指的任何部位发生各种不同类型的骨折。指骨骨折由于部位不同,受到来自不同方向的肌腱的牵拉作用,产生不同方向的移位,如近节指骨中段骨折是受骨间肌和蚓状肌的牵拉,而致向掌侧成角;中节指骨在指浅屈肌腱止点远侧骨折,由于其牵拉也产生向掌侧成角;如在指浅屈肌腱止点近端骨折,则受伸肌腱牵拉造成向背侧成角(图 3-2-9)。近节指骨基底部关节内骨折可分为副韧带撕裂、压缩性骨折及纵形劈裂骨折 3 类(图 3-2-10)。远节指骨骨折多为粉碎性骨折,常无明显移位,而远节指骨基底部背侧的撕脱骨折,通常形成锤状指畸形。

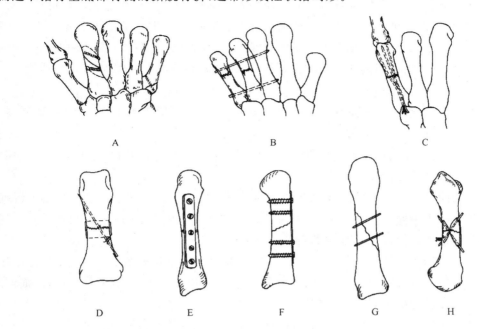

图 3-2-8　掌骨骨折各种内固定方法示意图

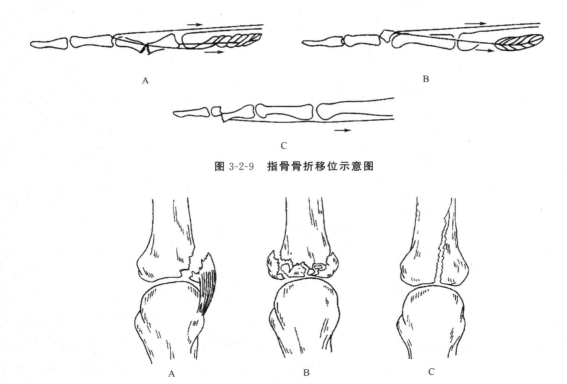

图 3-2-9　指骨骨折移位示意图

图 3-2-10　近节指骨基底部关节内骨折分类示意图

（二）临床表现

指骨位置表浅,伤后除明显疼痛、肿胀、压痛和活动功能受限外,有明显畸形可见。对于怀疑骨折者,X 线片即可确诊。指骨骨折的治疗常未能引起高度重视,常因对位不佳或固定不牢固而产生畸形愈合或不愈合,也常因固定不当或固定时间过长而致关节囊和侧副韧带挛缩,导致关节僵硬;特别是关节附近或经关节的骨折,常导致关节强直,严重影响手指的功能。

（三）治疗

指骨骨折的治疗,首先要重视。既要达到准确地复位,又要达到牢固地固定,还要尽可能早地进行功能锻炼,以恢复手指灵活的活动功能。

无移位的骨折,可用铝板或石膏将伤指固定于掌指关节屈曲和指间关节微屈位,4 周左右拆除固定,进行功能锻炼。

有移位的闭合性骨折,可行手法复位外固定。其固定的位置应根据骨折移位的情况而定,如掌侧成角者将手指固定于屈曲位;末节指骨基底部背侧撕脱骨折,应于近侧指间关节屈曲、远侧指间关节过伸位固定。4～6 周拆除固定。

开放性骨折和闭合性骨折复位后位置不佳者,应行切开复位内固定。其固定的方法很多,按具体情况而定,常用的方法仍为克氏针固定,但应以牢固可靠为原则(图 3-2-11)。横形或短斜形可用两枚克氏针交叉固定;长斜形采用平行克氏针固定。对于粉碎性、伴缺损、严重开放及靠近骨端的不稳定骨折,可选用外固定器、张力带钢丝、指骨钢板等方法固定。

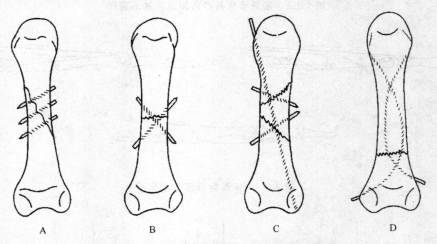

图 3-2-11　指骨骨折克氏针内固定方式示意图

第三节　手部韧带损伤

手部最常见的韧带损伤是拇指掌指关节尺侧侧副韧带损伤,常造成拇指对指力和精细指捏能力丧失。1961 年,Weller 就确认这是滑雪运动中特别常见的一种损伤,Cantero、Reill 和 Karutz 报道的资料分别有 53％和 57％是由滑雪所致。因此,该损伤又称为滑雪拇指。

【手部韧带损伤的功能解剖】

拇指掌指关节是单一的铰链式关节,平均屈伸活动为 $10°\sim60°$。关节旋转轴为偏心性,关节囊两侧各有两个强有力的侧副韧带加强,即固有侧副韧带和副侧副韧带,维持关节的被动稳定性。

固有侧副韧带从第一掌骨小头的背外侧向远掌侧行走,止于近节指骨基部的外侧结节,宽 $4\sim8$mm、长 $12\sim14$mm,相当厚,能承受 $30\sim40$kg 外力。副侧副韧带从第一掌骨髁上固有侧副韧带的掌侧起,部分越过掌侧籽骨,至掌侧纤维软骨,当关节伸直位时紧张(图 3-3-1)。

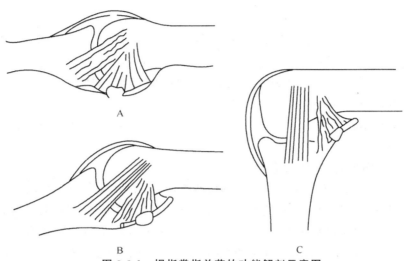

图 3-3-1　拇指掌指关节的功能解剖示意图

【手部韧带损伤机制】

拇指掌指关节尺侧侧副韧带损伤可由拇指用力外展、旋转和过伸所致。在滑雪损伤时,多由不正确的握雪杆滑行引起。打球时,尤其是在接球时,可能为球的直接创伤所致。使用手杖也可致慢性损伤。在手着地跌倒时,处于外展位的拇指使尺侧侧副韧带过度负重,而滑雪杆柄在拇指和示指之间更加重了这种负重(图 3-3-2)。韧带损伤的程度主要取决于作用力的方向、受力瞬间拇指所处的位置和关节所受的压力。

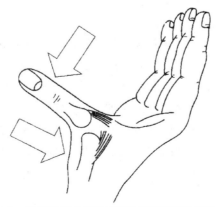

图 3-3-2　拇指掌指关节尺侧侧副韧带的损伤机制示意图

外力所致侧副韧带断裂一般有 3 种类型(图 3-3-3)：

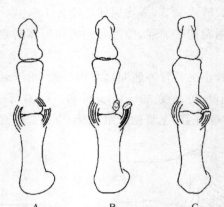

图 3-3-3 拇指掌指关节侧副韧带损伤的类型不意图

(1)远侧止点附近断裂。

(2)远侧小骨片撕脱。

(3)韧带中间断裂。

【手部韧带损伤的临床表现】

患者有典型的外伤史,拇指掌指关节的损伤侧疼痛、肿胀、大多伴有局部皮下青紫、运动明显受限。局部明显压痛,特别是掌指关节侧方运动时可引起剧烈疼痛。通常情况下,拇指掌指关节向外翻约 25°,即是侧副韧带断裂的可靠征象。如果关节能在伸直位侧翻,表明掌板和侧副韧带均已断裂;如轻度屈曲的关节外翻约 20°,表明仅有侧副韧带损伤。陈旧性韧带损伤者,在瘢痕区行走的皮神经常引起放射性疼痛。

拍摄拇指掌指关节正侧位 X 线片,伴有骨性韧带撕脱时,可以确定骨片的大小和部位,为临床治疗方法的选择提供参考。

【手部韧带损伤的治疗】

(一)非手术治疗

单纯挫伤、扭伤、部分韧带断裂而无拇指掌指关节过度外翻和不稳定时,可用石膏托将整个拇指直至指间关节固定 3 周即可。

(二)手术治疗

新发侧副韧带损伤应在损伤后行一期修复,根据损伤的情况不同,采用不同的方法(图 3-3-4)。

韧带断裂可在伤后立即或 4~7 天局部肿胀消退后,进行直接缝合。延迟的一期缝合,可在伤后 2 周内进行。手术在臂丛神经阻滞麻醉和止血带下进行,跨越拇指掌指关节的尺侧背部弧形切口,切开皮肤及皮下组织,保护行走于切口内的桡神经分支。纵形切开拇收肌腱,在其深面显露断裂的侧副韧带,一般多见于韧带的中部和远端。将其直接缝合,也可钢丝抽出缝合法或者带线锚钉将撕脱的侧副韧带固定于近节指骨基部的骨粗糙面处(图 3-3-5),缝合拇收肌腱和皮肤。

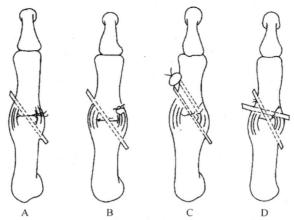

图 3-3-4 拇指掌指关节侧副韧带损伤的治疗方法示意图

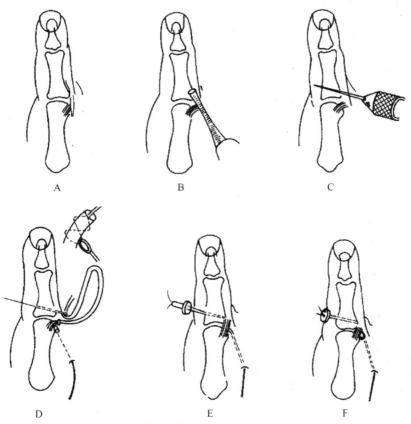

图 3-3-5 拇指掌指关节侧副韧带损伤的手术修复示意图

陈旧性侧副韧带损伤无法直接修复时,可行自体肌腱移植,于拇指掌指关节内侧行"8"字形韧带成形术或用筋膜片移植修复。

关节进行性疼痛性畸形关节炎伴不稳定性活动时,可行关节固定术,将掌指关节固定于屈曲 20°位。

术中可用一枚克氏针将掌指关节行临时固定,以利于修复的韧带愈合;或术后用前臂石膏托将拇指于内收位固定 4～5 周；小骨片撕脱而用抽出缝合法、克氏针或微型螺丝钉行骨固定者，术后固定 6 周。拆除石膏托时，拔除抽出钢丝，开始进行拇指功能锻炼。

第四节　距骨骨折及脱位

距骨无肌肉附着，表面 60％～70％ 为关节面，有 7 个关节面分别与周围邻骨形成关节。距骨从解剖位置可分为头部、颈部和体部。体部又有外侧突和后侧突。后侧突有内、外侧结节。距骨体前宽后窄，踝背伸稳定，而跖屈不稳定。其血液供应主要来自由距骨颈前外侧进入的足背动脉关节支。距骨体的血供可概括如下：①跗管动脉，来自胫后动脉，在其分成足底内侧动脉和足底外侧动脉近端约 1cm 处分出，是距骨体的主要供应动脉。在跗管内它发出 4～6 支进入距骨体。②三角动脉，发自于跗管动脉，供应距骨体的内侧 1/4～1/2，是距骨体的第 2 位主要滋养动脉，经过骨内交通支供应更广泛的区域。③跗骨窦动脉，大小和起源的变异很大，供应距骨体的外侧 1/8～1/4 区域。跗骨窦动脉与跗管动脉形成交通支，具有供应距骨更多区域的能力。④距骨后结节由胫后动脉（最为常见）或腓动脉直接发出分支支配。虽然动脉非常细小，但由于骨内有丰富的交通，这一区域也有供应距骨体更大范围的潜力。因为距骨所供应的血运有限，因此当距骨骨折有移位或距骨脱位后，容易发生缺血性坏死。

一、距骨骨折

【分类】
距骨骨折尚无一个统一的分类方法。

1.Coltart（1952 年）把距骨骨折分为 3 大类

（1）骨折：①撕脱骨折；②头部压缩骨折；③颈部骨折；④体部骨折。

（2）骨折脱位：①颈部骨折合并距下关节脱位；②颈部骨折合并距骨体后脱位；③体部骨折合并距下关节脱位。

（3）全脱位

2.Hawkins（1970 年）把距骨颈部骨折分为 3 型

Ⅰ型：无移位的距骨颈部骨折，骨折线在中后关节之间进入距下关节。

Ⅱ型：移位的距骨颈部骨折合并距下关节脱位或半脱位，骨折线经常进入一部分体部及距下后关节面。

Ⅲ型：移位的距骨颈部骨折，距骨体完全脱位，骨折线常常进入一部分体部。体部经常向后内方突出，位于胫骨后面和跟腱之间。

Canale（1978 年）提出 Hawkins Ⅱ、Ⅲ 型可伴有距舟关节脱位。这种骨折又被称为 Hawkins Ⅳ型。

3.Steppen（1977 年）把距骨体部骨折分为 5 类

（1）骨软骨骨折。

（2）距骨体冠状面和矢状面垂直和水平剪刀骨折。

（3）距骨后突骨折。

（4）距骨外侧突骨折。

（5）距骨体压缩粉碎骨折。

【距骨头骨折】

距骨头骨折较少见，约占距骨骨折的 5%～10%。多为高处跌下，暴力通过舟状骨传至距骨时造成，轴向载荷造成距骨头压缩和胫骨前穿窿的背侧压缩骨折，一般移位不明显。距骨头骨折因局部血运丰富不易发生缺血性坏死。无移位骨折用小腿石膏固定 4～6 周即可。小块骨折如无关节不稳定，可手术切除。移位骨块大于 50% 距骨头关节面时，易致距舟关节不稳定，需要内固定。距骨头部移位骨折应采用前内侧入路，经胫前肌腱内侧进行。

【距骨颈骨折】

距骨颈骨折约占距骨骨折的 50%，青壮年多见。由于颈部是血管进入距骨的重要部位，该部位骨折后较易引起距骨缺血性坏死。治疗：距骨骨折准确复位，重建关节面是基本要求。Ⅰ型无移位，小腿石膏固定 8～12 周即可，6 周内不可负重，当骨小梁穿过骨折线后开始负重。此型不愈合可能性少见，但仍有缺血性坏死的可能。Ⅱ、Ⅲ、Ⅳ型骨折，原则上距骨颈的移位骨折应立即切开复位内固定，因为闭合方法很难达到解剖复位。Ⅱ型骨折移位较轻，可试行手法复位。如距骨颈和距下关节达到解剖复位，经 X 线证实复位满意后，用小腿石膏固定足踝于轻度跖屈外翻位 6～8 周，再更换石膏固定于功能位，直至骨性愈合。一般固定时间需 3～4 个月始能愈合，固定期间不宜过早负重。手法复位失败，不应反复操作，以免加重软组织损伤，尽早采用切开复位手术。切开复位一般采用前内或前外切口。显露距骨颈骨折，复位满意后，可用 2 根克氏针或 2 枚 3.5mm 或 4.5mm 螺钉或空心螺钉固定。再用石膏管型固定 8～12 周。Ⅲ、Ⅳ型骨折是骨科急诊，移位的距骨体对皮肤和神经血管的压迫会导致皮肤坏死、神经血管损伤或两者同时发生；距骨唯一存留的血管——三角动脉，可能扭转或闭塞，因此只有通过急诊复位才能得到解除。Ⅲ型骨折移位粉碎严重，往往合并开放伤，须行清创手术，同时复位骨折块。闭合性损伤，手法复位更加困难。距骨颈切开复位的手术方法：自内踝近端前方做切口，弧向远端走向足底，止于舟骨体的内侧壁，长约 7.5～10cm，利用胫前、后肌腱间隙显露距骨头和颈。注意不要损伤内踝下方的胫后肌腱和神经血管束。如果距骨体从踝穴中脱出，截断内踝将会使显露和复位更为容易。显露骨折和距骨体及颈的前内侧，尽可能地保留距骨头和颈周围的软组织。复位满意后，冲洗关节，去除骨块和碎片。固定材料及石膏固定同前。

【距骨体部骨折】

鉴别距骨体骨折和距骨颈骨折很重要。尽管距骨颈和距骨体骨折在不伴骨折移位或虽伴有移位但无脱位的情况下，二者缺血性坏死的发生率相似，但距骨体骨折后出现创伤后距下关节骨关节病的发生率较高。

1.骨软骨骨折　这种骨折足指一部分软骨和骨片从距骨顶部剥脱的剪切骨折。距骨滑车关节面在受到应力的作用后或在其外侧和内侧面发生骨软骨骨折。前者是由于足背伸时受内翻应力旋转，距骨滑车外侧关节面撞击腓骨关节面而引起；后者是足跖屈时内翻应力使胫骨远端关节面挤压距骨滑车内侧关节面而发生骨折。距骨滑车关节面的骨软骨骨折常发生于踝关节扭伤后,患者就诊时关节肿胀、疼痛、活动受限,很易诊为踝扭伤。有人报道,此类骨折在急诊室的漏诊率为75%。所有踝扭伤病人中约2%~6%后来被确诊为骨软骨骨折。因此踝扭伤后应注意此类骨折的发生,拍摄足的正、侧位和踝穴位X线片。高度怀疑骨折时,可做关节造影双重对比或MRI检查。无移位骨折除限制活动外,用小腿石膏固定6周。大的关节面损伤,尤其外侧损伤,应手术切开或在关节镜下切除骨块,缺损区钻孔,以使再生纤维软骨覆盖,或做软骨移植。大的骨块町用可吸收螺钉固定。

2.距骨外侧突骨折　该骨折的损伤机制为内翻的足强烈背屈的压缩和剪切应力所致,尤其好发于滑雪引起的踝关节损伤。通常距骨的外侧部分在CT扫描下很容易辨认。治疗:如外侧突没有明显移位或移位不超过3~4mm或未累及距骨后关节的重要部位,一般只需闭合治疗,石膏固定6~8周。后期进行距下关节和胫距关节活动,电刺激和应力训练。若移位超过3~4mm,则有指征行切开复位或骨块切除术。

3.距骨后侧突骨折　后侧突骨折常难诊断,如漏诊,会导致明显的长期功能障碍。怀疑此骨折时,可做CT扫描或与对侧足的侧位片比较。治疗可以尝试非手术治疗,但如症状持续或距骨后侧突部位局限性压痛,则有切除骨块的指征。

4.距骨体部剪力和粉碎骨折　剪力骨折损伤机制类似于距骨颈骨折,但骨折线更靠后。粉碎骨折常由严重压砸暴力引起。骨折可发生在外侧、内侧结节或整个后侧突。治疗:移位小于3mm时,可用小腿石膏固定6~8周。移位大于3mm时,可先手法复位,位置满意后再石膏固定,如复位失败,应切开复位,螺钉固定。严重移位粉碎骨折,复位已不可能,可能需要切除距骨体,做Blair融合术或跟-胫骨融合术。

二、距骨脱位

1.距下关节脱位　多由足部跖屈位张力内翻所引起,其发生率较骨折多。距下关节脱位特点:距骨仍停留于踝穴中,而距下关节和距舟关节脱位,因此又名距骨周围脱位。按脱位后足远端移位方向,可分为内侧脱位、外侧脱位、前脱位和后脱位。脱位后,足有明显的内翻或外翻畸形,诊断一般不困难。少数病人可合并神经血管束损伤。治疗:不伴有跟骨或距骨边缘骨折的距下关节内侧脱位,通常可以闭合复位。但距下关节外侧脱位则很难闭合复位,妨碍复位的最常见因素是胫后肌腱和距骨的骨软骨骨折。脱位后应及早复位,以免皮肤长时间受压坏死。复位成功后用石膏管形将患足固定于背伸90°中立位6周。闭式复位失败,应积极切开复位,去除阻碍复位的原因,开放脱位应彻底清创。不伴有骨折的距下关节脱位长期结果一般很好,但距下关节活动可能会有中等程度受限,在非平坦路上行走不灵活。距下关节脱位后,虽然距骨血供可能受到损害,但较少发生距骨缺血性坏死。

2.胫距关节脱位　胫距关节脱位多并发于踝部骨折或踝部韧带撕裂伤。在整复骨折时,胫距关节脱位常可一并整复。但当胫后肌腱、血管、神经或腓骨长、短肌腱移位,发生交锁,手法不能复位时,应手术切开整复。

3.距骨全脱位　距骨全脱位往往发生在足极度内翻时,距骨围绕垂直轴旋转90°,致使距骨头朝向内侧,同时距骨还沿足长轴外旋90°,故其跟骨关节面朝向后方,距骨全脱位是一种严重损伤,多为开放损伤,易合并感染,预后差。治疗距骨全脱位手法复位成功率极低,往往需要在麻醉下进行手术。距骨脱位后,严重地损伤了距骨血运,为了血管再生和防止缺血坏死,石膏固定时间一般不应少于 3 个月。对手法复位失败,或开放性损伤的病例,应及时手术复位,以免发生皮肤坏死。一般采用踝部前外侧横切口,术中须注意保护附着于距骨上的软组织,以防发生坏死。术后石膏固定时间与手法整复后相同。陈旧性距骨全脱位,可行距骨切除术或踝关节融合术。

第五节　跟骨骨折

一、解剖特点

1.跟骨是足部最大一块跗骨,是由一薄层骨皮质包绕丰富的松质骨组成的不规则长方形结构。

2.跟骨形态不规则,有 6 个面和 4 个关节面。其上方有三个关节面,即前距、中距、后距关节面。三者分别与距骨的前跟、中跟、后跟关节面相关节组成距下关节。中与后距下关节间有一向外侧开口较宽的沟,称跗骨窦。

3.跟骨前方有一突起为跟骨前结节,分歧韧带起于该结节,止于骰骨和舟骨。跟骨前关节面呈鞍状与骰骨相关节。

4.跟骨外侧皮下组织薄,骨面宽广平坦。其后下方和前上方各有一斜沟分别为腓骨长、短肌腱通过。

5.跟骨内侧面皮下软组织厚,骨面呈弧形凹陷。中 1/3 有一扁平突起,为载距突。其骨皮质厚而坚硬。载距突上有三角韧带、跟舟足底韧带(弹簧韧带)等附着。跟骨内侧有血管神经束通过。

6.跟骨后部宽大,向下移行于跟骨结节,跟腱附着于跟骨结节。其跖侧面有 2 个突起,分别为内侧突和外侧突,是跖筋膜和足底小肌肉起点。

7.跟骨骨小梁按所承受压力和张力方向排列为固定的 2 组,即压力骨小梁和张力骨小梁。2 组骨小梁之间形成一骨质疏松的区域,在侧位 X 线片呈三角形,称为跟骨中央三角。

8.跟骨骨折后常可在跟骨侧位 X 线片上看到 2 个角改变。跟骨结节关节角(Bohler 角),正常为 $25°\sim40°$,由跟骨后关节面最高点分别向跟骨结节和前结节最高点连线所形成的夹角。跟角交叉角(Gissane 角),由跟骨外侧沟底向前结节最高点连线与后关节面线之夹角,正常为 $120°\sim145°$。

二、损伤机制

跟骨骨折为跗骨骨折中最常见者,约占全部跗骨骨折的 60%。多由高处跌下,足部着地,足跟遭受垂直撞击所致。有时外力不一定很大,仅从椅子上跳到地面,也可能发生跟骨压缩骨折。跟骨骨折中,关节内骨折约占 75%,通常认为其功能恢复较差。所有关节内骨折都由轴向应力致伤,如坠伤、跌伤或交通事故等,可能同时合并有其他因轴向应力所致的损伤,如腰椎、骨盆和胫骨平台骨折等。跟骨的负重点位于下肢力线的外侧,当轴向应力通过距骨作用于跟骨的后关节面时,形成由后关节面向跟骨内侧壁的剪切应力。由此造成的骨折(原发骨折线)几乎总是存在于跟骨结节的近端内侧,通常位于 Gissane 十字夹角附近,并由此处延伸,穿过前外侧壁。该骨折线经过跟骨后关节面的位置最为变化不定,可以位于靠近载距突的内侧 1/3,或位于中间 1/3,或者位于靠近外侧壁的外侧 1/3。如果轴向应力继续作用,则出现以下 2 种情况:内侧突连同载距突一起被推向远侧至足跟内侧的皮肤;后关节面区形成各种各样的继发骨折线。前力的骨折线常延伸至前突并进入跟骰关节。EssexLopresti 将后关节面的继发骨折线分为两类:如果后关节面游离骨块位于后关节面的后方和跟腱止点的前方,这种损伤称为关节压缩型骨折;如果骨折线位于跟腱止点的远侧,这种损伤称为舌形骨折。

三、分类

跟骨骨折根据骨折线是否波及距下关节分为关节内骨折和关节外骨折。

关节外骨折按解剖部位可分为:①跟骨结节骨折;②跟骨前结节骨折;③载距突骨折;④跟骨体骨折。

关节内骨折有多种分类方法。过去多根据 X 线平片分类,如最常见的 EssexLopresti 分类法把骨折分为舌形骨折和关节压缩型骨折。其他人根据骨折粉碎和移位情况进一步分类,如 Paley 分类法等。

根据 X 线平片分类的缺点是不能准确地了解关节面损伤情况,对治疗和预后缺乏指导意义。因此,大量 CT 分类方法应运而生。现将较常见的 Sanders 分类法介绍如下:

其分型基于冠状面 CT 扫描。在冠状面上选择跟骨后距关节面最宽处,从外向内将其分为三部分 A、B、C,分别代表骨折线位置。这样,就可能有四部分骨折块,三部分关节面骨折块和二部分载距突骨折块。

Ⅰ型:所有无移位骨折。

Ⅱ型:二部分骨折,根据骨折位置在 A、B 或 C 又分为ⅡA、ⅡB、ⅡC 骨折。

Ⅲ型:三部分骨折,根据骨折位置在 A、B 或 C 又分为ⅢAB、ⅢBC、ⅢAC 骨折。典型骨折有一中央压缩骨块。

Ⅳ型:骨折含有所有骨折线。

四、临床表现及诊断

跟骨骨折是足部的常见损伤,以青壮年伤者最多,严重损伤后易造成残疾。外伤后后跟疼痛,肿胀,踝后沟变浅,瘀斑,足底扁平、增宽和外翻畸形。后跟部压痛,叩击痛明显。此时即高度怀疑跟骨骨折的存在。

X线对识别骨折及类型很重要。X线检查:跟骨骨折的X线检查应包括5种投照位置。侧位像用来确定跟骨高度的丢失(Bohler角的角度丢失)和后关节面的旋转。轴位像(或Harris像)用来确定跟骨结节的内翻位置和足跟的宽度,也能显示距骨下关节和载距突。足的前后位和斜位像用来判断前突和跟骰关节是否受累。另外,摄一个Broden位像用来判断后关节面的匹配,投照时,踝关节保持中立位,将小腿内旋40°,X射线管球向头侧倾斜10°~15°。特殊的斜位片能更清楚地显示距骨下关节。如果医生治疗此类骨折的经验比较丰富,三种X线影像可能即已足够,但是,为了对损伤进行全面的评估,通常需要CT扫描检查。应该进行2个平面上的扫描:半冠状面,扫描方向垂直于跟骨后关节面的正常位置;轴面,扫描方向平行于足底。CT检查更清晰显示跟骨的骨折线及足跟的宽度,CT扫描结果现已成为骨折分类的基础和依据。此外,跟骨属海绵质骨,压缩后常无清晰的骨折线,有时不易分辨,常须根据骨的外形改变、结节关节角的测量来分析和评价骨折的严重程度。

五、治疗

各类型跟骨骨折治疗共同的目标如下:①恢复距下关节后关节面的外形;②恢复跟骨的高度(Bohler角);③恢复跟骨的宽度;④腓骨肌腱走行的腓骨下间隙减压;⑤恢复跟骨结节的内翻对线;⑥如果跟骰关节也发生骨折,将其复位。制定治疗计划时尚需考虑病人年龄、健康状况、骨折类型、软组织损伤情况及医生的经验。

1.跟骨前结节骨折　跟骨前结节骨折易误诊为踝扭伤,骨折后距下关节活动受限,压痛点位于前距腓韧带2cm,向下1cm处。无移位骨折采用石膏固定4~6周。骨折块较大时,行切开内固定;陈旧骨折或骨折不愈合有症状时,可手术切除骨折块。

2.跟骨结节骨折　跟骨结节骨折有2种类型:一种是腓肠肌突然猛烈收缩牵拉跟腱附着部,发生跟骨后撕脱骨折;另一种为直接暴力引起的跟骨后上鸟嘴样骨折。治疗骨折无移位或少量移位时,用石膏固定患肢于跖屈位6周。若骨折块超过结节的1/3,且有旋转及严重倾斜,或向上牵拉严重者,可手术复位,螺丝钉固定。术时可行跟腱外侧直切口,以避免手术瘢痕与鞋摩擦。术后用长腿石膏固定于屈膝30°跖屈位,使跟腱呈松弛状态。

3.载距突骨折　单纯载距突骨折很少见。无移位骨折可用小腿石膏固定6周。移位骨折可手法复位足内翻跖屈,用手指直接推挤载距突复位。较大骨折块时也可切开复位。骨折不愈合较少见,不要轻易切除载距突骨块,因为有可能失去弹簧韧带附着而致扁平足。

4.跟骨体骨折　跟骨体骨折因不影响距下关节面一般预后较好。骨折机制类似于关节内骨折,常发生于高处坠落后。骨折后可有移位。如跟骨体增宽,高度减低,跟骨结节内外翻等。此类骨折除常规X线片外,还应做CT检查,以明确关节面是否受累及骨折移位情况。骨折移位较大时,可手法复位并石膏外固定,或切开复位内固定。

5.关节内骨折　关节内骨折是跟骨中最常见的类型,治疗意见分歧较大:

(1)保守疗法:适用于无移位或少量移位骨折,或年龄大、功能要求不高或有全身并发症不适于手术治疗的病人。鼓励早期开始患肢功能运动及架拐负重。此法可能遗留足跟加宽、结节关节角减少、足弓消失及足内外翻畸形等。

（2）骨牵引治疗：跟骨结节持续牵引下，按早期活动原则进行治疗，可减少病废。

（3）闭合复位疗法：病人俯卧位，在跟腱止点处插入1根斯氏针，针尖沿跟骨纵轴向前并略微偏向外侧，达后关节面下方后撬起。撬拨复位后再用双手在跟骨部做侧方挤压，侧位及轴位透视，位置满意后，将斯氏针穿入跟骨前方。粉碎骨折时，也可将斯氏针穿过跟骰关节。然后用石膏将斯氏针固定于小腿石膏管型内。6周后去除石膏和斯氏针。此方法适用于某些舌状骨折。

（4）切开复位术：适用于青年人，可先矫正跟骨结节关节角，及跟骨体的宽度，再手术矫正关节面。做跟骨外侧切口，将塌陷的关节面撬起，至正常位置后，用松质骨填塞空腔保持复位。术后用管型石膏固定8周。若固定牢固，不做石膏外固定，疗效更满意。

6.严重粉碎骨折　严重粉碎骨折，年轻病人对功能要求较高时，切开难以达到关节面解剖复位，非手术治疗又极有可能遗留跟骨畸形而影响功能，一期融合并同时恢复跟骨外形可以缩短治疗时间，使病人尽快地恢复工作。在切开复位时，亦应有做关节融合术的准备，一旦不能达到较好复位，也可一期融合距下关节。手术时用磨钻磨去关节软骨，大的骨缺损可植骨，用钢板维持跟骨基本外形，用1枚6.5mm或7.3mm直径全长螺纹空心螺钉经导针固定跟骨结节到距骨。

六、并发症及后遗症

1.伤口皮肤坏死，感染　外侧入路L形切口时，皮瓣角部边缘有可能发生坏死，应注意：术中延长切口时，小心牵拉软组织并保持为全厚皮瓣至关重要；外侧皮缘下应放置引流以防止形成术后血肿；延迟拆除缝线，甚至达3周以上，在此期间不应活动以减轻皮瓣下的剪切力；围手术期常规应用抗生素。一旦出现坏死，应停止活动。如伤口感染，浅部感染，可保留内植物，伤口换药，有时需要皮瓣转移。深部感染，需取出钢板和螺钉。

2.距下关节和跟骰关节创伤性关节炎　由于关节面骨折复位不良或关节软骨的损伤，距下关节和跟骰关节退变产生创伤性关节炎。关节出现疼痛及活动障碍。可使用消炎止痛药物、理疗、支具和封闭等治疗。如症状不缓解，应做距下关节或三关节融合术。

3.足跟痛　可由于外伤时损伤跟下脂肪垫或骨刺形成所致，也可因跟骨结节的骨突出所致。可用足跟垫减轻症状，必要时行手术治疗。

4.神经卡压　神经卡压较少见，胫后神经之跖内或外侧支以及腓肠神经外侧支，可受骨折部位的软组织瘢痕卡压发生症状，或手术损伤形成神经瘤所致。非手术治疗无效时，必要时应手术松解。

5.腓骨长肌腱鞘炎　跟骨骨折增宽时，可使腓骨长肌腱受压，肌腱移位，如骨折未复位，肌腱可持续遭受刺激而发生症状，必要时可手术切除多余骨质，使肌腱恢复原位。也可因术中外侧壁掀开时，损伤腓骨肌腱，有限的骨膜下剥离及仔细牵拉可避免此并发症。

6.复位不良和骨折块再移位　准确恢复跟骨结节到合适外翻对线是基本要求，术中应多角度拍摄X线片以避免此并发症。如果负重过早会导致主要骨折块的移位，病人至少应在8周内禁止负重以避免该并发症。

第六节　跖跗关节脱位及骨折脱位

一、解剖特点

跖跗关节连接前中足,由第1、第2、第3跖骨和3块楔骨形成关节,第4、第5跖骨和骰骨形成关节,共同组成足的横弓。从功能上可以将其分为3柱:第1跖骨和内侧楔骨组成内侧柱,第2、第3跖骨和中、外楔骨组成中柱,第4、第5跖骨和骰骨组成外侧柱。第2跖骨基底陷入3块楔骨组成的凹槽中,在跖跗关节中起主要的稳定作用。跖骨颈之间有骨间横韧带连接提高稳定性。第1、第2跖骨基底之间无韧带相连,因而有一定的活动度,是薄弱部位。第2跖骨和内侧楔骨之间由 Lisfranc 韧带相连,是跖跗关节主要的稳定结构之一,损伤后只能靠内固定达到稳定。由于跖侧韧带等软组织强大,背侧薄弱,所以骨折脱位时多向背侧移位。

二、损伤机制

按损伤时外力的特点可以分为直接外力和间接外力。直接外力多为重物坠落砸伤及车轮碾压伤,常合并严重的软组织损伤和开放伤口。间接外力主要有前足外展损伤和足跖屈损伤。后足固定,前足受强力外展时第2跖骨基底作为支点而发生外展损伤。当踝关节及前足强力跖屈时,此时沿纵轴的应力可引起跖跗关节的跖屈损伤。

三、分类

分类有利于骨科医师交流、判断脱位平面及软组织损伤的程度。然而,分类并不能预测治疗效果和今后的功能情况。目前最常用的是 Myserson 对 Quene 和 Kuss 等分类的改良分类。A 型损伤,包括全部5块跖骨的移位伴有或不伴有第二跖骨基底骨折。常见的移位是外侧或背外侧,跖骨作为一个整体移位。这类损伤常称为同侧性损伤。B 型损伤,在 B 型损伤中,一个或多个关节仍然保持完整。B1 型损伤的为内侧移位,有时累及楔间或舟楔关节。B2 型损伤为外侧移位,可累及第一跖楔关节。C 型损伤,C 型损伤为裂开性损伤,可以是部分(C1)或全部(C2)。这类损伤通常是高能量损伤,伴有明显的肿胀,易于发生并发症,特别是筋膜间室综合征。

四、临床表现及诊断

任何引起中足压痛和肿胀的损伤都应进行仔细的物理和 X 线检查。检查时容易注意到明显的骨折-脱位移位,但也应注意仔细触诊每一关节的压痛和肿胀,以发现微小损伤,特别是楔骨——第 1 跖骨关节内侧，其在 X 线上通常不显示出移位。Trevino 和 Kodros 介绍了一种"旋转试验"，该试验方法是相对第 1 跖骨头提、压第 2 跖骨头对第二跗跖关节施加应力，来诱发 Lisfranc 关节疼痛。仔细观察足底，如发现小的瘀血，提示损伤严重。患足不能负重是另一潜在的不稳定性征象。

必须拍负重位 X 线片。如 X 线片未发现移位，但病人不能负重，应用短腿石膏固定 2 周，再重复拍摄负重 X 线片，评价时要注意如下区域：

1.前后位 X 线片上，第 2 跖骨干内侧应与中间楔骨的内侧面住一条直线上。

2.斜位 X 线片上，第四跖骨干内侧应与骰骨内侧面在一条直线上。

3.第一跖楔关节外形应规则。

4.在楔骨-第 2 跖骨间隙内侧的"斑点征"，这提示有 Lisfranc 韧带的撕脱。

5.评价舟楔关节有无半脱位。

6.寻找有无骰骨的压缩性骨折。

如果在急性情况下，X 线平片不能确定损伤平面，则使用 MRI 检查 Lisfranc 韧带。MRI 检查的敏感性与检查者的经验有一定关系。

筋膜间室综合征虽然很少见，经常发生于高能量损伤的骨折-脱位，可引起严重的、难以治疗的爪形趾和慢性疼痛。对于严重肿胀的病人，我们常规检测筋膜间室的压力，但很难检测到每个筋膜间室，单纯临床怀疑本身就可以作为减压指征，早期处理才能避免严重后遗症。如 Manoli 所介绍的，作者主张用内侧长切口减压外展肌及足深部间室，包括跟骨部位的间室。此外还有 2 个切口，分别在第 2 与第 3 跖骨、第 4 与第 5 跖骨之间，用于背侧固有筋膜间室减压。减压时一定要充分彻底的打开每个间室，减压切口用凡士林纱布覆盖，1～2 周待肿胀消退后直接缝合或植皮。

五、治疗

Lisfranc 关节损伤成功疗效的关键是恢复受累关节的解剖对线。非移位（小于 2mm）损伤采用闭合性治疗，可用非负重石膏固定 6 周，随后用负重石膏再固定 4～6 周。应重复拍摄 X 线片确认患肢在石膏内没有发生移位。移位大于 2mm 的骨折应该手术治疗。如果移位不严重，用手指挤压，反向牵引也可以闭合复位，C 型臂机确认复位位置满意后可应用克氏针或 Steinmann 针闭合固定，特别是固定外侧 2 个关节。然而 4.0mm 的空心钉或 4.0mm 标准部分螺纹松质骨螺钉在影像监视下打入，能达到满意的固定。空心钉可以用细克氏针做引导，手术操作较普通螺钉方便，用导针探及钉尾巴后可用螺丝刀完全沉入。如闭合复位不满意，或有明显地粉碎骨折，应选择切开复位，特别是 B 型或 C 型。

文献证实获得并维持骨折脱位的解剖复位的疗效明显优于非解剖复位。Kuo 等评价了开放复位内固定治疗 48 例 Lisfranc 损伤病人的疗效。随访 52 个月发现，非解剖复位导致 60％病人出现创伤后关节病。解剖复位的病人中，只有 16％发生创伤后关节病。不论损伤是开放性或闭合性，不论是否 5 个跗跖关节全部损伤，不论楔骨或骰骨是否损伤，不论 Lisfranc 损伤是单纯性或伴有多发损伤，不论立即或延期作出诊断，也不论是工伤或非工伤，在他们该组病例中均未见统计学差异。

创伤性关节炎疼痛明显严重影响生活和工作者,可行跗跖关节和跖间关节融合术,把发生炎性病变的关节变得稳定,并纠正创伤后扁平足畸形,从而改善功能和消除疼痛。Komenda、Myerson 和 Biddinger 回顾了由于中足创伤后顽固疼痛而行跗跖关节融合的 32 例病人,发现中足的 AOFAS 评分明显提高,从术前的 44 分提高到术后的 78 分。Man、Prieskom 和 Sobel 报告了 40 例跗中或跗跖关节融合病人的长期结果,其中 17 例为创伤后关节炎,平均随访 6 年,93%的病人对疗效满意。

病人硬膜外麻醉或者全麻,在姆长伸肌腱外侧经过第 1、第 2 跖骨基底部做背侧切口。在切口远端注意保护背内侧皮神经的最内侧支,找出并切开下伸肌支持带,游离足背动脉和腓深神经,用橡皮条将其牵向内侧或外侧,以便探查 Lisfranc 关节的各个部分。去除第 2 跖骨基底部和楔骨内侧之间 Lisfranc 关节区的碎屑,留出复位空间。如果需要楔骨间螺丝钉固定,在透视下,从内侧楔骨的内侧拧向中间楔骨。然后,用巾钳维持复位后的位置,在透视引导下,从内侧楔骨向第 2 跖骨基底部打入导针。经导针打入 4.0mm 空心螺钉。从第一跗骨背侧向内侧楔骨打入 1 枚同样螺钉固定第一跖跗关节。这一背侧切口通常也可以观察到第 3 跖楔关节,并进行同样复位和内固定。外侧跖骰崩裂可用 3/32 英寸(1 英寸=2.54cm)光滑 Steinmann 针闭合复位,也可用以关节背外侧为中心的平行切口切开复位,尼龙线间断缝合,关闭背侧切口。

六、术后处理

术后厚敷料包扎,后侧夹板固定。术后 7～10 天后改用短腿非负重石膏固定。6～8 周后允许部分负重。第 8 周时拔除外侧的斯氏针。第 4 个月时去除内侧螺丝钉。在内侧螺丝钉拔除前,应用预制的助行器。

因为许多病例在初期发生漏诊,什么时间行切开复位内固定而不必行关节融合术仍在探讨。对于体重不足 68.04～72.56kg(150～160 磅)、轻微或没有粉碎骨折的病人,最晚在伤后 8 周仍可尝试行切开复位内固定而不行关节融合术。超过上述体重的病人应早期行内侧三关节融合术,但很少包括外侧两个关节。第 4、第 5 跖骰关节的活动非常重要,这一区域创伤性关节炎只引起很轻的症状。

第四章　脊柱、脊髓损伤

第一节　陈旧性颈椎骨折脱位

C_3 椎骨及以下的颈椎又称下颈椎，一般意义上的颈椎骨折脱位主要指下颈椎的骨折脱位；而寰枢椎的新鲜或陈旧骨折脱位等损伤，其解剖特点、病理机制及处理与下颈椎的骨折脱位有较大区别。

颈椎骨折脱位是常见的脊柱损伤，大多数的颈椎骨折和（或）脱位因伴有脊髓神经损伤或稳定性破坏，需早期手术治疗；单纯的棘突骨折、部分椎板骨折及部分无移位的、压缩程度较轻的椎体骨折，如不伴有神经损害，且后方韧带复合体结构保持完整者，采用保守治疗可获得骨折愈合，愈合后颈椎稳定性好，不残留功能障碍。

多数颈椎骨折脱位的患者都能够在早期获得及时诊治，少数患者因为各种原因，导致在早期没有得到及时有效的治疗，而演变为陈旧的颈椎骨折脱位。"陈旧性"颈椎骨折脱位的时限并无统一的定义，目前临床普遍认为，超过 3 周的颈椎骨折脱位，由于软组织瘢痕开始形成，复位相对困难，因此称其为"陈旧性"的颈椎骨折脱位。

一、陈旧性颈椎骨折脱位的病理变化及治疗目标

（一）陈旧性颈椎骨折脱位的病理变化、临床特点及处理难点

陈旧性的颈椎骨折脱位是由新鲜损伤演变而来的。新鲜的颈椎骨折脱位主要包括椎体的暴裂骨折或压缩骨折、关节突的骨折以及继发的关节突脱位、关节突交锁等，这些损伤往往都同时伴有椎间盘损伤，由于椎间盘没有直接的血供，损伤后很难愈合，这是导致晚期颈椎局部不稳定的主要原因。

颈椎骨折脱位，受伤当时由于骨折或脱位后椎管的连续性破坏，移位的骨折块或脱位的椎骨对脊髓神经根和硬膜囊的冲击或持续压迫，导致脊髓神经根损伤。早期患者未得到及时治疗或治疗方式不当，到了损伤的晚期，脊髓神经根仍处于持续受压状态，这是导致神经功能损伤不缓解的主要原因。或者，由于晚期的颈椎局部不稳定，可以使本身没有神经损害的患者出现晚期的迟发性神经损害，或使原有的神经损害加重。

颈椎骨折脱位，受伤当时往往同时伴有前纵韧带、后纵韧带和椎间盘的损伤以及关节突骨

折、关节突交锁脱位后伴发的关节囊损伤、后方韧带复合体的损伤等,这些椎间盘及韧带等稳定结构在损伤后不易达到良好的愈合,易于导致损伤节段的局部不稳定,这是导致患者晚期顽固性颈项部疼痛以及迟发性神经损害的重要原因。

陈旧性颈椎骨折脱位易于出现以受损椎节为顶点的节段性角状后凸畸形。随着时间的推移,椎体前方支撑结构的持续塌陷、头颅重量的作用、后方稳定结构的破坏以及项背肌的持续疲弱无力,导致后凸畸形的程度有逐渐加重的趋势。颈椎后凸畸形是引起患者晚期颈项部疼痛、僵硬、无力及颈部后伸受限的主要原因,还是导致晚期迟发性神经损害加重的重要原因。颈椎椎体的压缩性或暴裂性骨折,在后期可能因破坏的间盘组织突入骨折的椎体内而出现不愈合,并出现继发的后凸畸形;或者在后凸的位置出现畸形愈合;关节突的骨折以及继发的关节突脱位、关节突交锁以及后方韧带复合体的损伤等因素也是导致晚期出现后凸畸形的重要原因。

陈旧颈椎骨折脱位在受伤后的时间跨度比较大,可以从伤后数周至数年。在伤后的不同时间段,颈椎局部的病理变化是有差别的。

在伤后数周至 6 个月内,骨折可能还没有愈合,或者没有达到牢固的愈合,骨折块之间、损伤的韧带、关节囊及间盘等结构中仅有瘢痕组织的形成,瘢痕组织还没有机化、易于分离,这时进行脊髓神经根减压、脱位的复位及后凸畸形的矫正相对较容易。

在伤后数月至数年后,局部骨折可能已经达到畸形愈合,畸形愈合的骨组织也正在经历重塑过程,其骨结构硬化,骨折块或脱位的椎骨之间可以因骨折不愈合而有大量骨痂形成,或骨折组织内有大量瘢痕组织的充填、硬化,使手术时解剖不清、切除困难;损伤的椎间盘及韧带组织虽没有达到良好愈合,但其内充填的瘢痕组织也已经达到了机化、硬化及挛缩,同时由于局部不稳定及骨折不愈合,导致局部骨痂形成及瘢痕增生硬化,使手术时解剖结构紊乱、分离切除及复位困难;伤后因后方张力结构的破坏及不愈合,同时患者长期坐起或直立,因头部重量的作用及后方项背肌无力,导致颈椎后凸呈进行性加重,晚期复位及处理困难;伤后脊髓神经根受到移位的骨折块或脱位的椎骨组织的压迫,晚期移位的骨折块或脱位的椎骨组织周围将形成大量瘢痕组织并机化、硬化,可与硬膜及神经根紧密粘连,在减压手术时,分离困难,易于导致硬膜损伤、脑脊液漏或脊髓神经根损伤加重;脊髓神经根长期受压,将导致脊髓神经变性、液化及空洞的形成,晚期手术减压对神经功能的改善仍有意义,但神经功能的恢复和改善比早期减压要差。

随着时间的推移,上述病理改变越显著,导致手术处理愈发困难,患者的预后更差,特别是脊髓神经功能的改善不良。

(二)陈旧性颈椎骨折脱位的治疗目标和原则

陈旧性颈椎骨折脱位处理的目标是改善患者的临床症状,即最大限度地改善脊髓神经根功能,缓解颈项部疼痛、僵硬、无力及颈部后伸受限的症状。处理方式应当以手术治疗为主,结合部分的微创治疗及保守康复锻炼,以达到上述既定的治疗目标。

陈旧性颈椎骨折脱位手术治疗总的原则是通过手术,达到脊髓及神经根的充分减压,尽可能使颈椎脱位得到复位、矫正或部分矫正后凸畸形、恢复或部分恢复颈椎生理曲线,并通过植骨融合内固定的方式使病变节段获得稳定性重建。

　　患者的具体情况不同,其手术治疗的目标、手术的重点和具体的手术方式是有差异的。手术的选择应当根据患者的主要症状、患者的期望值、全身情况、对手术打击的承受能力、颈椎的局部病理变化等因素综合考虑。

　　手术前应当仔细询问受伤史、了解治疗的经过、分析延误治疗的原因;询问目前的主要痛苦和症状,详细地查体,以明确脊髓神经受损情况;仔细地分析影像学表现,以明确目前颈椎的病理变化、与患者当前症状及痛苦的关系以及目前需要解决的问题,以助于制订正确的手术方案。

　　对于以脊髓神经受压为主、神经功能不良、全身情况不佳、病程较长、已有畸形愈合、局部解剖结构紊乱的患者,手术治疗的重点应当是脊髓神经根的充分减压、神经功能的改善,并通过植骨融合内固定的方式使病变节段获得稳定性重建。椎体脱位或滑脱的复位以及后凸畸形的矫正以能满足脊髓神经根的充分减压及稳定性重建为原则,椎体脱位或滑脱的复位以对线顺列大致改善即可;后凸畸形稍有改善或接近中立位即可。不必为了追求影像学上的解剖复位、对位对线的顺列恢复和生理曲度的完全恢复而对患者反复多次施行手术,或冒险进行过于复杂的高难度手术。

　　对于以颈项部后凸畸形、后伸受限及疼痛僵硬为主要表现,而脊髓神经受压程度较轻、全身情况良好的患者,手术治疗的重点可以是在脊髓神经充分减压的前提下,尽可能地达到后凸畸形的矫正、颈椎顺列的恢复和稳定性的重建,以期更好地缓解颈项部疼痛僵硬症状。

　　陈旧性颈椎骨折脱位的手术内容主要包括脊髓神经减压、骨折及脱位的复位、畸形的矫正及植骨融合内固定,上述各个手术内容和步骤在大多数陈旧性颈椎骨折脱位的手术治疗中是相辅相成的,只是针对患者的不同情况、不同的手术治疗目标,而有所不同的侧重。

　　脊髓神经的减压:颈椎陈旧性骨折脱位对脊髓神经根的致压因素主要包括骨性椎管形态的改变而导致对脊髓神经的压迫,如椎体或椎板骨折并移位的骨折块对脊髓神经的压迫,关节突骨折、脱位、交锁后对脊髓神经根的压迫。通过前路或后路手术可以直接切除移位的骨折块,并通过脱位交锁的关节突复位、使脱位的椎体复位,而恢复骨性椎管的形态,从而达到使脊髓神经根直接减压的目的;也可以通过后路椎板成形、椎管开大的手术方式使脊髓神经根达到间接减压。某些患者还同时伴有间盘突出、骨赘或 OPLL 等因素对脊髓神经根的压迫,也可通过上述手术过程达到脊髓神经根的减压目的的。

　　纠正颈椎脱位、矫正畸形:关节突骨折、脱位、交锁、椎体脱位是导致骨性椎管形态的改变、脊髓神经根受压的重要原因;同时,颈椎脱位后还可出现局部不稳定或局部后凸畸形,这是导致迟发性脊髓神经损害或颈项部疼痛僵硬的主要原因。通过手术纠正颈椎脱位的同时,可以进一步解除脊髓神经受压,纠正后凸畸形。

　　颈椎的稳定性重建:颈椎的内固定及植骨融合有助于颈椎重新获得稳定性重建,有助于提高脊髓神经减压的效果,防止迟发性脊髓神经损害,也是纠正颈椎脱位和后凸畸形后所必不可少的手术内容。

二、陈旧性颈椎骨折脱位患者的术前准备

(一)陈旧性颈椎骨折脱位患者的术前准备

陈旧性颈椎骨折脱位的患者,都是在颈椎损伤的急性期因各种原因延误治疗或不适当的治疗而演变为陈旧性损伤的。即使患者的骨折脱位已经演变为陈旧性,具备手术指征者,也应当在条件具备时尽早手术治疗。应当详细了解延误治疗的原因、不同原因导致的延误治疗以及早期的不同治疗方式,对于此次手术时机、手术方式的选择及术前准备有不同的意义。

如前所述,颈椎骨折脱位在受伤后的不同时间段,其局部的病理改变是不同的,处理难度及预后也是有差别的。因此,需要详细询问病史,包括受伤时间、受伤方式及早期处理情况。应当详细了解有无多发复合伤、处理情况及目前状态。

部分伴有严重脊髓损伤四肢瘫的患者,在急性期因呼吸困难、肺部感染长期未得到控制,甚至气管切开而未能在骨折脱位的新鲜期及时手术,而使骨折脱位演变为陈旧性。目前仍然气管切开的患者,因切口感染风险较大,应避免进行前路手术;气管切开已封闭的患者,应详细询问拔除气管插管的时间,并检查原气管切开处皮肤愈合情况,如气管插管拔除时间过短、局部皮肤愈合不良、局部炎症反应控制不良,如采用前路手术感染风险仍较大。手术前应当在气管切开皮肤愈合后局部皱褶处进行细菌培养,以防术后切口感染并可以指导术后抗生素的选择。

部分伴有严重脊髓损伤四肢瘫的患者,因在急性期出现皮肤压疮而不能早期手术,而使骨折脱位演变为陈旧性者,应积极治疗压疮,待其愈合后尽快进行颈椎手术。

颈椎陈旧性骨折脱位患者,因脊髓损伤四肢瘫痪、肺部感染、压疮、泌尿系感染、发热等原因而导致慢性消耗,部分患者全身情况较差、恶病质,应当在通过加强营养支持治疗,控制感染,待一般情况改善后,尽快进行颈椎手术治疗。

部分患者是因受伤时合并多个重要脏器的复合伤,由于受伤的其他重要脏器情况不稳定而使颈椎骨折脱位延误至陈旧。此次进行颈椎陈旧性骨折脱位的手术前,需要明确前次其他重要脏器的受损情况、治疗情况及目前功能状态;合并颅脑损伤者,骨折愈合比平常情况下要快,可能颈椎的骨折脱位还不到2～3周,即已达到骨性愈合或畸形愈合,处理时应予注意。

对于陈旧性颈椎骨折脱位患者,应当详细询问导致颈椎骨折脱位的原因,分析当时的受伤机制;应当对比患者受伤当时首次就诊时拍摄的影像学检查资料,了解受伤当时颈椎骨折脱位的情况,分析受伤当时颈椎局部的病理变化;了解受伤当时有无脊髓损伤及脊髓损伤的程度以及到目前为止脊髓损伤的变化情况,有无改善、改善的程度、有无改善后逐渐加重的情况;还应当了解颈椎骨折脱位既往的治疗方式。

(二)陈旧性颈椎骨折脱位患者术前的影像学检查

陈旧性颈椎骨折脱位患者需要进行详细的影像学检查,并与受伤当时的影像资料进行比较,以明确目前的病理改变以及损伤后的变化。影像学检查,需要 X 线片、CT、MRI 三者的结合,才可以清楚了解颈椎陈旧骨折脱位的状态以及目前的病理改变,才能对进一步的治疗提供可靠的依据。

　　X 线片是最基本的检查手段,通常需要进行正位、侧位、过伸过屈位以及双斜位等 6 张平片。X 线片可以观察颈椎病变的大体变化,主要包括骨折脱位部位及累及的节段和范围,粗略观察骨折脱位的情况、骨折的移位情况及关节突脱位交锁状况;评估局部序列改变情况,有无因颈椎骨折脱位后导致的后凸畸形,局部稳定性破坏程度;观察有无颈椎的退变增生、有无发育性颈椎管狭窄等情况。

　　CT 检查可以提供比 X 线片更为精细的颈椎骨结构的变化,需要进行全颈椎的 CT 横断面扫描以及矢状面和冠状面的重建,必要时应当进行表面重建。CT 检查可以观察到骨折块的移位情况、是否突入椎管及对椎管的侵占程度、骨折块之间及脱位的骨组织之间是否已形成骨性愈合或畸形愈合、骨痂的形成情况、椎管的形态变化、关节突脱位交锁情况;矢状面、冠状面及表面重建可以更为直观地反映上述变化,特别是对于关节突骨折、交锁、陈旧损伤后的后凸畸形显示得尤为清楚。

　　MRI 检查可以提供给我们关于颈椎损伤后脊髓、椎间盘及韧带等软组织损伤状况的信息,MRI 可以显示突出的椎间盘、移位的骨折块或脱位的椎体组织对椎管的侵占、对硬膜及脊髓的压迫;MRI 可以显示脊髓受压后或颈椎局部不稳定对脊髓刺激后产生的脊髓缺血水肿等信号改变,T_2 加权相上脊髓高信号往往就是脊髓受压最重或椎间不稳定对脊髓刺激最重的部位;MRI 还可以显示脊髓长期受压或刺激后形成的空洞表现,脊髓空洞可能预示着脊髓功能预后不良;MRI 还能显示严重的项韧带、棘间韧带和前后纵韧带的断裂以及韧带损伤修复期的瘢痕组织形成,韧带断裂的显示对于颈椎稳定性的评价有一定意义,但 MRI 对于程度较轻的韧带损伤可能显示不良。

三、陈旧性颈椎骨折脱位的手术治疗

(一)以前方结构损伤为主的陈旧性颈椎椎体骨折的处理

　　1.陈旧性颈椎椎体骨折的处理　椎体暴裂骨折或压缩骨折是最常见的颈椎骨折脱位表现,损伤的急性期过后而进入陈旧损伤期以后,往往伴有不同程度的颈椎后凸表现,根据有无脊髓神经根损害、是否伴有颈项部疼痛僵硬症状、后方结构是否完整以及局部后凸的程度不同,处理方法各有不同。

　　如仅有椎体轻微的暴裂骨折或压缩骨折,局部无明显后凸或仅有轻微后凸,CT 上未显示有关节突的骨折、脱位或交锁,X 线平片上未显示棘突间隙增宽,MRI 上未显示棘间韧带或项韧带的断裂的表现,无脊髓神经根损害表现者。在伤后 3～8 周者,可以考虑继续保守治疗,卧床、颅骨牵引或枕颌带牵引,伤后 8 周以后可以带颈围领或支具下床活动,下床活动后应定期复查拍片并观察脊髓神经根功能变化。由于椎体压缩骨折或暴裂骨折者往往同时伴有一定程度的间盘损伤,因间盘本身无血运,间盘损伤后一般认为不能愈合。因此,单纯椎体骨折患者,虽骨折程度较轻、移位较轻,后期也达到了骨折愈合,后期的后凸也较轻,但远期也可能因间盘损伤而出现节段性不稳定而出现颈痛、颈部僵硬、活动受限以及迟发性的脊髓神经功能障碍。因此,如受伤后远期如仅有单纯颈痛及颈部僵硬,可先行项背肌锻炼、局部理疗、口服 NSAIDs 药物治疗,如无效,可考虑行痛点封闭或疼痛科微创治疗;如顽固性疼痛,保守治疗及微创治疗不缓解，影像学检查证实存在有节段性不稳定时，可以在微创封闭或椎间盘造影证实颈痛与间盘损伤及节段性不稳定有关的前提下，行颈前路间盘切除植骨融合术。如患者存在一定程度的局部后凸，而后凸也可能与颈痛、颈部僵硬及活动受限有关，手术时可以在椎体前缘适度撑开，矫正局部的后凸畸形。

如仅有椎体轻微的暴裂骨折或压缩骨折，局部仅有轻微后凸，CT上未显示有关节突的骨折、脱位或交锁，X线平片上未显示棘突间隙增宽，MRI上未显示棘间韧带或项韧带断裂的表现，但CT及MRI显示骨折块突入椎管，脊髓神经根受压，患者有脊髓神经根损害的症状体征者，应当尽早行前路椎体次全切除、植骨融合术。手术时应切除突入椎管、压迫脊髓神经根的骨折块组织。如患者存在一定程度的局部后凸，而后凸也可能与颈痛、颈部僵硬及活动受限有关，手术时可以在椎体前缘适度撑开，以利于矫正局部的后凸畸形；如局部后凸程度较重，还可以松解两侧的钩椎关节，椎间撑开后可以更好地矫正局部的后凸畸形。在伤后数周至数月，因骨折块未达到骨性愈合或愈合并不坚固，手术切除骨折块时及前方撑开矫正后凸相对容易；而如到了伤后数年，因骨折块已达到牢固愈合；或虽未达到骨性愈合，但局部有较多骨痂生长；或因局部不稳定反复刺激，而有较多软组织瘢痕或骨赘增生；或相邻椎体之间通过椎间盘达到了骨性融合，导致局部解剖不清，操作切除困难，应当特别注意。另外，切除突入椎管的陈旧性颈椎骨折块，解除脊髓神经根压迫时，骨折块可能与硬脊膜有粘连，分离时易于导致硬膜损伤，甚至脊髓损害加重，手术也应当特别注意。

如椎体上缘轻度压缩骨折且骨折已愈合者，伴有间盘损伤及局部的轻度后凸畸形，如存在脊髓损害，也可以行损伤间盘及椎体后上缘导致脊髓受压的部分的切除，脊髓减压，短节段的植骨融合内固定。

应当仔细分析CT和MRI片子上椎体骨折突入椎管导致脊髓神经根受压的具体部位。一般而言，椎体暴裂骨折易于从椎体后缘的中部和后下缘突入椎管，压迫脊髓，手术减压时应当有针对性地重点减压；颈椎陈旧损伤者，其稳定性都有不同程度的破坏，而后纵韧带是保持其稳定性的重要结构之一，在减压时应当尽量保留之。

2.伴有后方结构损伤及后凸的陈旧性椎体骨折的处理　　如椎体暴裂骨折或压缩骨折，X线平片上显示有局部的棘突间隙增宽，MRI上显示棘间韧带或项韧带断裂的表现者，或X线平片、CT显示有一侧关节突骨折，但对侧关节突关节仅有半脱位而无交锁或对顶者。这种情况表明颈椎前后方的稳定结构均有破坏，患者一般表现为局部的后凸、颈部疼痛、颈部僵硬及后伸活动受限，部分患者可因骨折块突入椎管、椎管骨性结构改变或局部不稳定而有脊髓神经根功能障碍的表现。这类患者需手术治疗，手术的重点在于解除脊髓神经根压迫、矫正后凸畸形、恢复或部分恢复颈椎的顺列以及重建颈椎的稳定性。在伤后早期，骨折块未达到骨性愈合或愈合并不坚固，局部的后凸畸形也并不严重，多数患者采用单纯前路手术，行骨折椎体的次全切除、脊髓神经根减压、两侧钩椎关节的充分松解，则后凸的矫正、颈椎顺列的恢复及固定并不困难；但到了晚期，如相邻椎体前缘瘢痕粘连、挛缩，或相邻椎体之间通过椎间盘达到了骨性融合，或骨折的关节突、半脱位的关节突关节有大量瘢痕组织充填或已经畸形愈合，而使局部出现僵硬性的后凸，同时局部解剖不清，将给前路手术的显露、减压、松解及复位固定带来不小的困难，这类患者单纯采用前路的椎间撑开、钩椎关节的广泛松解也有可能不能达到后凸畸形的满意复位。如采用前后路联合入路的矫形复位减压固定融合术,可能获得较满意的脊髓神经减压及矫形复位固定效果,但前后路联合入路手术对患者创伤打击较大,应根据患者的耐受程度综合判断和选择;部分患者在手术前也可以预先采用我院骨科最先报道的悬吊牵引预矫形的方法,预先将颈椎前方挛缩的组织牵开,预先矫正部分后凸,而后再采用前路手术减压复位固定;即使是病程较长的僵硬性颈椎后凸也可以达到满意的矫正后凸畸形的效果。对于受伤的椎体前缘已经达到骨性融合者,也可以先行前路松解术,再采用悬吊牵引预矫形的方法,进一步牵开椎体前方挛缩的软组织,而后再行前路手术减压复位内固定。

颈椎悬吊牵引方法是让患者仰面平卧于普通的骨科牵引床上,用宽约 10cm 的颈项部牵引兜带围兜颈项部,通过 2 个牵引滑轮使颈项部产生竖直向上方向的牵引力,颈项部须牵引离开床面一定高度,肩背部可用枕头或被子垫高约 5～10cm。牵引重量约 6～12kg,根据患者体重不同及对牵引的耐受程度不同有所差别。刚开始牵引时,牵引重量可较轻,头枕部不离开床面;待患者耐受后,可加大牵引重量,使头枕部能离开床面为宜。牵引后即刻及间隔数月床边拍颈椎侧位片观察牵引后颈椎后凸的预矫形效果,待颈椎预矫形效果满意后再进行矫形内固定手术。颈椎悬吊牵引期间,患者可自由控制牵引时间,无须绝对卧床。一般白天持续牵引,夜间卸除牵引重量,停止牵引,有利于夜间睡眠;白天进食时可卸除牵引正常坐起进食,也可卸除牵引下床大小便;甚至白天感牵引疲劳后也可卸除牵引下地休息。后凸畸形程度较重者可以先在悬吊牵引状态下拍床边颈椎侧位片,测量此时的颈椎后凸角,如在悬吊牵引状态下颈椎后凸矫形满意,则可直接准备进行颈椎前路减压植骨融合内固定手术;如在颈椎悬吊牵引状态下拍颈椎侧位片见颈椎后凸矫形不满意,则可持续进行颈椎悬吊牵引 1～2 周,或先行颈椎的前方或后方松解手术后进行颈椎悬吊牵引 1～2 周,而后再行颈椎前路减压植骨融合内固定手术。

3.陈旧性颈椎多节段椎体骨折的处理　颈椎的多节段椎体骨折比较少见,可以为连续或跳跃的多节段椎体骨折,一般不伴后方的项韧带或棘间韧带损伤、关节突骨折或关节突脱位交锁,一般也不伴有椎体的向前滑脱,有时可伴有后方的椎板骨折。因此,一般来说,后方的稳定性是完整的或大致完整的。

陈旧性的颈椎多节段椎体骨折主要是前方的稳定结构遭到破坏,远期易于出现颈椎的后凸畸形,并由此出现颈项部的疼痛、僵硬及后伸受限。颈椎多节段椎体骨折可以因椎体暴裂、突入椎管内而导致脊髓神经受压,有可能在晚期因继发性的后凸畸形或局部不稳定的刺激而出现迟发性的脊髓神经功能障碍。

陈旧性的颈椎多节段椎体骨折处理时要兼顾脊髓神经根减压及后凸的矫正,处理相对比较困难。对于受累节段较少、较局限者,可以采用前路多个椎体的次全切除植骨融合内固定,同时前方椎体间撑开,钩椎关节松解,可以矫正后凸畸形,并达到稳定性的重建,从而改善由此引起的相应症状。但前路多节段的椎体次全切除植骨融合内固定,手术并发症较多,植骨块或钛网易于松脱、钛板固定不易牢固,因此,前路椎体次全切除的节段以不超过 2 个椎体节段为宜,部分患者需要加用 Halo-vest 外固定以增强内固定的稳定性。也可以采用前后路联合入路的手术,先从后路进行多个节段的椎板成形术,解除多节段的脊髓受压,也可以对不稳定的节段进行侧块固定融合,而后从前路进行比较有限的椎体次全切除植骨融合内固定,同时矫正一部分后凸,进一步提升脊髓减压的效果。但前后路联合手术不仅增加了患者的创伤、打击和手术并发症,也仍难以解决颈椎的后凸,恢复颈椎的顺列。

如陈旧性颈椎多节段椎体骨折累及的椎体数目较多,多个节段的脊髓受压,多个节段的稳定性遭到破坏,参与后凸的椎体数目较多,比较好的解决方案是采用后方入路的多节段椎板成形术结合椎弓根钉矫形内固定术。由于颈椎椎弓根钉有强大的矫形复位能力,能比较好地矫正多个椎体节段参与的颈椎后凸;颈椎后凸矫正后,再进行多节段的椎板成形术,脊髓能充分向后退让减压,从而解除来自前方的多个椎体骨折块突入椎管对脊髓的压迫。椎板成形术结合椎弓根钉矫形内固定术扩大了椎板成形术的适应证,固定减压的节段范围不受限制,能达到充分的减压、坚强的固定、较好的顺列恢复及稳定性重建。后路矫形椎弓根钉固定时,固定节段下关节突的部分切除、关节面的破坏有助于后凸的矫正及融合。

(二)以后方结构损伤为主的陈旧性颈椎骨折脱位的处理

颈椎的后方结构包括椎板、关节突、棘突等骨性结构,还有项韧带、棘间韧带及侧块关节的关节囊等稳定结构,这些结构的损伤将导致颈椎的稳定性破坏以致出现颈椎的脱位。

1.陈旧性椎板骨折不伴有后方韧带复合体损伤者的处理　单纯的颈椎椎板陈旧性骨折,如骨折无移位或移位不重、后方的棘突间隙无明显增宽、无神经损害者,表明后方韧带复合体没有明显损伤;如椎体及关节突无骨折,则颈椎的稳定性基本保存完好,一般无需手术治疗,椎板骨折均能达到骨性愈合,多数患者愈合后一般不残留症状。骨折愈合后远期如仅有单纯颈痛及颈部僵硬,可先行项背肌锻炼、局部理疗、口服 NSAIDs 药物治疗,如无效,可考虑行痛点封闭或疼痛科微创治疗。

部分患者的椎板骨折并向椎管内移位,可导致相应的脊髓损伤。后期如仍有脊髓损伤的症状,影像检查显示局部骨折后移位的椎板对脊髓仍有压迫,可行后路椎板成形术解除脊髓受压,如局部稳定性不好,可行后路的侧块固定或椎弓根钉固定。

2.陈旧性椎板骨折伴后方韧带复合体损伤的处理　部分椎板骨折患者,骨折线可延伸至棘突根部或波及到一侧椎弓根,这种情况骨折移位可较重,可以合并有后方韧带复合体的损伤,包括项韧带、棘间韧带的损伤或断裂。早期 X 线及 CT 可显示椎板骨折不愈合或畸形愈合、棘突间隙增宽的表现,而侧块关节的对合关系良好,MRI 上表现为棘间韧带、项韧带断裂后的信号表现,部分患者损伤时伴有不同程度的脊髓神经损害症状;晚期可以出现局部不稳定、逐渐进展的相应椎体向前滑脱以及局部后凸畸形,表现后颈项部疼痛僵硬及后伸活动受限以及迟发性的脊髓神经根损害加重等症状。

晚期处理时,如患者仅有局部后凸畸形,表现后颈项部疼痛僵硬及后伸活动受限等症状,不伴有脊髓神经损害症状,后凸程度较轻,过伸过曲 X 线片显示局部后凸能复位或部分复位,可以考虑行前路间盘切除、钩椎关节松解、椎间植骨融合内固定术,同时纠正椎体滑脱、矫正后凸畸形;如椎体滑脱及后凸程度较重,需结合颈椎悬吊牵引预矫形的准备,使椎间隙前部及前纵韧带充分牵开,再行前路间盘切除植骨融合内固定术;如颈椎悬吊牵引预矫形状态下床边拍片仍显示局部后凸复位不满意,或损伤节段已骨性融合于畸形位者,可考虑采用前后路联合入路的广泛松解、矫形固定、后路椎板成形、前路间盘切除或椎体次全切除植骨融合固定术;如伴有脊髓神经损害症状、全身情况不佳者,也可以不强求椎体滑脱的复位,而主要着眼于脊髓神经根的减压、颈椎后凸的大致纠正、顺列的大致恢复和稳定性重建,可以考虑行单纯的前路椎体次全切除植骨融合固定术。

3.陈旧性棘突、椎板骨折及侧块关节半脱位的处理　多数棘突骨折不会导致脊髓神经根损害,但部分棘突骨折可合并项韧带、棘间韧带及侧块关节的关节囊等后方韧带复合体的损伤或断裂,导致后方的稳定结构遭到破坏,如后方韧带复合体损伤后修复愈合不良或棘突骨折畸形愈合,部分患者可以在远期出现侧块关节的半脱位,并出现后凸畸形;在青少年患者,伤后远期可以出现上下关节突之间的部分被拉长或侧块关节的进一步半脱位,其出现后凸畸形的可能性要大一些,后凸畸形的程度也可能更严重,患者可以出现颈项部疼痛、僵硬及后伸活动受限,这种情况下继发的后凸畸形在早期多数不易伴发脊髓神经根损害,晚期如后凸进行性加重,则可出现迟发性的脊髓神经损害。

陈旧性棘突骨折患者如不伴侧块关节的半脱位及继发的颈椎后凸畸形,且如仅有骨折部位或项背部的疼痛不适,一般只需采取保守治疗即可,如项背肌锻炼、局部理疗、口服 NSAIDs 药物治疗等。

如远期出现侧块关节的半脱位、椎体向前滑脱及逐渐进展的后凸畸形,则需尽早行前路的间盘切除、钩椎关节松解、椎间植骨融合内固定矫正后凸畸形,后凸严重者,可结合悬吊牵引预矫形的准备,使椎间隙前部及前纵韧带充分牵开,再行前路间盘切除植骨融合固定术;如颈椎悬吊牵引预矫形状态下床边拍片仍显示局部后凸复位不满意或损伤节段已骨性融合于畸形位者,可考虑采用前后路联合入路的广泛松解、矫形固定、后路椎板成形、前路间盘切除或椎体次全切除植骨融合固定术;如伴有脊髓神经损害症状、全身情况不佳者,也可以不强求椎体滑脱的复位,而主要着眼于脊髓神经根的减压、颈椎后凸的大致纠正、顺列的大致恢复和稳定性重建,可以考虑行单纯的前路椎体次全切除植骨融合固定术。

如伤后时间较短,在伤后 3 个月以内,虽有关节突的半脱位及局部的后凸畸形,但局部瘢痕尚未硬化,估计复位相对容易者,也可考虑直接行单纯前路的复位固定或前后路的联合矫形复位减压固定融合手术,多数患者也可获得良好的神经功能改善和后凸畸形的矫正。

4.陈旧性关节突骨折不伴有对侧关节突对顶、交锁、脱位的处理　颈椎两侧的侧块关节和椎间盘是颈椎最重要的稳定结构,称为三关节复合体。由于颈椎遭受旋转暴力的作用,导致一侧的上关节突或下关节突的骨折,这种损伤暴力往往同时导致相应节段的椎间盘的损伤。如损伤暴力较小,则对侧的侧块关节仍可保持良好的对合关系或仅有半脱位的表现;如损伤暴力较大,则对侧的关节突可出现对顶或脱位。

单侧关节突骨折,在早期易于漏诊。究其原因,在于多数患者伤后仅有颈部疼痛而没有脊髓神经根损害的症状,医生未给患者进行 X 线片的检查;即使拍摄了正侧位的 X 线平片,也难以很好地显示关节突骨折的形态,而医生又没有给患者拍摄可以清楚显示关节突骨折的斜位 X 线片;或虽进行了 CT 检查,但横断扫描有时难以清楚显示,而医生又没有进行可以清楚显示关节突骨折的 CT 矢状位重建。

单侧关节突骨折,在早期也易于延误治疗。究其原因,在于部分临床医生对单侧关节突骨折的损伤病理认识不足。单侧关节突骨折往往同时合并相应节段的椎间盘的损伤,而这种椎间盘的损伤,早期在 MRI 可能并不能很好地显示,由于椎间盘无血运,损伤后不能愈合。有相当比例的单侧关节突骨折患者并不合并有脊髓神经根损伤，MRI 检查也没有颈椎椎体的滑移半脱位，部分医生认为单侧关节突骨折移位不重，通过颈围领制动或牵引、卧床等保守治疗。但保守治疗者关节突骨折难以愈合，即使愈合，关节突也是在拉长的位置上畸形愈合，同时由于伴有椎间盘和关节囊的损伤，在伤后晚期易于出现相应节段的不稳定，并可出现颈项部疼痛、僵硬的症状；同时，在伤后晚期由于椎间盘和关节囊的损伤及由此出现的节段性不稳定，易于出现侧块关节的滑移半脱位，进而可以出现颈椎的后凸畸形，并可逐渐缓慢进展，严重者可以出现侧块关节的对顶状态；还可因侧块关节的滑移半脱位及不稳定而出现迟发性的脊髓神经根损害。因此，单侧关节突骨折的病例，无论是否出现脊髓神经根损害，无论有无侧块关节的脱位或交锁，都应当早期手术治疗。

不伴有对侧关节突对顶、交锁、脱位的新鲜单侧关节突骨折者，处理简单，如不合并有脊髓神经根损伤，仅行前路植骨融合内固定术即可；如伴有脊髓神经根损伤，则前路手术时需切除椎间盘脊髓神经根减压。

不伴有对侧关节突对顶、交锁、脱位的陈旧性单侧关节突骨折者，如在伤后数周内，患者可能仅有轻度的对侧关节突半脱位及椎体向前滑脱，虽颈椎过伸侧位 X 线片显示椎体滑脱不能复位，但多数患者手术中行前路椎间隙适当撑开、钩椎关节松解，可以达到比较满意的复位，再行前路椎间植骨融合内固定术即可；如伴有脊髓神经根损伤或因局部不稳定或椎体滑脱导致的迟发性脊髓神经根损害，则前路手术时需切除椎间盘行脊髓神经根减压；如在伤后数月及以上者，对侧关节突半脱位及椎体向前滑脱僵硬，后凸严重，考虑单纯前路手术复位困难者，可结合悬吊牵引预矫形的准备，使椎间隙前部及前纵韧带充分牵开，再行前路间盘切除植骨融合固定术；如颈椎悬吊牵引预矫形状态下床边拍片仍显示局部后凸复位不满意，或损伤节段已骨性融合于畸形位者，可考虑采用前后路联合入路的广泛松解、矫形固定、后路椎板成形、前路间盘切除或椎体次全切除植骨融合固定术；如伴有脊髓神经损害症状、全身情况不佳者，也可以不强求椎体滑脱的完全复位，而主要着眼于脊髓神经根的减压、颈椎后凸的大致纠正、顺列的大致恢复和稳定性重建，可以考虑行单纯的前路椎体次全切除植骨融合固定术。

5.陈旧性关节突交锁、对顶伴颈椎后凸畸形的处理　颈椎关节突交锁或对顶往往同时伴有后方韧带结构复合体的断裂，是严重暴力下的颈椎损伤；关节突的交锁可以是单侧，也可以是双侧的对顶或交锁；依据单侧或双侧关节突交锁的不同，椎体可以不同程度的向前滑脱；可以伴有或不伴有椎体骨折、关节突骨折及椎板棘突骨折；绝大多数病例在损伤当时伴有严重的脊髓神经根损害，仅少数患者因同时合并椎板骨折并向后方移位，使椎管自行开大，而幸运地脊髓神经根功能保存完好。

颈椎关节突交锁或对顶的患者应当在急性期手术治疗。

陈旧性的颈椎关节突交锁或对顶的患者，通过颅骨牵引或全麻下手法复位是无法获得复位的，通过前路椎体撬拨也是无法复位的；而且，如果试图通过牵引、手法复位或前路手术中撬拨复位者，将很有可能在复位过程中导致脊髓神经功能障碍加重。

陈旧性的颈椎关节突交锁或对顶在伤后数周者，脱位的侧块关节的关节囊周围的瘢痕组织还不是太硬化，可以考虑采用前后路联合入路的手术，首先后路关节囊松解、切开复位，侧块固定，而后在前路行间盘切除植骨融合内固定术，可以达到良好的减压及复位固定效果，但前后路联合手术对患者创伤打击较大,需综合考虑患者的耐受情况。

陈旧性的颈椎关节突交锁或对顶在伤后数周者,更好的方法可以考虑采用后路松解、切开复位,通过椎弓根钉强大的复位固定作用,可以达到满意的复位;同时,后路手术时,可以施行损伤节段上下几个椎板的椎板成形术,以达到广泛的脊髓减压。考虑到颈椎关节突交锁的暴力将导致脱位节段上下几个髓节的脊髓广泛损伤、水肿,后路广泛的椎板成形术可以广泛开大椎管,解除受伤后继发的长节段脊髓受压;后路手术时椎弓根钉固定坚强,行侧块关节间的植骨,可以避免再行前路手术。后路一个手术切口可以达到满意的复位、坚强的固定和广泛的减压作用,而且不受气管切开的影响。

陈旧性的颈椎关节突交锁或对顶在伤后数月及以上者,脱位的侧块关节的关节囊周围的瘢痕组织硬化,或向前滑脱的椎体及交锁的关节突可能已骨性融合于畸形位,则处理困难。大多数患者应当主要着眼于脊髓神经功能的改善、局部稳定性重建、后凸的大致纠正和顺列的大致恢复,至于椎体滑脱及关节突脱位的复位应当不是主要考虑的问题。这时,可以考虑采用前路椎间隙撑开、钩椎关节松解、椎体次全切除植骨融合固定术;如患者全身情况良好,则可以考虑先行前路间盘切除钩椎关节的松解,再后路切除已畸形融合的关节突,结合椎弓根钉复位固定术,依靠椎弓根钉强大的复位固定作用,可以达到比较满意的复位和坚强的固定;同时,后路手术时,可以施行损伤节段上下几个椎板的椎板成形术,以达到广泛的脊髓减压。如考虑后路植骨融合难以获得满意的融合,可以考虑再行前路融合固定术。

一般来说,单纯前路减压融合固定手术与前后联合手术矫形固定减压手术相比,对神经功能改善的作用大致相当,对后凸的矫形和稳定性重建也基本满意,只是脊柱的顺列恢复不如后者,固定的稳定性可能略逊于后者;但前后路联合的 3 次手术,对患者打击较大,手术风险也较大,应当综合考虑患者的全身情况、脊髓神经功能及患者的期望值后再决定是否采用,特别是对于瘫痪较重、脊髓神经功能改善的希望不大、全身一般情况不是很好的患者,应当谨慎采用。

6.陈旧性颈椎骨折脱位伴椎管狭窄、OPLL 的处理　发育性、退变性或先天性颈椎管狭窄、颈椎 OPLL 者,遭受较轻微的暴力损伤时,易于出现无骨折脱位型颈髓损伤;但如遭受较严重的暴力损伤,也可以出现颈椎的骨折脱位,并出现相应的颈脊髓损伤。

颈椎骨折脱位伴椎管狭窄、OPLL 的处理主要应当着眼于脊髓神经功能的恢复。这类患者在新鲜损伤期,导致其脊髓损伤的原因往往既有局部骨折脱位椎管形态改变所导致的脊髓直接压迫冲击伤,也有本身椎管狭窄、OPLL 等因素所导致的脊髓震荡损伤;在陈旧损伤期还有骨折脱位局部的不稳定所导致的迟发性损害。

这种情况,在 MRI 上可以见到脊髓长节段的受压、水肿或缺血的信号改变,表明脊髓受损伤的节段较长,除了在骨折脱位的节段脊髓受损严重外,在其他部位,脊髓也受到广泛的压迫。无论在新鲜还是陈旧损伤的处理上,既要着眼于脊髓的广泛减压,又要着眼于稳定性重建。如果颈椎的顺列良好,未出现明显的颈椎后凸表现,主要应解决脊髓广泛受压和重建脊柱的稳定性,可以选用后路单开门椎板成形术＋骨折节段的侧块固定或椎弓根钉固定;在颈椎陈旧损伤期,如果颈椎的顺列不好,出现颈椎后凸,并有相应的颈椎疼痛、僵硬及后伸受限的症状,应当解决脊髓的广泛压迫、局部失稳以及后凸的改善上,比较好的解决方案应当是以后路广泛的单开门椎板成形术＋后路矫形复位＋椎弓根钉固定融合术为主,后凸严重者,可以先行颈椎悬吊牵引预矫形处理,而后再用上法手术;或采用前后路联合手术减压、矫形及固定。

(三)手术意外及处理

1.脊髓或神经根损伤　与新鲜骨折相比,因为粘连、畸形、局部的僵硬,术中损伤颈脊髓、神经根的几率增加。所以,手术中应仔细操作,特别是骨折脱位复位过程中要先进行足够的松解,同时要注意保护显露出来的神经根与脊髓。

2.脑脊液漏　陈旧性颈椎骨折脱位患者,晚期移位的骨折块或脱位的椎骨组织周围将形成大量瘢痕组织并机化、硬化,可与硬膜及神经根紧密粘连,在减压手术时,分离困难,易于导致硬膜损伤、脑脊液漏或脊髓神经根损伤加重;出现硬膜撕裂可进行修补手术,破损小的可用凝胶或人工硬脑膜覆盖,术后接引流袋引流,取头高脚底位,使脑脊液自引流袋中引出,相当于局部的脑脊液外引流,待皮肤及皮下组织在干燥的环境下充分愈合后,可拔除引流管。依皮肤愈合的时间,颈前路可放置引流管 6～8 天,颈后路可放置引流管 10～12 天,拔除引流管后,深缝引流口,绝大多数可治愈。由于皮肤及皮下组织已完全愈合,术后动态复查 B 超及 MRI 可发现,手术后由于脑脊液漏而形成的伤口内假性脑脊液囊肿,可逐渐变小直至消失,以后一般不残留症状。

3.椎动脉损伤　颈椎陈旧损伤时,局部的瘢痕、增生等导致解剖不清,或者椎动脉走行及位置变化,在松解时易于导致椎动脉损伤。前路钩椎关节松解时应当注意外部边界,勿一味追求彻底松解而损伤钩椎关节外侧的椎动脉;后路关节突松解时勿过深,否则也可能导致椎动脉损伤。术中椎动脉损伤后,处理困难,死亡率高,一旦出现损伤,应勿惊慌,立即用手指压迫止血,同时联系血管介入科行椎动脉造影栓塞,可有效止血;也可于近心端及远心端寻找椎动脉后结扎之,但要求术者解剖及操作熟练。

第二节　胸腰段脊柱骨折

胸腰段(T_{11}～L_2)脊柱骨折脱位是最常见的脊柱损伤。约有 50％的椎体骨折和 40％的脊髓损伤发生于 T_{11}～L_2 节段。大多数胸腰部创伤是由交通事故引起的高能量损伤。与大部分脊柱创伤一样,大多数胸腰椎骨折发生在青壮年男性患者中,高能损伤是其主要致伤因素,占 65％以上。随着工业技术的发展,特别是汽车工业的迅速发展,交通事故中高能量损伤所致的胸腰椎骨折脱位的发生率呈直线上升趋势。近年的文献报道指出汽车交通事故所造成的脊柱骨折要比其他交通工具以及其他原因所造成的脊柱骨折更严重,老年患者的致伤因素主要为低能量损伤,约 60％为跌倒造成。15％～20％胸腰段骨折脱位患者合并神经功能损伤。

胸腰椎骨折的治疗已有上百年历史,近 50 年来,尽管麻醉方法和内固定技术不断取得进步,但关于胸腰椎骨折最佳治疗的争论一直没有停止过。治疗上的争论主要是以下几个方面:①手术还是非手术治疗;②手术治疗的时机;③前路、后路还是前后联合入路;④后路手术是否都需要减压和植骨;⑤后路内固定长节段还是短节段。

一、胸腰椎的解剖与生理

胸腰段是脊柱活动度的转换区域,由相对固定的胸椎到活动度较大的腰椎过渡。胸椎、胸腰段、腰椎三者的运动特点是由它们的关节突结构所决定的。在额状位平面上胸椎关节突大约有一个向前 20°的角度,且在矢状位上轻度外旋。腰椎关节突在额状面上基本是垂直的,而在矢状位上大约外旋 45°。而且,胸腰椎节段的关节突结构介于胸椎、腰椎之间。在一个三维研究里,比较 $T_{11/12}$ 以及 T_{12}/L_1 两个节段的运动方式,发现两者之间的运动方式有很大的不同。这个研究同时也强调了胸腰段的过渡特性。

胸腰段关节突方向的变化也改变了作用于脊柱的应力分布,这种改变了的应力导致了胸腰段不同的骨折类型。胸腰段的转换特点使得其比胸椎或腰椎更容易发生骨折。轴向加压的生物力学试验表明胸椎比腰椎更僵硬。在延展、轴向扭转、侧方弯曲方面,胸腰段与腰椎没有明显的区别。因为 T_{11}、T_{12} 肋是浮肋,没有和胸骨之间形成固定。

胸腰段相比脊柱其他节段更容易受到损伤,约有 50%的椎体骨折和 40%的脊髓损伤发生于 $T_{11} \sim L_2$ 节段。此节段易受伤害的原因可能是肋骨限制的减少、屈曲和旋转活动的改变、间盘体积和形态的改变,这些改变在胸腰段非常明显。

圆锥通常起于 T_{11} 水平,在大多数男性,止于 $L_1 \sim L_2$ 间盘水平。女性的圆锥止点略高一些。有时圆锥位置很低,达到腰椎,常伴有增大的终端。在 $L_1 \sim L_2$ 间盘水平以下的神经结构通常是神经根。此节段神经根与马尾的侧支循环血供很丰富,因而比较能够耐受缺血,也易于在受损后恢复。胸脊髓同颈椎、胸椎相比,血供较差且侧支循环少。

正常胸椎及胸腰段的屈曲轴位于椎体的中部及后 1/3 的结合部,这个轴线的位置使得椎体前缘压缩承重区的瞬时力臂是后部张力承受区的 1/4。Brown 及同事的研究认为在 400lb 的张力下后部结构将会损伤。这样的作用力在椎体前部将会产生 1200~1600lb 的压力。

维持脊柱稳定的一个重要结构是连接骨结构的软组织。这些复杂的结构包括韧带、间盘及肌肉组织,控制脊柱的运动及参与维护脊柱的稳定性。椎间盘结构包括纤维环和髓核组织。髓核组织镶嵌于纤维环内,作为脊柱轴向运动负荷的吸收结构。间盘组织是缺血结构,其营养主要来源于终板及纤维环邻近组织。在胸腰椎外伤中,当纤维环破裂后,其愈合能力较差。

二、脊柱损伤机制

脊柱受到外力时,可能有多种外力共同作用,但多数情况下,只是其中一种或两种外力产生脊柱损害。作用于胸腰椎的外力包括压缩、屈曲、侧方压缩、屈曲-旋转、剪切、屈曲-分离、伸展。

1.轴向压缩　在胸椎,因为生理后凸的存在,轴向压缩应力主要在椎体产生前侧屈曲负荷。在胸腰段主要产生相对垂直的压缩负荷。这将导致终板的破坏,进而导致椎体压缩。在作用力足够大的情况下,将会产生椎体暴散骨折。这样的力量将会导致椎体之的后侧皮质的中间部分骨折,这种中心脱位的应力将会导致椎弓根椎体结合部位的骨折,从而导致椎弓根间距增宽。如果有屈曲力量的存在时，将会导致椎板骨折。如果作用力很大时，将会导致后侧结构的破坏。Heggeness 和 Doherty 研究胸腰椎椎体的骨小梁结构，证实其骨小梁结构起于椎弓根的基底，向椎体内辐射行走，在靠近椎弓根区域皮质较薄。这就能够解释为什么在轴向负荷产生的椎体骨折常见到矩形骨折块椎体后缘突入椎管。

2.屈曲　屈曲暴力将会导致椎体、间盘前缘压缩，同时椎体后缘产生张应力。后侧韧带可能没有撕裂，但是可能会产生撕脱骨折。在椎体前侧，随着椎体骨折及成角的增加，作用力在逐渐吸收。中柱结构通常保持完整。但是，当后侧韧带和关节囊破坏后，将会产生局部不稳定。如果椎体前柱压缩超过 40%～50%，将可能会导致后侧韧带、关节囊的损坏，后期将会出现不稳定及进行性后凸畸形。屈曲压缩损伤伴有中柱结构的破坏将会导致脊柱的机械不稳定、进行加重的畸形以及神经损害。

3.侧方压缩　侧方压缩的作用机制类似于椎体前侧的压缩损伤，只不过作用于椎体的侧方。

4.屈曲-旋转　屈曲-旋转损伤机制包括屈曲和旋转两种作用力。如前面所述单纯屈曲外力的作用，主要损伤可能是前侧骨结构破裂。随着旋转暴力的增加，韧带和关节囊结构将会受到破坏，这将会导致前柱和后柱结构的损害。伴随着后侧关节囊结构和前柱间盘、椎体的破坏，高度不稳定的损伤类型将会产生。在胸椎或腰椎，单纯脱位是很少见的，这决定于关节突的结构。当关节突受到屈曲-旋转暴力作用的时候，关节突发生骨折，继而才可能出现脊柱的脱位。

5.屈曲-分离　屈曲分离损伤最早由 Chance 在 1948 年报道，但是其作用机制在以后才逐渐明晰。在这种损伤里，屈曲轴向前移位（通常靠近前腹壁），脊柱受到较大的张力。椎体、间盘、韧带将会被撕裂或损坏，这可能会导致单纯骨损害。骨与韧带结构同时受损，或者单纯软组织损伤。Chance 最先描述了骨损伤类型，骨折从棘突，向前通过椎板、横突、椎弓根，到达椎体。这种单纯的骨损伤通常发生于 L_1～L_3 椎体，虽然在早期是急性损伤造成的不稳定，但是其后期的骨愈合能力强，稳定重建好。骨韧带损伤或单纯的软组织损伤通常发生于 T_{12}～L_2 水平，这种损伤应被认为是不稳定的，自行愈合机会很少。

屈曲分离损伤在胸椎和胸腰段可以产生双侧关节突脱位，韧带、关节囊、间盘被撕裂，但前纵韧带通常保留完整；如果轴向屈曲外力足够大，前纵韧带将会被撕裂，从而导致严重的不稳定。

6.剪切　Roaf 最先报道了单纯剪切外力的作用机制，其作用机制类似于屈曲-旋转作用。这可以产生脊柱的前、侧、后滑椎畸形。创伤性前滑椎是最常见的损伤类型，常伴有严重的脊髓损伤。

7.过伸损伤　过伸损伤产生于躯体上部向后过伸外力作用。其受伤机制与屈曲损伤正好相反。外力作用于前纵韧带和纤维环的前部，同时后部结构受到压缩应力，这将会导致关节突、椎板和脊突的骨折。椎体的前下部将会发生撕脱骨折，多数情况下，这种损伤是稳定的，除非上位椎体相对于下位椎体发生后滑移。

三、骨折与神经损伤的关系

胸腰椎骨折是最常导致脊髓损伤的原因之一。突入椎管的骨折块通常位于椎体的上半部。典型的椎体暴散骨折从 CT 轴位上可见椎体骨折块突入椎管,对椎管内容物产生机械压迫。关于椎管侵占和神经损害的关系目前还没有达成共识。最常见测量椎管的方法是通过数字计算,通过测量伤椎椎管中矢径与邻近正常椎体中矢径的比值来客观地评价椎管狭窄的程度。Mumford 在 1993 年提出在椎弓根水平测量伤椎椎管中矢径比较能客观地反映椎管狭窄程度。

一些学者认为,受伤时,椎体骨折块向椎管内突入暴力造成的脊髓伤害,其强度是静态的 CT 平扫所不能反映的。Fontijne 对 139 例胸腰椎暴散骨折的患者进行研究认为 CT 平扫所见椎管的狭窄与神经损害之间存在正相关的联系。他们报道椎管狭窄在 25%、50%、75%,神经损害的几率在胸腰段是 29%、51% 和 71%,在腰椎是 14%、28% 和 48%。但是,研究中不能确定椎管狭窄的程度与神经损害的程度之间建立明确的关系。

神经损伤从单一神经根的损伤到完全瘫痪均有发生,在 AO 的一组 1212 例骨折的病例中,总的发生率是 22%。随着骨折分类的进展,神经损伤的发生率明显地随之增高。神经损伤在 AO A1 及 A2 型骨折中很少出现,A1 骨折中的神经损伤可能由于胸椎多节段楔形骨折所引起的后突畸形造成。然而,也有可能是有些楔形骨折中隐含着 B1.2 型骨折,这种骨折的后方损伤在普通的 X 线片上并不显示。A2 及 A3 型骨折的神经损伤率的显著差别可能是由于 A3 型骨折中严重的暴散性骨折较多,因此,A3 型骨折的神经损伤的发生率类似于 B1 及 B2 型骨折,这种类似性出现的原因可能是因为伴有神经损伤危险较高的前脱位很少发生在胸腰段脊柱。从 C2 到 C3 型骨折神经损伤发生率降低,其原因是在 C3 型骨折中神经损伤可能性最大的切片样骨折占的比例较小。脊髓损伤(SCI)程度的评估是脊柱损伤研究的核心课题之一。脊髓损伤后,及时、准确地进行检查,全面了解和评价脊髓损伤程度,对拟定治疗方案、提高和观察治疗效果以及正确评估预后都具有重要的指导意义。近年来,随着脊柱外科迅速发展,脊髓损伤引发了一系列相关学科的兴趣和广泛研究,显得异常活跃,取得了多方面的进展。但目前,脊髓损伤严重程度的研究角度、表达方式繁多,评价方法不一,标准不一。因此,一方面,大量新的专业信息使临床科研工作者开拓了视野,拓宽了联想;另一方面,在各种研究资料的统一化和量化、治疗效果的比较上,也带来了诸多不便。20 多年来,人们已普遍感到制定一个分析和评价脊髓损伤程度的神经学上的统一标准,对临床科研工作者之间进行正确的交流十分重要。然而,要从众多评价脊髓损伤的标准中选择一个较准确、可靠的标准也有一定难度。

(一)Frankel 脊髓损伤程度分类法

1969 年,由 Frankel 提出,其将脊髓损伤平面以下感觉和运动存留的多少分为 5 个级别。

Frankel 法对 SCI 的评定有较大的实用价值,但对脊髓圆椎和马尾神经损伤的评价有缺陷,也缺乏反射、括约肌功能的内容,尤其对膀胱、肛门括约肌神经功能表达不全。

（二）ASIA 脊髓损伤程度分类法

美国脊髓损伤协会（ASIA）为谋求一个全球统一、更科学、更完善的标准，于 1982 年推出了一个新的、在传统脊髓损伤神经分类基础上制定的标准，并进行了 3 次重大修改。1990 年，组织成立了包括神经外科、矫形外科、物理医学、康复医学以及流行病学专家在内的多学科专业委员会。吸取了美国国立急性脊髓损伤研究会（NASCIS）、国际截瘫医学学会（IMSOP）等多个专业学会的意见，达成共识。尽可能使这一标准与过去和未来的 SCI 资料可进行对照。更重要的是使这一标准具最高权威性，得到世界 SCI 界的认可和接受。其实，这一标准是参照 NASCIS 的标准制定出来的。而 NASCIS 在筛选治疗急性脊髓损伤（ASCI）药物（MP、NX）的最佳方案时，从 1978 年起先后组织了十几家截瘫中心进行了 3 次大规模协作研究（即 NASCIS I～II），上千例 SCI 患者采用 NASCIS 标准进行治疗前后评价，已使其实用性、先进性、科学性得到了充分体现。

ASIA 提出的新的参照 NASCIS 标准制定出来的脊髓损伤神经分类评价标准，其特点是用积分的方法来表达 SCI 的严重程度，将其各种功能障碍的大小量化了。因此，被认为是迄今最先进的 SCI 评价标准，而于 1992 年在巴塞罗那被国际截瘫医学会（IMSOP）批准使用，并传播推广。英国 Masry 对 56 例 SCI 患者的运动缺失百分数（MDP）与运动恢复百分数（MRP），用 ASIA 运动评分、NASCIS 北美脊髓损伤运动评分及传统运动评分（CMS）3 者评价结果进行比较，结论为 ASIA 运动评分是可靠的。

ASIA 标准的特点在于，对精心筛选出来的、最具代表性的、最基本的神经系统检查目标，即感觉的 28 个关键点、运动的 10 条关键肌，一一进行检查和评分。感觉评分的总和即代表患者的感觉功能状况；运动评分的总和即代表患者的运动功能状况。具体做法：①感觉的检查和评分：在 28 个关键点上，用针刺测试锐痛觉，用棉絮测试浅触觉。按 3 个等级评分：缺失为 0 分、障碍为 1 分、正常为 2 分，不能区分锐性和钝性刺激的应评 0 分。这样，每个关键点的检查有 4 种情况，即左、右两侧皮区的针刺锐痛觉和棉絮浅触觉。如正常人每个关键点应得 8 分，全身 28 个关键点满分总共 $28 \times 8 = 224$ 分。②运动的检查和评分：按自上而下顺序，对规定的 10 条关键肌（肌节：指每个节段神经根运动轴突所支配的肌、肌群）进行检查，各关键肌肌力仍用原临床 5 分法评定。0 分：受检肌完全瘫痪；1 分：可触感肌力收缩；2 分：不需克服地心引力能主动活动关节；3 分：对抗地心引力进行全关节主动活动；4 分：对抗中度阻力进行全关节主动活动；5 分：正常肌力。这样，左、右两侧共 20 条关键肌，正常人所有关键肌均为 5 分，其运动功能满分 $20 \times 5 = 100$ 分。

从总体内容上看或与传统神经功能检查方法相比较，ASIA92 法缺少了位置觉和深感觉内容。目前 ASIA 已建议增加检查两侧示指和踇趾的位置觉和深痛觉。同时要做肛门指诊，检查肛门括约肌的自主收缩、深感觉是否存在。借以判断 SCI 是完全性还是不完全性。均以缺失、障碍、正常 3 个等级表示。

（三）ASIA 脊髓损伤分级

A：骶段（S_4、S_5）无任何运动及感觉功能保留。

B：神经损伤平面以下，包括骶段（S_4、S_5）存在感觉功能，但无任何运动功能。

C：神经损伤平面以下有运动功能保留，1/2 以上的关键肌肌力小于 3 级。

D：神经损伤平面以下有运动功能保留，至少 1/2 的关键肌肌力大于或等于 3 级。

E：感觉和运动功能正常。

四、影像学检查

影像学检查是脊柱骨折治疗前所必需的评估损伤手段。对于急性多发损伤，如果患者有脊柱损伤的表现，或者患者处于意识丧失状态，但怀疑有脊柱的损伤时，都应该进行全脊柱的彻底检查。

（一）X 线片

怀疑胸腰椎骨折时，常规的正位和侧位平片是最基本的检查方法。如果患者的损伤使得摆放侧位体位很困难的情况下，患者平卧，投照球管应当放于患者侧方。在初始阶段的评估中，胸腰段及腰椎的顺列可以在正侧位平片上很好地观察出来。许多胸腰椎骨折不仅存在椎体的骨折，同时还存在损伤区域的后凸畸形。正位平片可以帮助我们获得很多信息，椎弓根的位置帮助我们了解脊柱的顺列、侧凸的存在与否、棘突的位置。如果同一椎体椎弓根间距离增宽，则提示椎体受到压缩外力，产生椎体压缩或暴散骨折。椎体高度的丢失同样提示椎体压缩骨折存在。如果正位片上出现椎体侧方移位，椎间隙变窄或消失，则提示经过椎间盘的损伤，侧方移位明显提示关节突脱位或骨折存在的可能，预示着损伤节段的不稳定。正位片上椎弓根的形态呈椭圆形，判断其形态的完整与否可以帮助我们在治疗时椎弓根的选用上提供帮助。侧位平片可帮助我们了解椎体的顺列、腰椎生理前凸的存在、椎体高度的丢失与否以及椎体受伤后局部的后凸角度。椎间隙狭窄的情况，观察损伤椎体的后上角可以看到椎管侵占的情况。还可观察到椎体骨折脱位后椎体间脱位对应关系。

（二）CT

CT 可以获得关于损伤椎体的任何平面的信息，三维重建 CT 可以观察脊柱的序列情况，CT 最基本的价值是在轴位平面上，可以清楚地显示椎管及骨折块与椎管的位置关系。扫描速度的增快和扫描层距的增密减少了患者搬动，获得了更多关于脊柱的信息。CT 可以：①确定平片影像不能肯定的图像；②提供详尽的骨结构损伤情况以给外科医生选择治疗提供帮助；③了解平片正常患者存在疼痛的原因；④上胸椎棘下颈椎区域平片信息不清楚的地方；⑤了解椎体骨折块与椎管的关系；⑥评估术后内固定的位置及并发症的情况；⑦评价术后椎体骨折愈合情况。

对一些 X 线平片诊断明确的脊柱损伤来说，CT 检查并不一定要进行。如简单的椎体压缩骨折、棘突骨折、横突骨折等。CT 常提供普通平片难以观察到的损伤。Ballock 和同事们研究认为，在区分胸腰椎椎体压缩骨折与暴散骨折方面，CT 比平片更具有明显的优势。CT 可以显示出椎板骨折、关节突骨折、椎弓根的损伤。这些在普通片上是难以确诊的。

三维重建 CT 可以了解椎体半脱位及脱位情况，螺旋 CT 可以提供给我们清楚的、高质量的影像。

（三）MRI

MRI 是检查中枢神经系统、脊髓的有力工具。其优点包括：①在任何平面上对脊髓成像；

②与其他影像系统相比，MRI对软组织（包括韧带组织）的辨别具有较高的敏感度；③脊髓周围空间成像诊断血肿、骨折块、间盘组织和骨刺，且不需要使用造影剂；④直接显像脊髓诊断挫伤、血肿或裂伤；⑤以MRI影像为基础预测患者将来脊髓功能恢复状况；⑥观测脊髓血流状况，评估主要血管的供血情况，而不需要使用造影剂；⑦不需要使用造影剂了解脊髓形态。

MRI可以清楚地显示脊髓和软组织图像。MRI检查可以辨别椎间盘损伤、硬膜外血肿、脊髓水肿、软组织损伤情况，这在其他影像学检查是不能替代的。当患者的损伤节段与神经损伤不符，或者有神经损伤但没有证据说明骨结构损伤，MRI检查将会提供脊髓节段的影像，了解损伤的情况。这些信息对治疗和指导预后将会提供较大的帮助。

韧带损伤在胸腰椎骨折中常常伴有。严重的韧带损伤可以导致脊柱不稳定，特别是过伸过屈损伤没有显现相一致的骨折存在时，应高度怀疑韧带的损伤存在。正常的韧带在MRI图像上为低信号区，因为其不含有流动的水分。韧带断裂时可以在MRI图像上看到低信号的断裂，韧带变薄或韧带拉长；了解主要韧带的损伤情况、手术的方式选择、内固定的节段即植骨融合的区域。

间盘损伤可能是伴随骨折脱位或者仅为独立的损伤。如果间盘对神经根或脊髓产生压迫，则会产生相应的症状。MRI能够清楚地显示间盘组织与神经的关系，这对决定外科治疗的方式和时机帮助很大。虽然其他影像也可以显示间盘影像，但是MRI可以区分间盘与其他结构，如椎体后缘骨刺，间盘是相对高信号区，而骨赘为低信号区。

五、治疗

（一）保守治疗

保守治疗是胸腰椎骨折的一种基本治疗方法，主要方法是支具外固定或者卧床休息治疗，包括一段时间的卧床休息，直到全身症状的缓解，接着应用支具固定10~12周，并逐步进行功能锻炼。

保守治疗适应证选择得当将会取得良好的治疗效果。Robert W.Bucholz等认为稳定的没有神经损害的椎体压缩骨折和暴散骨折可以进行保守治疗。包括：①骨折椎体高度丢失少于10%的不需要外部支具；②骨折椎体高度丢失在30%~40%，后凸角度在20°~25°可以通过矫形支具固定。

胸腰椎的外固定支具的作用是限制脊柱的运动，减少肌肉组织的活动，增加腹部压力稳定脊柱，减少脊柱的承重负荷。最有效的胸腰支具是Jewett设计的三点固定支具，其前侧在胸骨和耻骨联合，后侧在胸腰段。其可将脊柱固定于伸直位。这种支具允许脊柱过伸，但限制屈曲，重量轻，易于调节。Jewett外固定架适用于T_6~L_3节段的损伤。

Jewett外固定架可以限制胸腰椎的屈伸活动，但不能控制侧屈及旋转活动，只有贴体管型支具可以在各个方面限制活动。全接触的胸腰骶矫形支具（TLSO）是目前胸腰椎骨折最稳定的外部支具。全接触的TLSO的优点包括：将身体受力分布于广泛的区域，骨盆和胸壁较好的接触，对侧屈和旋转较好的固定，不影响患者的影像学检查。支具应该全天佩戴，无论白天还是晚上。标准的支具在L_4以下和T_8以上作用将会减低，所以在L_4以下应该加长到髋部，

T_8 以上应加长到颈部。

我们认为,保守治疗的指征可简单归纳为以下几点。

1.无神经病损者。

2.脊柱三柱中至少两柱未受损。

3.后凸角度小于20°。

4.椎管侵占小于30%。

5.椎体压缩不超过50%。

(二)手术治疗

与支具外固定或者卧床治疗相比,手术治疗有几方面的优点。首先,对于那些不能耐受支具或者卧床的患者可以提供即刻的稳定。在一个多发创伤的患者,长期的卧床将可能会产生严重的危及生命的并发症。及时的外科手术稳定可以允许患者早期坐起和康复治疗;其次,外科手术可以很好地恢复脊柱的序列,纠正畸形;最后,解除对神经系统的压迫。一些文献报道手术减压稳定可以增加神经损害的恢复几率,减少康复所需时间。

外科手术的主要目的是神经减压,以利于神经功能的最大程度的恢复。减压可通过前路、后路、后外侧、经椎弓根入路、非直接方式或以上两种方式的结合。突入椎管的骨块对神经的压迫可以通过间接的方法,即通过后侧器械(哈氏棒、CD棒等椎弓根钉)来实现,这些技术使用器械的牵张力及完整的后纵韧带牵拉将突入椎管的骨折块复位达到减压目的。也可以通过直接的侧前方或前方入路切除骨块来解除压迫。

外科手术的另一个目的是要重建脊柱的稳定性,将脊柱曲线恢复到正常序列,任何脊柱内固定系统要实现这个目标都要能够对抗脊柱的移位和纠正不稳定,现代的内固定设计无论前路还是后路都可以在尽量短的内固定节段上提供脊柱强有力的稳定支持。

手术目的可简单归纳为以下几点。

1.减压,为神经功能恢复创造最佳条件。

2.恢复和维持脊柱的高度和曲线。

3.减少脊柱活动度的丢失。

4.保持脊柱的稳定性。

5.坚强固定以利早期护理和康复。

6.防止创伤后后凸畸形及神经病损。

(三)手术的时机

对脊髓或马尾损伤的患者进行手术干预(减压和稳定)的时机还不十分明确。尽管人体临床研究没有足够的证据,但是可能存在一个重要的时间窗(可能<3小时),在该时间窗内减压可能会促进脊髓神经功能的恢复,改善预后。在犬类动物身上,脊髓的早期减压形成再灌注对神经功能的恢复非常重要,在脊髓损伤的1~3小时内进行减压可以恢复神经电生理活动。多数学者同意当存在进行性神经损害加重是急诊手术的适应证。急性外伤导致脊柱畸形、脊髓损伤的患者应当急诊接受手术,以恢复脊柱序列,给脊髓恢复创造最大的可能性。在那些完全脊髓损伤或静止的不完全脊髓损伤,一些学者认为应当延迟几天手术以减轻脊髓的水肿,而另外一些学者支持早期手术稳定。然而,迄今为止唯一的一个脊髓损伤临床前瞻性随机对照研

究发现,在损伤早期(3天内)或晚期(5天后)施行手术,神经功能的恢复并没有显著差别。有研究表明,如果胸腰段脊髓受压持续存在,即使是在损伤晚期才进行减压,也有利于改善神经功能。因后路手术是通过韧带整复缓解椎管压迫的一项间接减压方法,故在创伤早期能更顺利地进行。在伴有四肢长骨骨折的脊柱骨折患者早期手术可以避免患者卧床产生的并发症,如肺炎、压疮等。

（四）外科手术的适应证

4.手术指征　多数文献已普遍达成一致的观点,即胸腰椎骨折出现不完全性神经功能障碍且有明显神经受压的影像学表现时应选择手术治疗。Vaccaro 等通过多中心大宗患者观察建立胸腰椎损伤分类与严重度(TLICS)评分,从创伤形态、神经功能、PLC 完整性三个方面进行评估,建议 TLICS 评分≥5 分宜采用手术治疗。

对于胸腰椎骨折,不同类型的骨折应当选择相适应的手术方式。

椎体压缩骨折:根据定义,椎体压缩骨折是指椎体前柱压缩,中柱结构保持完整。这种类型骨折的治疗决定于后侧结构的损伤程度。椎体前柱压缩超过 40%,或者后凸角度超过 25°~30°,则考虑后柱的韧带结构受到损害,很难恢复正常的结构功能。MRI 可以清楚地显示后侧韧带复合体的损伤情况。这种骨折被认为是极度不稳定的骨折,应当考虑手术治疗。对于椎体损伤处于临界状态的患者,如果是年轻人,高能量的损伤,首先选择手术治疗。严重的椎体压缩骨折可以选择后路椎弓根固定系统进行固定和融合。对于老年患者,低能量所造成的椎体压缩骨折,特别是伴有骨质疏松的椎体压缩骨折,后路固定的选择应当慎重,因为较差的骨质量会影响固定的强度。可考虑椎体成形术。前路手术对于此类患者一般来说是不需要的,因为中柱结构没有受到破坏。

2.暴散骨折　根据定义,暴散骨折包括前柱和中柱的破坏,伴有或不伴有后柱结构的损坏。有 3 个因素在选择治疗时应当考虑:椎管受侵占的比例、受伤区成角畸形的角度和神经损害的程度。

对于暴散骨折的最佳治疗手段没有一致的意见。James 和同事对 L_1 椎体暴散骨折的模型研究显示后柱结构的状态对于椎体暴散骨折的急性期稳定性至关重要。他们随后随访的一组病例证实后柱结构稳定的不同类型椎体暴散骨折的患者骨折愈合良好,没有出现畸形愈合。Willen 和同事的病例随访,患者的椎体高度丢失超过 50%或者椎管侵占超过 50%的患者在伤后的观察中出现明显的疼痛。Cantor 和同事强调对于后柱结构有损伤的椎体暴散骨折应该手术治疗。手术应当考虑三方面的因素:神经损伤程度、稳定程度和畸形程度。如果患者具有神经损害,同时伴有不稳定、脊髓压迫、明显的后凸畸形,或者两种上述条件同时存在,这些都是手术治疗的指征。如果椎管侵占超过 50%,或者后凸角度大于 30°,不管是否伴有神经损害都具有手术的适应证。

3.屈曲分离损伤　屈曲分离损伤可以经过骨或者软组织结构,可累及一个或多个运动节段。韧带损伤愈合能力较差,常会导致局部不稳定和疼痛。累及三柱的屈曲分离损伤是极度不稳定的。脊髓损伤有较高的发生率。这种损伤最好的治疗手段是手术治疗。进行局部节段的固定和后侧融合。

4.骨折脱位　在骨折脱位,脊柱的三柱结构均遭到损伤。这种类型的损伤常伴有较高的神经病损率,多数患者需要进行手术治疗。如果出现骨折脱位的患者没有神经损害,手术的目的是稳定脊柱,恢复脊柱序列,防止继发神经损害,争取早日下床活动。如果骨折脱位伴有部分神经损害,亦应手术稳定脊柱和对神经进行减压。如果神经损害是完全的,亦应进行脊柱稳定,减少患者住院和卧床时间,给脊髓恢复创造最大的可能性。

我们认为手术指征可简单的归纳为以下几点。

1.有神经损伤。

2.所有 AOC 型骨折。

3.AO A3 型及 B 型中成角超过 30°、椎体压缩超过 50%、椎管侵占超过 30%。

4.MRI 证实有椎间盘损伤。

六、手术入路的选择

(一)前路手术

前路手术进行胸腰椎骨折减压稳定,无论单独使用还是与其他手术方式结合使用,在过去几十年来一直受到骨科医生的推崇。前路经胸腔减压和融合适用于胸椎和胸腰段骨折($T_2 \sim L_1$)。前路手术的指征是伴有神经损害的椎体暴散骨折,在急性期进行减压和稳定;纠正陈旧创伤所引起的畸形;重建脊柱前柱的支撑结构。随着内固定技术、植骨方式以及手术安全性的提高,前路手术越来越为外科医生所接受。

随着内固定技术的发展和自体骨植骨之外植骨方法的改进,前路手术治疗胸腰椎暴散骨折作为一种独特的技术手段获得了更多的接受。在 20 世纪 80 年代末期,随着前路钢板的日趋成熟,前路减压固定胸椎和胸腰椎骨折的手术治疗质量得到很大提高,现代的内固定技术多采用一个椎体两枚螺钉的固定技术,一枚螺钉靠后,平行于椎管后壁;另一枚螺钉靠前,自前侧向后侧斜行打入,两枚螺钉之间呈三角形,增加了抗拔出力。在邻近的两个椎体之间,可以完成撑开或加压的操作。

Kaneda 等报道应用前路减压植骨、Kaneda 内固定器械治疗胸腰椎暴散骨折患者 150 例,经过平均 8 年的随访之后,影像学显示 93% 的患者获得良好的植骨融合。10 例患者形成假关节,在经过后路固定融合后,问题得到解决。Kaneda 将其手术的成功归结于:在内固定的基础上,脊柱受力通过具有 3 层骨皮质的髂骨植骨块。椎管的狭窄由术前的 47% 到术后的 2%,神经功能改善一级的达 95%,96% 的患者恢复了工作。Gardner 等应用前路钢板治疗胸腰椎骨折获得 100% 的融合率。Okuyama 等报道 45 例胸腰椎不稳定骨折应用前路减压和固定手术治疗,84% 的患者术后没有疼痛,74% 的患者术后恢复工作,后凸角度在骨融合之前丢失很少。

对于脊柱结构的两柱(前柱和中柱)损伤,Denis 分类的椎体暴散骨折,AO 分类的 A 型损伤,单纯前路固定获得了良好的疗效。对于不稳定的三柱损伤,即 Denis 分类的屈曲分离损伤,AO 分型的 B 型或 C 型骨折,单纯前路手术能否解决这种损伤的稳定问题还有争议。RickC 等研究 203 例胸腰椎骨折,按照 AO 分类标准,40 例不稳定骨折(三柱损伤)实施了单纯前路固定手术治疗。术后没有患者出现神经损害加重的表现,不全损伤患者中 90% 有一级以上的神经功能恢复。术前椎管侵占平均 68.5%,后凸角度平均是 22.7°。术后随访后凸角度平均是 2.1°,37 例患者在随访中显示局部很好的稳定。

（二）后侧入路

后路治疗胸腰椎骨折主要应用内固定器械在损伤节段实施撑开和复位并间接减压。撑开力量被证明在使突入椎管的椎体后壁骨块复位方面有着明确的作用,特别是在伤后几天内更有效。

Harrington 棒是最早的用以治疗胸椎和腰椎骨折后路棒钩系统之一。虽然其能够起到复位和稳定脊柱的作用,但因为其坚强和稳定程度不够,现在已很少使用。

节段间固定系统:使用节段间固定系统可以很好地纠正后凸和侧凸畸形。有多个连接的钩与椎弓根钉可以完成撑开和加压的作用,因此可以矫正复杂的畸形和提供脊柱强有力的稳定支持。在应用横向连接后,两侧的钉棒结构变为一个整体,更有效地提供稳定支持。固定节段长短有很多争议,有些学者认为固定臂的长度在伤椎上下应该等长。Shufflebarger 认为,在胸椎骨折上方应固定 3 个椎体,下方应固定 2 个椎体;在胸腰段上方应当固定 2 个椎体,下方固定 1 个椎体。更短的固定节段应慎重使用,除非是前柱损伤较轻或前方进行植骨支撑。如果要使用钩棒固定,每个连接棒上至少要有 3 个钩子,不管在胸椎还是在胸腰段。椎板钩应与椎弓根钩结合使用,在骨折椎体远侧应用椎板钩要至少 2 个椎板,否则单个椎板钩难以对抗张力。

节段间固定系统与单钩棒系统相比明显增加了对椎体的把持力,减少了内固定失败的几率,其另一个好处是可以实施单个节段间的加压和撑开。

在胸腰段,椎弓根有较大的直径,可以考虑全部采用椎弓根钉进行固定。椎弓根系统的优点是使得短节段固定成为可能,经常采用的固定方式是在伤椎上一个节段和下一个节段进行固定。这种固定方式在腰椎显得优点更为突出。

在完成后路椎弓根固定的同时,根据椎管侵占情况,可以完成椎管减压。单纯平片不能作为判断椎管减压与否的依据。术前的 CT 平扫与三维重建;MRI 检查可以提供关于椎体结构的破坏情况、椎管侵占情况的完整信息。后路减压的优点是不需要再次另外切口;缺点是减压需要切除椎管后壁结构或者后外侧结构,这将会影响脊柱的稳定性,并可能对植骨融合造成不利影响。另外一个缺点是此种减压不如前路减压直接,可能形成不彻底或减压失败。

（三）前路和后路联合手术

前路和后路手术方式可以同时应用来治疗胸腰椎骨折。很多医生认为后纵韧带断裂是其手术指征,骨质疏松症也是联合入路的指征。联合入路的优点是可以最大程度地进行椎管减压,提高术后的局部稳定性,增加脊柱融合概率。Been 等的报告认为前后联合入路与单纯后侧入路相比,对神经功能恢复方面没有明显帮助,但在保持后突畸形矫正方面优于单纯后路,虽然有不少文献报道增加的后突畸形与背痛之间没有明确的联系。

有学者认为,如果最初的手术入路是后路稳定,前路手术可以分步考虑,即如果出现新的神经损害或者持续的神经损害考虑与来自椎管前壁椎体骨折块后突压迫有关,或者与骨折椎体持续的塌陷相关,这种情况下可以考虑再行前路手术。如果最初的手术为前侧入路,在有证据表明后侧附件结构间隙增大,在冠状面或者后突畸形的存在,对前柱内固定产生过大的压力,严重影响脊柱的稳定性,这种情况下可以考虑再行后侧入路。前后路手术同时进行适用于患者神经损害来源于后突的骨折块,且有椎板骨折产生神经根损害。环形减压适用于老年骨质疏松患者需要减压和稳定同时进行。

Praveen V 等人为前后路联合手术的指征是:①三柱损伤,包括骨折脱位、后侧韧带复合体损伤同时伴有前柱和中柱的损伤;②明显的前柱粉碎骨折和椎体高度丢失;③严重的后突畸形。

许多医生相信前路手术可以更充分地完成椎管减压。一些医生认为伴有神经损害的胸腰椎骨折是前路手术的适应证。Esses 等的研究认为各种手术入路方式在神经功能改善方面没有明显的区别。在那些具有明显的骨折块椎管侵入但没有神经损害的患者,许多医生更愿意通过后路固定技术,利用后侧韧带结构,对椎管进行牵引,以达到对骨折块间接复位。Wessberg 等对 115 例椎体暴散骨折的患者进行平均 7 年的随访发现,无论手术还是保守治疗,突入椎管的骨折块都有不同程度的吸收重建,椎管的直径有所增加,他们更支持在神经功能没有损害的患者不需要进行前路手术治疗。

(四)手术治疗方式

【手术入路】

胸腰段骨折的手术入路主要为侧前方入路及后侧入路。文献报道及我们自己的经验都未证实哪种手术入路更有优势。前路减压固定的绝对指征是椎体暴散骨折,后壁骨块翻转向前,其特点是在 CT 横断面可见椎体后壁骨皮质位于椎体内并指向前方。而其他类型骨折的手术入路的选择除了根据术者的经验外主要取决于前柱的结构是否稳定。大部分胸腰椎骨折脱位可通过后方入路达到减压、复位及固定的目的;但如果出现根椎管侵占超过 50%、椎体高度丢失超过 70%,应选择前方入路。如何判断前柱的稳定性目前还存在争议,可以参考 Gamnes 载荷分享评分来指导入路的选择。如果小于 6 分可选择后路手术,如果大于等于 6 分可选择前路手术,而对于 B2、B3 及 C 型骨折同时 Gamnes 评分大于等于 6 分者可以选择前后联合入路。

1.胸腹联合入路(显露 $T_{10} \sim L_1$)和腹膜后入路(显露 $T_{12} \sim L_5$):患者右侧卧位,右侧腹跨过手术台腰桥处。切口沿肋骨(T_{10}、T_{11} 或 T_{12}),从肋横突关节直到腹直肌外侧缘。腹膜后分离可以在不影响胸膜腔的同时切除肋骨。在肋横突关节处或近端切断肋骨。注意保留横膈和腹壁肌肉止点;找到腹膜外脂肪后,钝性分离定位腹膜后间隙。

用"花生米"钝性分离腹膜,将外斜肌和内斜肌分开来。用"花生米"分离腹膜后脂肪和腹膜,辨认腰大肌。确定并没有进入胸膜腔;如果已进入,在最后需用胸管置入胸膜腔。辨认椎间盘(注意:椎间盘是突出来的部分而不是凹进去的部分);男性患者的腰大肌常常跨过中线完全覆盖脊柱,这时,用"花生米"钝性分离直至看到椎间盘,然后拍片,确认手术节段。在 L_1 和 L_2 节段,为充分暴露要切断横膈脚并在最后修复。

侧前方椎体切除术减压的关键在处理椎间盘,要将切除的椎体上下的椎间盘在减压之前清除掉。干净地切除了椎体上下的椎间盘后,失血量将被控制在最少,而且术者可看到后纵韧带。下一步要去除一小部分后纵韧带以辨认硬脊膜。一旦硬脊膜显露清楚了,就可应用高速磨钻或咬骨钳进行椎体切除了,将椎体切除直至仅剩一薄壳附于后纵韧带上。

当从前外侧入路进行椎体切除时,用宽骨刀从椎弓根基部开始。薄壳和后纵韧带沿整个椎体长度一并切除。切除宽度是一侧椎弓根到另一侧椎弓根,要使椎管和神经根彻底减压。

自体的髂骨、肋骨、腓骨及钛网、人工椎体都是椎体切除术后的植骨替代材料。但独立应用的稳定性差,应联合应用后方椎弓根固定或前外侧钉板或钉棒固定。

2.腰段后路减压及椎弓根螺丝钉内固定术的技术要点全麻,患者俯卧于支架或枕垫上,腹部不施加压力,双臂置于头侧,双肩前倾。术前应确定 C 形臂透视是否能够在正、侧位方向均能拍摄到骨折固定节段。一般先放置椎弓根钉,再行减压、固定及植骨。

椎弓根钉向内侧偏移是最危险的并发症,可以伤及脊髓。正确地放置椎弓根螺钉应该遵循以下原则:①选择正确的椎弓根进钉点。②选择正确的进钉方向。椎弓根钉的方向取决于椎弓根的内倾角和下斜角。内倾角为椎弓根轴线在椎体横断面上的投影与椎体冠状面垂线的夹角,在胸腰段及腰椎为 5°～15°,下斜角为椎弓根轴线在矢状面上的投影与椎体水平面之成角,在胸腰段及腰椎一般 0°,但应参考侧位片。③进钉深度。一般认为深度达到椎弓根轴线长度的 80% 已获得足够的生物力学强度。但进钉越深,固定越牢固,最佳深度为进入椎体前侧但不穿透皮质,否则易损伤血管。④术中透视判断椎弓根螺钉位置。侧位片螺钉应于椎弓根内,钉尖不超过椎体前缘皮质,正位片顶尖向内不能超过棘突中线,否则可能进入椎管内。

确定进钉点后,先咬除进钉点处皮质骨,短骨锥开口,持稳长骨锥缓慢进入,如在松质骨内应阻力不大且均匀;如有大的阻力,可能遇到骨皮质,应拔出长骨锥,改变方向后再次进入,避免滑入原钉道。进钉前一定要用探针探测钉道四壁有明显骨性感,证实钉道在椎弓根内,方可缓慢拧入螺钉。

对于椎体有楔型变及椎体高度有丢失的骨折,术中要恢复椎体的形态及高度,主要依靠椎弓根钉对椎体间撑开,通过紧张后纵韧带将骨折推向前方,恢复椎体后壁的高度,再通过拉近椎弓根钉的延长杆或 Schanz 钉的尾端使前方展开达到恢复椎体前方高度的目的。

新鲜的胸腰椎骨折脱位复位并不困难,通过提拉复位装置均可达到满意复位。陈旧的脱位或难复性的脱位需要切除部分交锁的关节及瘢痕组织才能达到复位。

腰椎骨折和胸腰段骨折的手术方式略有不同。由于 L₂ 以下没有脊髓结构而且椎管宽大,所以可以安全地采用后路减压方式,而 L₂ 以下腰大肌的覆盖造成侧前方入路显露困难,因此后路减压固定的方式在腰椎骨折脱位的治疗上应用较多。

【后路术后减压植骨与否、长节段与短节段探讨】

1.手术固定　节段的长短是其中一个争议较多的问题。从生物力学上看,更长的纵向植入物(棒)通过增加与骨折部位的距离,可减少最终的植入物断裂或脱出的风险,因此能减少固定钩的作用力,尤其是钩棒系统,需要固定的运动节段常多达 5～6 个。长节段固定可以提供很好的固定强度,抗屈曲力和抗扭力方面力量可以明显提高,但是不可避免地要有运动节段的丧失。椎弓根螺钉系统的发展为不稳定三柱骨折提供了一种新的稳定方法,该方法可以实现三柱骨性内固定。在非骨质疏松的患者,椎弓根螺钉可以用更短的固定长度维持合适的脊柱稳定性。试验数据证明,与更长的钩棒系统相比,短节段螺钉内固定提供了扭转、屈曲和压缩刚度;此外,另外增加的补充性的、抵消性的椎板钩系统可以吸收部分的螺钉内固定的应力,因此可以减少椎弓根螺钉的屈曲力矩和植入物断裂的发生率。短节段固定的优点是固定节段少,可以保留更多的运动节段,手术时间短,出血量少。虽然椎弓根内固定系统增加了刚度,但是在控制脊柱的旋转和抗屈曲力量方面,则显得力量不足,在极度不稳定的胸腰椎骨折的后路短节段性内固定会导致较高的失效率。文献报道的短节段固定失败率较高,达到 9％～54％。如何选择合适的固定节段长度？我们通过随访 134 例胸腰段骨折后路椎弓根固定术患者,对比了短节段固定组和长节段固定组在邻近椎体上下终板夹角矫正与丢失、伤椎椎体上下终板夹角矫正与丢失及手术疗效,认为可以用 AO 分型来指导固定节段长短的选择。

A 型骨折,即仅涉及前柱椎体的骨折,后柱的韧带棘突、椎板结构没有受到破坏。国内外有很多文章讨论固定节段的长短,多数学者认为短节段固定即可获得良好的固定结果。因为短节段固定可以减少融合节段、缩短手术时间和减少术中出血。在复位方面,文献报道的短节段固定和长节段固定两者没有本质区别。一些文章谈到短节段固定治疗胸腰椎骨折的缺点时,部分学者认为矫正角度的丢失是短节段固定的缺点,内固定失败率较高;而长节段固定矫正角度丢失的程度要低。一些学者为了减少矫正后椎体高度的丢失,尝试经过椎弓根椎体内植骨,经伤椎椎弓根内固定,还有学者尝试椎体内注射骨水泥固定,其效果还需要进行长期随访。在我们治疗的患者中,所有 AO 分型中的 A 型骨折均采用短节段固定,在复位骨折时,使用 SCHANZ 螺钉,首先对椎体后缘进行撑开,恢复椎体高度,再利用螺母的旋转角度撑开椎体前缘,多可以获得良好的椎体复位。本组患者伤椎邻近椎体的夹角和伤椎上下终板的夹角分别纠正 51％和 64％,矫正角度丢失在 3°左右,椎管面积纠正更明显,在随后的随访中,椎管面积还有增加,说明短节段固定在 A 型骨折治疗可以获得满意的效果。

B1 型损伤主要是后方为韧带结构断裂,后方的关节突、椎板以及峡部是完整的,后柱结构还可以提供骨折复位时的支撑,所以短节段固定可以满足复位和固定的需要。B2 及 B3 型损伤,后方的关节突、椎板和峡部骨折,同时伴有前柱的间盘损伤或椎体骨折,前后两柱结构损伤明显,脊柱的稳定性极差。此类型的损伤,因为涉及两柱结构损伤,我们多选择长节段固定,以提供骨折端更为坚强的支撑。在此类型中的双柱横贯伤,前后柱是冠状位简单的横骨折,类似于 Chance 骨折,则可以进行短节段固定,类似于骨折复位固定。

C 型骨折的特点是脊柱前方和后方结构的损伤同时伴有旋转,所以脊柱除了在前后方出现骨折脱位外,还可能在侧方出现旋转和移位,脊柱的稳定性破坏最严重,在纠正此类骨折引起的脊柱畸形时,内固定系统要能很好地控制脊柱的旋转力,所以内固定节段应以长节段固定为主。

因此,AO A 型和 B1 型骨折可以选择短节段固定,AO B2 型、B3 型及 C 型骨折或 McCormack 载荷评分＞6 分的极度前柱不稳定的骨折,如果仅行后方固定则应考虑做长节段固定。

2.减压的作用　手术减压对胸腰椎损伤所致的神经损害作用还不明确。尽管各家观点不一,但是影像学所见的椎管狭窄程度与暴裂骨折所致的神经功能损害的程度没有直接的关系。相反,开始时作用于脊髓或马尾的暴力与伴随的血肿、水肿及多种神经因子和血管活性因子所致的缺血可能是神经损伤的原因。大多数研究显示,随访中残余椎管狭窄或矢状位畸形与客观疼痛评分、工作能力及患者的功能状态无关。有研究证明,骨折经非手术治疗或手术治疗后椎管会随着时间的推移进行重构或增大。大量研究已经证明,单纯的椎板切除术对减轻脊髓腹侧的压力是无效的,还可能加重脊柱不稳定。

3.植骨的必要性　大多数胸腰椎骨折后路内固定术都应当结合植骨,因为最终的稳定需要通过植骨融合来实现,而内固定的作用只是暂时的。经椎弓根行椎体内植骨术与短节段内固定技术的联合应用为前柱重建手术提供了一种方法,但有研究指出,与非植骨手术相比,通过经椎弓根植骨的短节段经内固定并不能降低内固定失败的发生率。对于后外侧植骨融合,也有文献认为不减压非融合治疗胸腰椎骨折的效果与植骨融合组无明显差异。植骨融合使得手术时间延长,失血量增多,存在取骨区的并发症,加速邻近节段退变。

我们对一组手术治疗的 AO A 型胸腰段骨折($T_{11}\sim L_2$)患者进行了回顾性分析,发现椎板切除减压植骨组与不减压不植骨组相比,其术后后凸角的纠正和椎体高度的维持在两组间差异无统计学意义。因此,我们认为,对于不同的患者还要根据患者的具体情况综合制定治疗方案,对于不稳定程度不严重的骨折(一些 AO A 型骨折),后路手术时如果未做椎板切除减压,可以考虑不做植骨融合。

对于神经损伤较轻(轻于 ASIA D 级)、不稳定程度不严重的骨折(一些 AO A 型骨折),后路手术时可以考虑只复位固定,不做椎板切除减压。具体指征是:①AO A 型胸腰椎骨折;②神经损伤轻于 ASIA D 级;③椎体高度压缩＜50％;④局部后凸角度＜30°;⑤椎管侵占率＜50％。

七、并发症

手术并发症不仅会增加患者的痛苦和经济负担,更可能导致手术的完全失败。努力减少和避免手术并发症的发生是对脊柱外科医生最基本的要求,预防并发症的发生在胸腰椎骨折的手术治疗中是至关重要的。

(一)手术入路相关的并发症
前路手术的并发症如下。

1.损伤胸导管　胸导管行经的路径变异很大,但通常伴行于主动脉右侧。并发症主要发生在左侧胸廓切开术,可导致乳糜胸。治疗通常采取保守方法——胸腔闭式引流,但对于个别无脂饮食的患者,大量淋巴液的丢失需要手术治疗结扎胸导管。

2.损伤奇静脉和半奇静脉　切断肋间血管时过于偏向中间,或是准备时没有靠近前纵韧带或骨膜下,都有可能损伤到奇静脉和半奇静脉,一旦损伤,应手术缝合或结扎。

3.损伤大血管　损伤大血管是很严重的并发症。患者短时间内丢失大量血液,手术野很快被血液充满。这时应用事先准备好的血管圈套器止血,没有圈套器应手动止血。钳夹血管需要将血管前移,静脉的撕裂通常发生在底面,操作比较困难,应将血管充分翻转,使得缝合不受限制。

4.损伤输尿管　输尿管由于其圆柱形的外形及其可蠕动的特点比较容易识别。对于完全或是不完全的断裂,首先应使两断端保持足够长度,平行长轴切开输尿管,置入导管进入膀胱并固定,用可吸收线做单排全层间断缝合。

5.腹膜穿孔　穿孔主要发生在膈下。手术中应尽可能地将腹膜推至旁边。可以行连续缝合修补穿孔。

6.腹壁神经支配异常　躯干前侧的肌肉受胸神经前支的感觉和运动神经支配,应根据神经的分布情况决定必要的切口,避免腹壁疝的形成。

7.下腹部神经丛损伤　在处理大血管时可能会损伤这些神经丛,可以导致逆行射精。

8.错误估计病变节段　由于解剖上的个体差异,错误估计节段的情况时有发生,所以术中透视及术后影像学的复查是绝对必要的。

(二)椎管减压相关的并发症

最糟糕的并发症是神经功能减退。在脊髓和脊髓圆锥水平发生神经损伤的风险要大于马尾水平。损伤的原因大多是技术上的错误,但有少数病例的病因不清。这些病例,在除外了其他原因之后,只剩下了血管的原因。通常,术后新出现的神经功能减退应该尽可能进行完整的检查。神经损伤的风险可以通过以下的方法避免。

1.用磨钻和刮匙谨慎地处理椎体的后壁。

2.入路应选择在狭窄程度相对较轻的节段。

3.操作时应尽可能远离椎管,避免神经结构受压。

椎管减压不完全或不充分是另一个典型的并发症。椎管减压的程度与神经功能恢复之间的关系,尚未经统计学证明,但当遇到神经功能受损的情况时,应进行充分的完全的椎管减压,且术后需要进行 CT 复查。对于术后仍存在椎管狭窄的病例,应根据其具体情况决定是否需要再次手术修正。

椎管减压可能会导致硬脊膜撕裂,其发生率为 4%～10%。可以行连续缝合修补。当撕裂的范围较长时,应行椎板切除术使撕裂完全暴露。如果裂口没有完全缝合,应把肌肉组织缝合到该区域,并使用生物蛋白胶。胸椎节段的持续性脑脊液瘘需要引流数天。

(三)器械操作和稳定性相关的并发症

椎弓根螺钉内固定技术为纠正脊柱序列不齐和固定损伤节段提供了最好的方法。但椎弓根螺钉向头侧错位会导致内固定的稳定性下降,并有可能损伤到相邻节段的椎间盘。在正位或调整后的侧位片上,螺钉尖部与椎体终板间存在至少 3mm 距离的时候,螺钉通常不会穿破终板。螺钉向尾侧穿破椎弓根皮质的情况下有可能会损伤到神经根内侧。由于脊髓被脑脊液环绕,相对较安全。硬膜外静脉出血可以导致继发性神经损伤。Roy-Camille 认为在腰椎可允许的偏差为 2mm。Gertzbein and Robhins 观察到,在他们的患者中,有 2 位患者伴有轻度神经功能减退,在未接受特殊处理的情况下,功能恢复。Louis 观察到在椎弓根穿破的患者中只有一小部分人伴有神经系统并发症。West 对 61 例椎弓根固定患者进行观察,发现 7% 的患者有神经功能受损的表现。Castro 通过对 4 具尸体样本和 30 位患者进行研究,发现在影像学辅助控制椎弓根螺钉置入位置的情况下,只有 60% 的螺钉在正确的位置上。5 位患者术后出现神经功能减退;从总体上看,偏向中间 6mm 甚至更多都可以接受;螺钉错位小于 4mm 的全部患者都没有术后神经功能减退的表现。

椎弓根外侧皮质穿破也会导致稳定性下降、螺钉的汇聚不足。在胸椎区域有可能损伤到肺、节段血管、交感干和动脉。对于圆形或心形椎体应谨慎选择合适长度的螺钉。在处理右侧椎弓根的时候,有可能损伤食管、奇静脉和胸导管;处理左侧时可能损伤主动脉。

为了准确测量椎弓根螺钉尖部到椎体前皮质的距离。Krag 建议在侧位上行 30°的投射角度。对于穿破骨皮质的情况，George 发现在螺钉拔脱试验中稳定性下降 11％。Misenhimer 描述了在置入椎弓根螺钉时，使用过粗的螺钉。先出现椎弓根的变形，然后椎弓根发生骨折。当螺钉的直径大于椎弓根的内径或是大于外径的 80％，螺钉有可能穿破椎弓根壁。根据 Kothe 的研究，椎弓根的 62％～79％为松质骨，皮质骨的厚度不一，内侧骨皮质的厚度是外侧的 2～3 倍。当螺钉的直径和椎弓根不匹配时，椎弓根的外壁可能会被穿破或变形。

为更好地控制椎弓根螺钉的位置，术中常采用影像学方法监控。Weinstein 研究了影像学中螺钉位置与实际螺钉位置的关系，发现其一致性较低，在 124 颗螺钉中有 26 颗在错误的位置上，其中 92％在椎管内，假阳性率 7％，假阴性率 13％。

左右两颗椎弓根螺钉不应相交，一旦发生这种情况，说明螺钉至少部分进入了椎管内；同样的道理，螺钉不能越过中线。有一种复杂但安全的方法，就是导航下椎弓根置钉术。

Sjostrom 在对其手术患者的研究中发现，82 颗螺钉中有 16 颗位置有问题，其中 5 颗穿入椎管，最多达 3.5mm。对其中 48 个椎弓根术前与取出内固定物之后的情况进行比较，31 例增宽，14 例变形，提示有外侧壁骨折发生。当螺钉的直径超过椎弓根外径 65％的时候，85％的椎弓根都有增宽和延长的表现，有 1/4 的螺钉穿破了前壁。为尽量减少并发症的发生，术前应行 CT 检查评估椎弓根情况，明确胸椎存在的解剖变异。

其他器械操作相关的并发症如下。

1.椎弓根螺钉孔脑脊液漏　通常情况下，不需要暴露漏口，但更换螺钉是必要的，有时甚至需要换到相邻的上一个或下一个椎体上。但对于持续性的脑脊液漏，应打开椎管，暴露并关闭漏口。

2.复位不完全　对于较长的多个节段的损伤，现有的器械和技术不足以达到理想复位，或是术中对于复位的结果出现了错误的估计，术后发现复位不完全，再次手术修正是唯一的选择。

3.过高地估计了骨质量　过高地估计骨的质量可以导致内固定物松动、矫正度的丢失。众所周知，内固定螺钉的稳定性很大程度上依赖于骨质密度。当患者为老年人或是对于稳定性没有十分的把握时，内固定的范围应更大，但对于这一点没有明确的限制。

4.螺钉断裂　螺钉断裂最直接的相关因素是螺钉的直径和设计，其他因素还包括骨折的类型、前方支持物的质量、是否存在骨折不愈合以及拆除内固定物的时间。

（四）椎间融合相关的并发症

对于损伤节段的融合，后路和前路都是可行的。主要并发症包括神经功能减退、选择的融合技术在生物力学上的失败、矫正度的丢失以及骨折不愈合。

经椎弓根植骨技术，若通道的长度和位置错误可引起部分植入物进入椎管造成神经损伤。前路植骨时也有可能使植入物向后突入椎管。

对于涉及前柱损伤的脊柱外伤、是否需要前路手术、前路固定支持和融合所起到的稳定作用等问题，现在还没有充分的答案。单纯后路手术的不理想结果提示负重能力的进一步恢复是必需的，但也是椎弓根固定技术无法得到的。所以，单纯椎弓根固定的结果常伴有生物力学支持不足、矫正度丢失、骨折不愈合以及植骨不融合等问题。在其他研究中显示，单纯椎板间融合对于矫正度的丢失没有作用。迄今为止，前路手术进行椎体置换或椎体间植骨融合的价值还缺乏有效的证明。

(五)一般手术共有的并发症

感染是常见的手术并发症,其发生率在 2% 左右。手术切口感染常导致切口延迟愈合或不愈合,必要时需进行清创处理,而深部感染若累及到内固定物,在清创时要考虑取出内固定物以控制感染。髂骨取骨处也有发生感染的可能。术后肺部感染和泌尿系统感染也比较常见。这与患者术后长时间卧床有关,特别是前路术后的患者,会因为术后疼痛和胸壁肌肉损伤而导致呼吸功能受限,增加术后肺部感染的可能,应特别加强术后护理。

另一个常见的术后并发症是下肢深静脉血栓,其发生率在 1% 左右。伴有神经损伤的胸腰椎骨折患者,术后下肢深静脉血栓形成的风险更大,这与术后长时间卧床和下肢缺少活动有关。病情较轻的下肢深静脉血栓,若早诊断早治疗,可无明显的后遗症,但病情较重特别是继发了肺动脉栓塞时,可导致患者死亡。

八、术后处理

1.常规放置负压引流,引流留置 48 小时或直至 8 小时内引流量小于 30mL。

2.术后 48 小时应用抗生素。

3.术中如对神经刺激过多或修补硬膜,应于术后给予皮质激素(地塞米松最初 50mg,术后第一天每 4 小时 8mg,术后第二天每 8 小时 4mg)。

4.可用肋间神经封闭以减轻术后疼痛。

5.引流拔除后拍摄术后片,内固定位置满意即可鼓励患者坐起或下床活动。术后当晚即可翻身,应鼓励早期活动。

6.两节段的融合或 T_{10} 以下的单节段融合,需要胸部支具 3 个月。其余的患者为了舒适也可用胸部支具。

7.术后 3 个月内要限制体育活动,术后 1 年活动无限制。

8.于术后 1 个月、3 个月、6 个月和 12 个月进行门诊随访及常规影像学检查,以了解神经功能恢复情况和植骨融合情况。

第三节   中上胸椎骨折

一、上胸椎的解剖学特点

不同部位脊椎关节突的方向不同,决定了其活动范围也不相同。颈椎关节突的关节面方向呈冠状位,与横断面呈 45°角;胸椎关节突的关节面方向呈冠状斜行,与横断面呈 60°角。腰椎关节突的关节面方向呈矢状位,与横断面呈 90°角。在 $T_1 \sim T_6$,每个节段的总体屈伸活动度是 40°从 $T_6 \sim T_7$ 到 $T_{12} \sim L_1$ 节段,屈伸活动度自 5°~12°逐渐增加。胸椎 $T_1 \sim T_{10}$ 的侧弯活动

是 $6°$，在胸腰段 $T_{10}\sim L_1$，侧弯角度平均增加到 $80°$。

胸椎椎弓根宽度小于其高度，呈椭圆形，比腰椎的椎弓根更扁，远比腰椎的椎弓根窄细。$T_4\sim T_9$ 节段最窄，椎弓根平均横径小于 5mm。椎管的矢径比脊髓的矢径略大，仅有不足 12mm，除去硬膜囊的厚度影响，几乎无缓冲间隙。中胸段椎管和脊髓的横径最小，矢径介于上下胸段之间。中胸段脊髓前动脉变细，有一定的血液供应来自根动脉。胸椎管形态以近似圆形的多边形为主。椎弓根到其上下的神经根均有一定距离，最小为 1.2mm，神经根直径从 $T_1(2.8mm)$ 到 $T_{11}(4.5mm)$ 逐渐增大。神经根冠状面上与中线所成的夹角从 $T_1(119.5°)$ 到 $T_{12}(60.2°)$ 逐渐减少，越是上位胸椎，神经根越呈水平状行走。由于胸椎弓根与其周围神经特殊的解剖关系，为胸椎后路固定提供了解剖学依据。

二、中上胸椎损伤的力学特点

上胸椎由于胸廓的支撑，胸椎犹如存在一外固定支架，其稳定性好于其他脊柱节段，因此该部位骨折脱位损伤往往是由于较大的外力所致。上胸椎位于前凸颈椎至后凸的胸椎的转换节段，是受力容易集中的转折部位。从 $T_1\sim T_4$，中、上胸椎呈弧形背弓，其椎管较颈段和腰段的椎管为细，是接受外力最多见的部位，中上胸椎的骨折脱位多发于此。外伤原因多为交通伤、坠落伤或直接打击伤。从脊柱形态来说，胸椎不同于颈、腰椎处于前凸状态，胸椎后凸的负载应力分布易致胸椎压缩骨折。胸椎管的脊髓与椎管的前间隙和后间隙不相等，即脊髓并不在椎管的中心，而是偏前，这就使脊髓前的硬膜外间隙、硬膜下腔均小于其后间隙。

由于胸椎的椎管管径小，除脊髓外，无额外的缓冲间隙，骨折块的压迫容易造成脊髓的损伤，脊髓前方的轻度压迫就可致脊髓严重创伤。脊髓前动脉由这一区域进入，损伤后脊髓血液循环差，神经功能恢复不佳，因此上胸椎脊髓损伤后预后往往较差。当致伤外力强大到发生骨折脱位时，椎体的骨折往往呈明显的压缩或暴裂，同时合并小关节骨折或脱位交锁，由于胸廓肋骨架的存在，一旦脱位发生后，复位往往也较为困难。同时，因为受伤暴力可同时作用于胸廓，可引起胸廓、肺的损伤，导致血气胸，对患者的生命体征造成影响。

三、中上胸椎骨折的诊断

中上胸椎骨折早期有可能出现漏诊，主要是由于胸廓和胸腔内容物的遮挡，普通 X 片往往可能不易清楚显现胸椎椎体形态，医生出现判断失误，特别是没有神经损害的胸椎骨折患者。根据病史和严格查体，判断脊柱受损部位，拍摄 X 片后，仔细阅读，多可发现胸椎骨折的异常形态。对于下肢出现运动感觉障碍，而颈椎和胸腰段未见骨折征象者，应考虑到上中胸椎骨折的可能性，必要时要进行胸椎重建 CT 以及 MRI 检查。重建 CT 可以清晰地反映胸椎脊柱结构，对骨折移位特点、受损节段可以提供详尽的信息。MRI 可以了解脊髓受损情况。

四、中上胸椎骨折的治疗

胸椎骨折的治疗应充分考虑骨折类型、稳定性、脊髓损伤的程度以及合并其他损伤的程度。根据骨折分型（参考 AO 骨折分类），对不同类型的胸椎骨折应采用个体化的治疗。有些学者认为，单纯的胸椎压缩骨折未合并脊髓损伤者无需手术治疗，如脊柱稳定性丧失且伴有脊髓损伤者应手术减压，目的是及时脊髓减压，恢复脊柱序列，最大限度恢复残余脊髓功能及稳定脊柱。对于不稳定性中上胸椎骨折的治疗，应采取手术治疗，多经后路切开复位、脊髓减压、内固定、后外侧植骨融合术。上胸椎骨折同时多伴发胸腔脏器的损伤，后方入路避免进入胸腔，减少再次对其干扰，创伤小，可以达到脊髓的侧前方、后方减压，长节段固定、融合，利于恢复胸腔脏器功能。术后肺不张和感染的并发症明显减少。上胸椎骨折前路手术由于其操作要劈开胸骨，对纵隔的干扰大，创伤大，出血多，部位较深，不易进入，尤其上胸椎骨折往往受伤于较大暴力，脊髓损伤严重，不宜施行创伤很大的开胸手术，并且术后合并有肺不张及感染的机会也增多。有学者在手术治疗上胸椎骨折脱位合并脊髓损伤时，经前后路比较认为采取后方入路减压内固定是较合理的选择。总之，对于上胸椎骨折，经后路切开复位、脊髓减压、长节段内固定、植骨融合术是一种合理、有效的治疗方法，达到恢复脊柱稳定及生理曲度、解除脊髓压迫和患者早期功能锻炼的目的。

亦有学者认为，在上中胸椎骨折的治疗选择上，应充分考虑到脊柱的稳定性、脊髓损伤的程度以及其他损伤的程度。稳定性骨折非手术治疗一般可取得满意疗效，但对于椎体压缩程度超过 50%、成角超过 30°的骨折，保守治疗后可能发生进行性胸椎后凸畸形及不稳定，应选择手术治疗，尤其是合并有不完全性脊髓损伤者。导致上中胸椎骨折伴脱位的暴力和能量往往较大，常常伴有小关节的交锁或骨折，而且由于胸廓肋骨架的存在，一旦脱位，复位往往非常困难。前路手术由于力臂有限，难以完成复位。因此，上胸椎骨折伴脱位时，一般采用后路手术。此外，与前路手术相比，后路手术损伤相对较小，对于合并胸外伤的患者尤其适合。近来，椎弓根螺钉在胸椎骨折上的应用渐多，椎弓根钉技术已经成熟，且能提供良好的三维固定，并可获得良好的固定效果。

根据某医院治疗胸椎骨折的经验，我们认为中上胸椎骨折脱位的临床特点为：损伤外力强大；所造成的脊柱、脊髓损伤严重且多发伤合并率高。治疗上应该先救治危及生命的合并损伤；对于有神经损伤，尤其是合并有不完全性脊髓损伤者，应尽早手术治疗；不稳定骨折如 AO 分类的 C 型骨折、A 型及 B 型成角超过 30°椎体压缩超过 50%的骨折，也应选择手术治疗。手术方式以后路椎弓根固定为主；如果脊髓压迫明显来自前方，椎体压缩超过 50%，椎管侵占＞50%可考虑前路手术，如前后结构均有严重损伤则应考虑前后联合入路。T_{10} 以上胸椎骨折应采用长节段固定。临床上应优先处理危及生命的损伤，尽早对骨折脱位进行治疗。对于不稳定骨折，即使是合并完全性脊髓损伤者，也应尽量考虑早期手术减压并稳定脊柱，以利于患者的早期康复治疗。

【前路手术】

中上胸椎骨折选择前路手术应该慎重。前正中入路手术由于其操作要劈开胸骨，对纵隔的干扰大，创伤大，出血多，部位较深，不易进入。所以，在处理 T_1、T_2 胸椎骨折时，可能会用到此入路，但有时需要将胸骨劈开部分，以完成手术区域的显露。侧前方入路，因受到肩胛骨的遮挡，且由于上中胸椎的后凸曲线，$T_1 \sim T_6$ 的侧前方显露多有困难。因此，中上胸椎的前路手术，在位于 $T_6 \sim T_9$ 节段的椎体 A3 骨折，椎体骨折粉碎，骨折块突入椎管超过 50%，或骨折块有翻转,此时可考虑进行前路手术。选择侧前方手术入路,首选在胸膜外入路,减少对胸腔的干扰。如术中必须进入胸腔完成手术操作,则术后必须放置胸腔闭式引流。

【后路手术】

后路手术在治疗上胸椎骨折中有着重要的作用。有学者认为后方入路避免进入胸腔,减少再次对其干扰,创伤小,可以达到脊髓的侧前方、后方减压,长节段固定、融合,利于恢复胸腔脏器功能。亦有学者认为导致上中胸椎骨折伴脱位的暴力和能量往往较大,常常伴有小关节的交锁或骨折,而且由于胸廓肋骨架的存在,一旦脱位,复位往往非常困难。前路手术由于力臂有限,难以完成复位。因此,上胸椎骨折伴脱位时,一般采用后路手术。

我们认为对多数中上胸椎骨折,后路手术可以满足椎体骨折脱位的复位和脊髓的彻底减压,特别是 B 型、C 型骨折脊柱的序列破坏严重,关节突脱位绞锁病例。后路手术时,椎弓根螺钉固定系统可以帮助术者获得满意复位。在减压方面,脊柱脱位复位即可做到良好减压,即使不能通过牵拉后纵韧带处理来自前方的压迫,也可以通过切除伤椎的关节突,从侧后方完成腹侧骨折块的减压。

五、手术要点

【前路】

(一)经胸入路(显露 $T_2 \sim T_5$)

患者麻醉采用气管插管全身麻醉,应使用双腔导管进行气管插管,以使左右两侧的主干支气管可以分别进行通气。这样可以进行一侧肺萎缩来良好地暴露脊柱结构。侧体位可以使用左侧卧位,亦可使用右侧卧位。但右侧卧位有可能因为左侧的胸腔操作而对心脏和大血管产生干扰。患者的下方一侧腋窝远端放置衬垫,以防止出现臂丛的牵拉麻痹。使用臂托使前臂处于自然位置,肩关节 90°前屈,避免超过 90°,以减少臂丛麻痹的发生。

待体位安置好后,应进行透视定位手术切口。通常侧位透视决定需要切除的肋骨节段。多数情况下,切除更高一节段的肋骨易于操作。消毒范围应包括侧胸,后方越过中线,至对侧尽量多,以保证如需要则经前方减压和后方融合固定同时进行成为可能。

切口经过皮肤和皮下到达深筋膜,自 T_2 到 T_5,很重要的一点是保护胸长神经,其自腋窝部位沿腋中线下行支配前锯肌,可将前锯肌从前胸壁分离并向头端掀起,并通过肩胛骨牵开可获得更好的手术暴露。肋骨显露后应再次透视定位,确定所切肋骨。在需切肋骨的内外侧面进行骨膜下剥离,切除肋骨,在胸膜外进行小心剥离,如果胸膜撕裂,则要进入胸腔操作,术后要放置胸腔闭式引流。切除所需肋骨,自动撑开器撑开切口,拉钩下垫湿纱布保护软组织。此时可进行同侧肺萎限。

显露椎体、椎间盘所在位置,在椎间盘所在位置插入克氏针,透视定位手术节段。处理伤椎及所需固定椎体的节段间血管,于椎体前 1/3 处结扎切断之。沿椎体向前推移胸膜暴露椎体和间盘,拉钩置于胸膜后,保护前方的大血管。切除伤椎两侧椎间盘,至对侧,再切除受伤椎体,自椎体松质骨到后方白色皮质骨逐层切除,骨折块进入椎管可以神经剥离子将其与硬膜分离,再切除之。

行椎体前方椎间撑开,恢复脊柱序列,选择髂骨块、椎间钛网或人工椎体,植入椎间,髂骨块应取三面骨皮质的骨块,以提供最好的支撑。正侧位透视将钛网置于椎体中央,安装侧方钛板固定结构。钛板的固定螺钉应尽量靠近伤椎。

(二)经胸入路(显露 $T_4 \sim T_9$)

全麻,选择双腔插管以便于需要时一侧肺萎陷。患者侧卧位于手术台腰桥的折曲点处,选择躯体左侧在上的侧卧位,以便于必要时处理主动脉及其分支。所有的骨性突起都要软垫保护。腋部垫软冈,穿弹力袜,消毒铺无菌巾的范围从前正中线到后正中线,从乳头耻骨联合。以肋骨为标志确定需手术节段(例如,$T_{7 \sim 8}$ 的显露则切除第 5 肋)。做切口前用透视确定位置,如不能确认,则摄 X 线片。切口起始于椎旁肌边,斜行沿肋骨切 7~8cm,必要时有些肌肉可横断,沿肋骨切开骨膜并游离肋骨,注意沿肋骨上缘操作,以保护肋间神经血管,用肋骨剥离子游离肋骨骨膜,注意保护胸膜,然后切下这一段肋骨并保留做椎间融合用。肋骨断端应修整平滑。用手指自仍保留的肋骨和椎体上钝行剥离胸膜,如果胸膜破损则立即缝合。用骨膜起子游离去除肋骨头显露椎间盘的后侧角。

暴露壁层胸膜,在神经孔与大血管之间将其切开。暴露并确认椎体后,行 X 线检查以确认合适的脊柱水平。识别受损椎体表面上的节段血管,此处不要用电凝,将节段血管结扎切断。用电刀和骨膜起子将胸膜、节段血管和骨膜提起,在椎体前缘与主动脉之间放入一个钝性 Homan 牵开器。从神经孔内放入一个窄的 Homan 牵开器或 4 号神经剥离子至椎管的外侧缘,以方便牵开软组织。用刮匙、咬骨钳和髓核钳将邻近的椎间盘一小块一小块地切开、去除。接下来,暴露椎弓根的上下缘,如有必要可用枪式咬骨钳和磨钻去除椎弓根,此时可暴露出神经根及神经根出硬膜囊处。在胸椎上,肋骨头与相应脊椎的椎体相关节,用咬骨钳将该关节去除后可以暴露底下的椎弓根。椎弓根去除后,可以暴露椎体的后缘,以方便椎体的去除。开始的时候可以用骨刀去除椎体的前 2/3,保留椎体前壁以防止随后放置的移植骨移位。随后可以用骨刀和刮匙去除后纵韧带下剩余的椎体,一直到暴露对侧椎弓根的内侧缘为止,减压手术才完成。

【胸椎后路减压及椎弓根螺钉内固定术的技术要点】

胸椎骨折后路手术的步骤和胸腰段相同,也应先放置椎弓根钉,再行减压、固定及植骨。不同节段的胸椎其进钉点略有不同。椎弓根的内倾角在 T_1 最大,约 $35.8°$,由上向下随椎序递减,T_5 为 $8°$,T_{10} 以上为正值,$T_{11} \sim T_{12}$ 可达 $0°$ 甚至负角。下斜角 T_1 为 $14°$,向下随椎序略减,约为 $7° \sim 10°$。

如果在正位 X 线片上椎弓根看上去过于细小(椎弓根大小受横径所限),那么应在拟操作层面进行 CT 扫描以确定所用螺钉直径。在上胸椎建议使用直径 3~4mm、中胸椎 4~5mm、下胸椎 5~6mm 椎弓螺钉。如果解剖条件不容许或椎弓根钉规格不齐而不能植入椎弓根钉,建议使用椎板钩、横突钩及椎弓根钩等固定脊柱。

胸椎椎弓根相对细小,先用较粗骨锥扩开的钉道如有偏差就再无可能改变钉道方向,从而使椎弓根钉无法正确打入。我们的经验是预先在要打入椎弓根螺钉的位置打入 2.0mm 克氏针,透视后根据克氏针的位置进行调整,满意后再用骨锥扩开钉道,这样就能保证每个椎弓根钉都能正确地打入。

第四节　脊髓损伤

脊髓损伤（SCI）是脊柱骨折脱位最严重的并发症，伤后脊髓发生一系列复杂的病理生理变化，产生瘫痪症状，并最终遗留有程度不同的感觉、运动或自主神经功能障碍。

一、脊髓损伤病理

（一）脊髓损伤的病理分类

根据脊髓损伤的致伤原因，可将脊髓损伤分为四类，即脊髓撞击伤、脊髓压迫伤、脊髓缺血性损伤、脊髓横断损伤。

按照脊髓损伤后病理生理变化的轻重程度不同，可分为三类：脊髓震荡、脊髓挫伤、脊髓横断损伤，这三者多联合存在，很少单独发生。

1.脊髓震荡　脊髓损伤最轻的就是脊髓震荡，又称生理性脊髓横断，神经症状一般于伤后数小时或1～2日内迅速消失，不留任何神经系统的后遗症。

2.脊髓挫伤　脊髓挫伤最为常见，它可来自于受伤当时脊髓受到的直接外力，也可由脊柱骨折脱位时脊髓周围骨折块或血肿等结构的直接压迫引起。根据其病理及临床症状不同又可分为不完全性损伤和完全性损伤。

（1）不完全性损伤：受伤当时脊髓解剖连续性完好，脊髓功能部分丧失，临床表现为不完全性截瘫，其程度可有轻重差别。根据脊髓内损伤部位不同，尚有中央型脊髓损伤、前脊髓损伤、后脊髓损伤及脊髓半横贯损伤等类型。

（2）完全性损伤：受伤当时脊髓解剖连续性也完好，但脊髓功能完全丧失，临床表现为完全性截瘫，其病理过程不断发展，最终脊髓内神经组织均退变坏死。

3.脊髓横断损伤　是脊髓损伤的最严重类型，受伤当时，脊髓即在解剖学上断裂，或解剖学连续性存在，但脊髓功能完全消失，两者均表现为完全性截瘫。

（二）脊髓损伤的病理改变

脊髓损伤后的病理改变是相当复杂的，在形态学上涉及构成脊髓的各种组织，如灰质、白质、神经细胞、神经纤维、脊髓内血管、胶质细胞等。

1.脊髓震荡　脊髓震荡是无肉眼可见的器质性改变，也无压迫，脑脊液通畅无阻。但是，Scheinker 经实验和病理证明，脊髓震荡在细胞学上仍存在变化。由于脊髓灰质较白质有更丰富的血管和神经元性结构，因此脊髓震荡主要的受累区为灰质。早期，仅见灰质中有数个点状出血灶，以后逐渐恢复，只有少数神经细胞及神经轴突退变，绝大多数神经组织正常。

2.脊髓不完全性挫伤　脊髓挫伤后肉眼可见挫伤区脊髓肿胀呈紫红色，各层脊膜出血，脊髓血管痉缩。镜下观察伤后 1～3h，中央管内有渗出及出血，灰质中有点状或灶状出血，神经细胞和白质可无任何改变。伤后 4～6h 灰质中微静脉内皮出现破坏、血肿和空泡，微血管周围的星状细胞突肿胀，神经细胞开始退变，白质中也出现超微结构的改变。24h 少数白质轴突开始发生退变。4~8周,脊髓中已无出血灶,神经细胞存在,只有少数仍呈退变;白质中有众多正常轴突,但有部分轴突退变浊肿,少数空泡。较重的损伤则有坏死囊腔。

3.脊髓完全性挫伤　在伤后15min~3h,可见中央管出血,中心灰质中多灶性出血,出血区中的神经细胞有的已开始退变。6h灰质中的出血灶增多,遍布全部灰质,有些达到脊髓横截面积的一半,有的可见中央动脉出血,白质轴突尚无明显改变。12~16h,白质中发现出血灶,轴突髓鞘出现退变;灰质中大片出血灶者,有的已开始坏死,形成囊腔,神经细胞大多退变。24~48h,脊髓中心坏死区大小不一,但灰质中神经细胞几乎不能找到,白质中不少神经轴突退变浊肿,有的白质已开始坏死。伤后1~2周脊髓大部分坏死,仅周边白质有退变轴突及空泡。6周时脊髓的神经组织已无法找到,全为神经胶质所代替。

4.脊髓横断伤　脊髓横断伤除具有以上完全性损伤的病理改变,即中央出血坏死向周围发展外,还有脊髓断裂所特有的病理改变。横断伤后,在远侧和近侧断端,中央灰质呈片状出血,出血向脊髓两端可达1~2cm;伤后2h,灰质中神经细胞逐渐发生退变,胞质淡染,尼氏体消失,出血面积逐渐扩大,白质中神经纤维仅少数受累。伤后6h中心灰质处有的神经细胞已开始液化坏死,24h断端中心灰质损失殆尽,并向断端两侧发展。坏死的脊髓端灰白质出血,已不能找到神经细胞,轴索退变浊肿,有的已成为空泡;与全部灰质损失的同时,邻近白质也发生坏死。在72h坏死进展到最大程度,3~6天无明显进展,以后则断端坏死区干瘪,最终损伤区内为胶原纤维瘢痕所替代,没有髓神经纤维。

动物实验表明,脊髓横断后断端处形成瘢痕,而其头、尾两端则出现神经纤维溃变,尾端重于头端,后角重于前角,神经元也退变。到伤后6~9个月,头尾端的传导束已萎缩,未见恢复现象,但神经元已明显恢复,头端恢复稍好。

(三)脊髓损伤的病理机制

目前认为以下三方面可能是导致脊髓损伤后病理改变的机制:①微循环障碍;②神经生化机制;③细胞凋亡。

脊髓损伤后早期即出现微血管反应,局部发生出血、水肿、血液循环障碍,这些微血管变化可导致组织缺氧,并产生多种生化因子,如氧自由基、一氧化氮、血小板激活因子(PAF)、肽类、花生四烯酸代谢产物、强啡肽、内皮素等,均可损伤微血管,使其通透性增高、血小板聚集、血管栓塞、收缩,进一步加重脊髓缺血和损伤,引起神经元的继发性损害。由于血管分布的不同,脊髓灰质与白质的血流量之比是3:1,因此受伤后灰质更容易受影响,损伤的脊髓主要表现为中央区尤其是灰质进行性出血。

此外,兴奋性氨基酸(主要包括谷氨酸和天门冬氨酸)、一氧化氮等是中枢神经系统的正常递质,但当脊髓损伤后,此类物质均过度释放,具有神经细胞毒性作用,导致了脊髓进一步损害。

最近发现,神经细胞凋亡也是引起脊髓损伤后继发病理改变的机制之一。大量证据表明少突胶质细胞在决定急性脊髓损伤后神经功能方面起重要作用。已经明确细胞死亡发生在脊髓损伤的当时以及在其后几天到几周的继发性损伤时期。在损伤的中心部位,大部分细胞发生坏死,同时巨噬细胞和小胶质细胞吞噬坏死细胞碎片,然而脊髓白质中细胞坏死却沿脊髓轴向外扩展达几周时间,这与少突胶质细胞的凋亡有关。目前,对细胞凋亡在脊髓损伤中的确切机制尚不明确。

总之,原始脊髓的严重损伤是造成继发性损伤的首要主导因素,而继发性损伤又可加重原发损伤。在不完全性损伤,由于损伤轻,出血及微循环障碍程度轻,故不形成进行性加重而转向恢复。完全性损伤,则将出现多种损伤机制连锁反应,恶性循环,病理改变进行性加重,最终出现脊髓坏死。

(四)脊髓损伤病理改变的临床意义

脊髓损伤后会发生一系列复杂的病理生理变化,由此导致了临床症状的不断变化发展。对创伤病理的研究,有利于我们判断脊髓损伤程度,指导临床治疗。

脊髓损伤后在数小时之内即可发生继发性损害,并根据损伤程度,进行性加重。因此,我们在治疗脊髓损伤时应注意:①治疗时间越早越好。特别是对于有一定恢复希望的非横断性脊髓损伤,在伤后6h内,脊髓灰质已多处出血,但尚无坏死,周围白质尚无明显改变,此时进行有效治疗,可减轻或阻断创伤病理过程。②采用综合疗法治疗脊髓损伤。由于脊髓损伤后的病理机制是多因素的,因此,采用针对性综合疗法如高压氧、甲泼尼龙等药物以及早期手术减压等,都可减轻脊髓继发损伤,有利于神经功能恢复。

二、脊髓损伤的症状和体征

脊髓损伤后根据损伤程度和损伤平面的不同,具有不同的临床表现。在早期,由于存在多发伤、脊髓休克的可能,很难判断脊髓损伤的真实情况,尤其是脊髓实质的病理变化。因此,在伤后的几天内应密切观察患者神经症状和体征的动态变化,判断脊髓损伤确属完全性横断还是不完全性,以指导我们的治疗和对预后的估计。

对脊髓损伤后症状和体征的观察须解决以下几个问题:①脊髓损伤平面;②脊髓损伤是完全性还是不完全性;③脊髓损伤是进行性加重还是逐渐恢复。

(一)颈段和胸段脊髓损伤

1.损伤早期表现 脊髓颈、胸段实质性损伤的早期即出现脊髓休克,损伤平面以下的脊髓功能处于抑制状态,表现为暂时性的弛缓性瘫痪,高位颈髓损伤出现四肢瘫,低位颈髓和胸段脊髓损伤出现双下肢瘫痪,脊髓腰骶段所支配的运动、感觉和反射功能均完全丧失。脊髓休克的持续时间,成年人可达1~2周,最长可达2个月。

脊髓休克终止的标志是出现下列反射:①球海绵体反射(又称阴茎反射):挤压龟头,可在阴茎根部或直肠内触到球海绵体肌收缩,即为阳性反射;②肛门反射:针刺肛门周围皮肤,可引起肉眼可见的肛门外括约肌收缩;③病理反射(椎体束阳性体征):如Babinski征阳性。并逐渐由低位向高位出现跟腱反射、膝腱反射等腱反射。

2.脊髓损伤平面的判断 脊髓休克期之后,功能可部分恢复或不恢复。通过神经系统检查可判断脊髓损伤的平面、程度。由于体表感觉呈节段性分布,各肌组的运动支配也有一定规律,因此,可根据感觉丧失平面和四肢各肌组肌力的变化,大致判断脊髓损伤的平面。

(1)上颈髓($C_{1\sim4}$)损伤:上颈髓损伤,由于可波及呼吸中枢而导致呼吸困难,早期即可丧命,存活者常需要人工辅助呼吸。患者可感到面部,耳部,枕颈部疼痛、麻木,锁骨下感觉消失,四肢及躯干所有肌肉均瘫痪,脊髓休克期后四肢呈痉挛性瘫痪。同时可出现心律不齐、血压不稳、张口呼吸、咳嗽困难等表现,部分患者有自主神经功能障碍,出现单侧或双侧 Horner 征,表现为瞳孔缩小、眼睑下垂及同侧汗腺分泌障碍。

(2)中颈髓($C_{5\sim7}$)损伤:为颈膨大部,因支配膈肌的运动纤维由第 3～5 颈髓节发出,此节段损伤时呼吸可借膈肌维持,但如病变部位发生水肿,向上波及,则可发生呼吸困难。患者除颈肩部及上臂、前臂外侧部分感觉保存外,所有感觉均消失。肩部因有肩胛提肌、斜方肌的牵拉而耸起,肩关节可外展,上肢常为弛缓性瘫痪,而下肢多为痉挛性瘫痪。因脊髓损伤常为多节段损伤,腱反射根据神经损伤水平表现为正常或减弱,也可出现 Horner 征。

(3)下颈髓及胸髓损伤:在损伤节段平面以下感觉减退或消失,主要表现为下肢瘫痪,C_8、T_1 损伤主要表现为手部肌肉肌力减退,而胸髓损伤上肢肌力和腱反射可正常。T_6 以上节段损伤时,腹壁反射、提睾反射、膝腱反射及跟腱反射均消失,T_{12} 节段损伤时,则腹壁反射正常,提睾反射、膝腱反射及跟腱反射消失。

3.脊髓完全性损伤和不完全性损伤的鉴别　脊髓休克期后,球海绵体反射或肛门反射已恢复,而任何感觉、运动功能仍处于丧失状态,则可认为是完全性损伤。如在损伤平面以下感觉、运动完全丧失,则大小便功能障碍,肛门会阴区感觉及括约肌运动均丧失。如持续 48h 仍无恢复,也可认为脊髓完全损伤。

凡脊髓休克期后骶区感觉存在,同时损伤平面以下任何一处有刺痛觉,或某一足趾可以活动,或括约肌反射不完全丧失,均表明脊髓是不完全损伤。

几种特殊类型的颈髓不完全损伤的临床表现:

(1)颈髓中央综合征:常由颈椎过伸型损伤造成,部分患者原来就有后纵韧带骨化(OPLL)或椎管狭窄等疾病,过伸损伤后脊髓前后受压,由于在皮质脊髓侧束内,支配上肢的纤维排列在内侧,支配下肢者在外侧,颈髓中央损伤时上肢感觉、运动障碍明显重于下肢。如有广泛脊髓内出血,可引起四肢瘫。脊髓中央综合征预后较好,随着脊髓水肿的消退,功能可按一定顺序恢复,下肢运动恢复较上肢快。

(2)脊髓半横断损伤综合征:脊髓半横断后,由于皮质脊髓侧束、后索、自主神经降支切断,并且损伤平面前角运动神经元受到破坏,在损伤平面以下同侧肢体出现完全性上运动神经元瘫痪,表现为痉挛性瘫痪、深反射亢进、病理征阳性;并有深感觉丧失;受累节段支配的肌肉出现萎缩,肌张力下降;还可出现同侧 Horner 征阳性,远侧肢体出汗障碍。由于脊髓丘脑束中断,对侧肢体痛、温觉丧失。

(3)前脊髓损伤综合征:颈髓前方遭到致压物的压迫后,出现损伤平面以下运动丧失,浅感觉如痛、温觉减退或丧失,但位置觉等深感觉存在。

(4)后脊髓损伤综合征:较少见,表现为运动与痛、温觉良好,但存在损伤平面以下深感觉障碍和神经根刺激症状。

(二)胸腰段脊髓圆锥与马尾神经损伤

脊椎 $T_{12}\sim L_1$ 水平以下椎管内为脊髓圆锥和马尾神经。脊髓圆锥损伤时,主要表现为 $L_{4\sim5}$ 神经支配区以下的下运动神经元瘫痪,足底与鞍区感觉麻木或消失,伴有膀胱直肠功能障碍和性功能障碍。第 2 腰椎以下骨折脱位合并马尾神经损伤,大多为神经根挫伤或部分神经根断裂,预后良好,主要表现为严重的根性疼痛,部分患者膀胱、直肠和下肢反射消失。

脊髓损伤常为多节段水平同时受损,只不过有的节段损伤轻,有的节段损伤较重,并且许多神经分布是交叉或重叠的,因此损伤程度不同临床表现也各异,临床检查时应仔细加以辨别。

三、急性颈髓损伤综合征

颈髓损伤后的急性期常出现颅脑和一系列自主神经系统的症状,主要包括:低血压、心动过缓、体温降低、定向障碍等,称为急性颈髓损伤综合征。

(一)病因

交感神经系统来自脊髓胸腰段,副交感神经系统来自脑干及脊髓骶段。当颈段脊髓损伤后,由于对交感神经节前神经元下行刺激驱动丧失,早期即失去了交感神经控制,肢体血管扩张,散热增多;而同时由于肌肉瘫痪,不能收缩,产热量减少,引起体温下降,特别在寒冷季节,因为血管不能收缩更容易发生。另外,有些四肢瘫痪病人在伤后 1~2 天或数小时内体温明显下降,但随后又迅速升高,这可能与体温传导通路阻断,失去调节能力,或周围环境温度高等因素有关。

颈髓横断后,包括由颈上、中、下交感神经节节后纤维组成的心上神经,以及由 $T_{1\sim5}$ 脊神经内交感神经支配的主动脉将与脑失去联系,与此同时,包含于第 3、7、9、10 对颅神经内的副交感神经却不受影响。尤其是迷走神经对心脏的作用较强,交感神经系统与副交感神经系统失去平衡,引起心血管功能紊乱,出现心动过缓等表现。

低血压与多方面因素有关,当体温降低时,全身血管舒张,周围阻力下降,循环容量减少;同时,由于四肢瘫痪,肌肉不能收缩,导致静脉回流血量减少,心搏量降低,因此导致低血压的发生。另外,颈髓损伤患者不能很好适应由于体液丢失及补充而引起的血流动力学变化,当循环容量不足时,不能靠交感神经使血管收缩以维持心脏充盈、升高血压。此外,血压还与体位有关,当四肢瘫病人头高足低位时,血压显著下降,这也与交感神经功能障碍有关。急性颈髓损伤综合征导致的低血压与创伤性休克引起的低血压不同,临床上前者脉率减慢、有力,毛细血管床血供正常,无主要脏器缺氧表现;后者脉率增快、微弱,皮肤、眼睑、甲床毛细血管床缺血,主要脏器有缺氧表现。

颈髓损伤早期还会出现低钠血症,其发生率高达 45%~77.8%,发生机制目前尚未明确。有学者认为颈髓损伤后,交感神经兴奋性下降,抑制了肾脏对肾素的合成和分泌,继而醛固酮的合成分泌随之减少,使尿钠、尿氯的排出量增加而引起低钠血症;另外,有效循环血量减少引起的低血压导致抗利尿激素(ADH)的分泌增多,水合作用增强,也是低钠血症的可能原因之一。低钠血症可引起脑水肿,同时低血压、体温下降也可导致患者反应迟钝及定向力差等表现。

这种急性期自主神经功能紊乱大多只是暂时的,较运动、感觉神经恢复快,在脊髓损伤后1 个月或几个月后会达到一种新的平衡,约需 2 年才趋于完善。但仍有某些自主神经功能障碍终身无法恢复。

（二）处理

遇到急性颈髓损伤综合征时应积极治疗，主要是对症处理，改善因低血压造成损伤部位的缺血，以免影响神经功能的恢复。

1.低温的处理　对体温失去调节的患者，首先应注意室温，使其维持在 20～30℃之间，根据情况增减被褥或衣着加以调节。

2.低血压的处理　急性颈髓损伤患者入院后，应立即给予吸氧、心电监护，保持呼吸道通畅。此时，维持足够的循环血容量，保证血压的稳定对脊髓的血液灌注十分有利。但是，由于颈髓损伤患者不能靠交感神经增加静脉容量使血管收缩以维持心脏充盈，也不能靠动脉收缩而维持血压，在给予患者大量液体输注时，不能使心律加快及增加心脏收缩，容易发生肺水肿。因此，在大量补液时，可考虑行中心静脉压监测，避免肺水肿发生。

血压在一定范围内下降时，不会对组织的血流灌注产生明显影响，但收缩压应维持在 11.97kPa（90mmHg）以上，以保证脊髓的血供。如血压无法维持，可考虑适当应用血管活性药物，如多巴胺（3×千克体重）mg 加 0.9％生理盐水至 50mL，3～5mL/h 微泵维持，根据监测血压进行剂量调节。

3.心动过缓的处理　窦性心动过缓一般在急性颈髓损伤后 1 周内发生，病人常无明显主诉，持续约7～10 天，严重时可出现心脏停搏。针对病因，应用抗胆碱能药物可以较好地抑制迷走神经张力，紧急情况下，可静脉注射阿托品 0.5mg，能迅速增快心律。此外，近来有报道应用β肾上腺能受体激动剂沙丁胺醇，可有效治疗急性颈髓损伤后的窦性心动过缓，用法为 2.4mg，口服 3 次/日，如心律未增至 60 次/分，可加倍服用，一般用药 7～10 天。

4.低钠血症及颅脑症状的处理　早期应根据血压、中心静脉压监测结果和出入量平衡的原则限制液体摄入量，防止肺水肿和脑水肿的发生。严密监测血钠、尿钠浓度，如血钠浓度低于 130mmol/L，应立即输入浓度 3％左右的高渗盐水，根据尿钠浓度计算每日钠的补充量，尽量将血钠控制在 125mmol/L～135mmol/L 之间；发生肺水肿或脑水肿时可给予呋塞米、甘露醇脱水治疗。治疗过程中观察患者意识，如患者有烦躁等表现，可给予镇静药物等对症处理。

四、脊髓损伤的合并损伤

正常脊柱引起脊髓损伤需要强大的外力，因此，患者大多伴有其他部位的合并损伤。

（一）诊断与鉴别诊断

根据暴力大小及性质的不同，合并伤的严重程度也不同，在做检查时，应避免漏诊，特别是可能危及生命的合并伤。颈椎骨折脱位常与颅脑损伤、胸腔脏器损伤、肋骨骨折等同时发生；胸腰椎骨折脊髓损伤时，常合并腹腔脏器损伤或骨盆骨折、四肢骨关节骨折脱位等。当患者有意识障碍时，更应该做详细体检，监测生命体征，做必要的影像学检查。如患者血压低，可能是因为复合损伤所致的血容量减少，也可能是急性颈髓损伤综合征引起，应注意鉴别。

（二）处理原则

对合并伤的处理应以"分清主次，快速有效"为原则，挽救生命是第一位的。脊髓损伤的患者首先要注意其呼吸功能，保持呼吸道通畅和气体的交换量。如并发血气胸，患者胸闷持续加重,呼吸急促,应及时做胸腔闭式引流等处理。如患者合并有胸腹腔脏器破裂,颅脑损伤有手术指征时,以及开放性损伤时,应尽快手术治疗,尽量维持血压、纠正休克,避免脊髓因缺血加重损伤。在合并伤的处理过程中,应注意避免进一步加重脊髓损伤,做好脊柱的临时固定。

五、脊髓损伤的治疗

目前,关于脊髓完全性损伤后的疗效方面尚未取得显著的进展,主要仍关注于脊髓不全损伤,抑制其发展恶化,促进早日康复。但是,对于早期一些临床体征为完全性的脊髓损伤,经过学者们的临床病理解剖观察,仍可能有不等量的未损伤神经纤维存在,因此,在脊髓损伤早期,防治脊髓继发性损害是减轻伤残的重要问题。

脊髓损伤的治疗面临两大难点:①如何预防脊髓损伤引起的脊髓细胞死亡,以及如何替代已死亡的脊髓细胞;②如何抑制损伤局部瘢痕形成,创造适合神经再生的微环境,促进诱导神经生长。近年来,研究者试图通过药物、神经营养因子、组织细胞移植以及转基因细胞移植等多种方法达到治疗脊髓损伤的目的。脊髓损伤病理生理过程的复杂性决定了治疗手段的多样性。

脊髓损伤的治疗原则:①治疗越早越好;②采用综合治疗方法;③手术减压,治疗脊柱骨折脱位;④预防及治疗并发症。

(一)治疗越早越好

由于脊髓损伤后的病理改变非常迅速,伤后12h出血即波及白质,白质轴突开始退变,而灰质的坏死尚无有效方法挽救,因此早期治疗的目的是保持白质免于退变坏死。早期治疗需要先进的急救措施,能在最短时间内将患者运送到有治疗脊髓损伤经验的医院,并尽快用上有效药物,如甲泼尼龙,如有条件,可早期手术以解除脊髓压迫。

(二)采用综合治疗方法

以非手术治疗为主的综合疗法近10年来已取得很大进展,但绝大多数以实验研究为主,真正实际应用于临床的非常少见。主要有以下几种方法。

【药物治疗】

1.糖皮质激素　糖皮质激素治疗急性脊髓损伤(SCI)的机制是:稳定溶酶体膜,抑制脂质过氧化,维持细胞内外正常离子的平衡,减轻水肿,改善血液循环,降低毒性物质的释放。美国国家第二次急性脊髓损伤研究会认为,早期应用大剂量甲泼尼龙(MP)可明显改善完全与不完全性脊髓损伤患者的神经功能。首次剂量最好在急性SCI后3h内给药,最迟不超过8h,若8h后给药则不良反应明显增加。

目前,还有许多关于甲泼尼龙治疗急性SCI的风险与效益比的争论,Matsumoto等对急性SCI患者进行双盲临床实验,发现甲泼尼龙组60岁以上患者的肺部并发症的发生率明显增高,因此认为对老年人应该慎用。Hasse等报道,甲泼尼龙增加了病人感染性疾病的发生率,部分原来没有糖尿病的病人治疗后出现了严重的高血糖。认为甲泼尼龙应避免用于多发性损伤的病人。虽然存在争论,大剂量MP仍然是美国急性SCI的标准治疗方法。

2.脱水和利尿剂　能排除脊髓损伤后组织细胞外液中过多的水分,但对于低血压或血容量不足的患者应慎用。常用药物有：①20％甘露醇，250mL 静脉滴注，每 6～8h 1 次；②呋塞米，每次 20mg，肌内注射或静脉注射，每日 1～2 次；③50％的葡萄糖 60mL，静脉注射，每 4～6h 1 次。使用脱水利尿剂时应注意预防电解质紊乱。

3.神经节苷酯(GM-1)　GM-1 是存在于细胞膜脂质双分子层上的主要成分之一，在中枢神经系统特别丰富，在正常神经元分化发育中起重要作用。体外实验发现 GM-1 与神经细胞膜结合后，能明显增加神经生长因子的功能，促进轴突生长。临床上应大剂量、长疗程使用，基本用法是：在伤后 72 小时内应用，GM-1 静滴 100mg，每日 1 次，连续应用 3～5 周。GM-1 可与甲泼尼龙联合应用，治疗效果较单纯 MP 为佳。

4.阿片受体拮抗剂　脊髓损伤后内源性阿片肽(内啡肽等)过量释放，使脊髓血流量减少，是脊髓缺血坏死的重要因素。常用阿片受体拮抗剂有：①纳洛酮，首次冲击剂量 5.4mg/kg，然后 4mg/(kg・h)，维持 23h；②促甲状腺素释放激素(TRH)，推荐用法为 2mg/(kg・h)，连续 4h 静脉输入。

5.钙离子通道拮抗剂　脊髓损伤后细胞外钙内流超载，被认为是涉及细胞死亡的最后途径，钙离子拮抗剂可调节 Ca^{2+} 流入神经细胞，保护神经元，稳定其功能。常用尼莫地平，每次 30mg，每日 3 次，口服 3 周。

6.其他实验应用的药物

(1)自由基清除剂：脊髓损伤后自由基生成较多，细胞膜因含磷脂和不饱和脂肪酸较多，易发生脂质过氧化，细胞膜受损而导致细胞死亡。维生素 E 等有抗脂质过氧化、稳定磷脂膜、清除自由基等作用。

(2)兴奋性氨基酸(EAA)受体拮抗剂：EAA 具有神经毒性，由 N-甲基-D-天门冬氨酸受体(NMDAR)介导，与多种损伤因素如内源性阿片肽释放、钙离子内流等密切相关。实验证实非竞争性选择性 NMDAR 拮抗剂 MK-801 可使神经细胞的死亡率从 74％降到 10％。

(3)神经营养因子(NTF)：NTF 包括神经生长因子(NGF)、脑源性神经营养因子、神经素、成纤维细胞生长因子等。NGF 广泛存在于神经系统中，在中枢神经系统已发现许多部位存在神经生长因子受体(NGFR)，NGF 与 NGFR 结合形成复合体，被逆行转运到神经细胞体内，促进蛋白质合成，发挥神经趋化作用。脊髓损伤后，运动神经元能诱导 NGFR 表达，将外源性 NGF 注射到脊髓损伤部位，则 NGF 与 NGFR 相结合，可以保护神经元，促进轴突再生。现在利用转基因技术，使神经营养因子在损伤局部源源不断地表达成为可能。

(4)拮抗神经瘢痕形成物质：脊髓损伤局部坏死后形成的胶质瘢痕，能抑制轴索生长和髓鞘形成，这可能与胶质瘢痕中硫化软骨蛋白多糖(CSPG)对轴突再生的抑制作用以及髓鞘细胞分泌的抑制分子 Nogo 蛋白等有关。Moor 等应用硫酸软骨素生物素复合物——软骨素酶 ABC(C-ABC)降解 CSPG，发现可减弱胶质瘢痕中 CSPG 对轴突再生的抑制作用。动物实验中应用 Nogo 蛋白抗体也可促进大鼠运动功能的恢复。

(5)某些免疫抑制剂：他克莫司(FK506)是一种大环内酯类抗生素，具有极强的免疫抑制作用。实验证实 FK506 在脊髓损伤后可有效地降低脂质过氧化，抑制炎症反应；还可抑制细胞凋亡蛋白酶-3 的激活，有助于少突胶质细胞在脊髓损伤后的存活。

(6)其他药物：如二甲亚砜(DMSO)，能维持细胞膜的稳定性，增加脊髓血流量。东莨菪碱有调节和改善微循环的作用,减轻脊髓水肿,应用方法为 0.3mg,肌内注射,每 3～4h 1 次,维持 3 日,于伤后尽早使用。

【高压氧治疗】

临床上高压氧治疗急性脊髓损伤的报道很少。脊髓损伤早期数小时内,组织出现出血、水肿、微循环障碍等,必然使脊髓组织缺氧,因此高压氧治疗有其合理性。根据其早期进行性病理改变,建议用早期短程突击疗法,即在伤后 6～12h 内使用,以 2～2.5 个大气压的氧治疗,每次不超过 2h,每日 2～3 次,持续 2～3 天。治疗过程中应避免氧中毒的发生,如有全身不适、耳鸣、恶心、头痛等症状时要及时停止。

【局部亚低温疗法】

局部低温可降低细胞的代谢率,减少组织的氧耗量,故可增强脊髓缺氧的耐受性,减轻脊髓水肿。方法为在硬膜外放置 2 根塑料管作为冷疗液体的进出管,冷疗液可选用生理盐水、林格液或葡萄糖溶液等,开始 2～8℃低温逐渐维持在 15℃左右,持续 7～8 天。局部亚低温疗法适合于脊髓不完全性损伤患者,对于脊髓横断者无效,也可在手术中行局部冷疗。

【组织细胞移植】

组织细胞移植目前主要还停留在动物实验研究阶段,但已取得一些令人鼓舞的进展,主要包括雪旺细胞移植、嗅鞘细胞移植、胚胎组织细胞移植、神经干细胞移植以及与基因治疗相结合的联合移植等。移植治疗的目的和机制是通过移植物和移植修复技术,为损伤神经提供一个合适的、有利的再生微环境,从而促进损伤神经的轴突再生。但是,目前移植物的来源和安全性问题以及外源性细胞在宿主体内长期存活、定向分化等等问题尚未得到解决。

(三)脊柱骨折脱位的手术减压治疗

长期以来对创伤性截瘫的治疗原则存在分歧,目前比较公认的手术指征是:①不全脊髓损伤,表现进行性加重,怀疑椎管内有出血者;②影像上显示有骨片突入椎管或椎管变形、狭窄及挤压神经根造成严重疼痛者。但是对于完全性脊髓损伤也并非手术禁忌,严重的脊柱骨折脱位,手术复位后可缓解对神经根的牵拉,减轻疼痛;并且近年对脊髓修复的实验研究取得较大进展,一旦可应用于临床,但如果脊柱骨折脱位未得到恢复,也会给脊髓修复增加很大困难。

早期手术复位、减压、内固定,不但能保持脊柱稳定性,有利于脊髓残存功能的恢复和脊髓损伤患者的早期康复,并且可以防止晚期创伤性脊髓病的发生。手术的最佳时间是伤后 8h 之内,但由于病情和其他因素的影响,临床上很难做到,一般可等到患者病情平稳,伤后 3～7 日内进行手术。可经前方或后方入路减压、整复骨折脱位,在减压的同时选择合适的内固定并进行植骨。在后路手术时应避免切除过多椎板和关节突,以免造成脊柱不稳。

(四)预防及治疗并发症

对并发症的预防和治疗贯穿于脊髓损伤的整个治疗和康复过程中,有效的治疗可降低患者死亡率。

【早期并发症】

1.体温异常　表现为高热或低温,与体温调节中枢失常或散热功能紊乱有关。对高热病人宜用物理降温,冰袋置于大血管走行部位,必要时应用冬眠合剂;对低温患者则应注意保温。

2.呼吸困难或衰竭及肺部感染　由高位颈髓损伤引起,首先给予吸氧,必要时行气管插管或气管切开,或给予人工呼吸器辅助呼吸,气管切开者应注意加强护理,避免加重感染;肺部感染则应加强辅助排痰,应用化痰药物或雾化吸入,加强抗感染治疗。

3.循环系统功能障碍 颈髓损伤患者因交感神经损伤及体位原因,常表现为低血压,可给予补液对症处理,将收缩压维持在 11.97kPa(90mmHg)以上。

4.水电解质紊乱 伤后密切复查,根据实验室检查调整补液。

5.消化道功能障碍 应激性溃疡、便秘等,伤后可根据病情应用制酸药物,训练排便反射,必要时给予灌肠、缓泻剂治疗。

6.排尿障碍 行留置导尿,定期更换导尿管,定时夹管锻炼膀胱功能。

7.褥疮 重在预防,加强护理。

8.深静脉血栓 重在预防,鼓励主、被动活动,或行气泵辅助治疗。

【晚期并发症】

1.低蛋白血症 伤后定期监测,纠正负氮平衡。

2.泌尿系结石、感染 注意饮食调节,给予对症治疗。

3.关节周围异位骨化 关节周围较大异位骨块,影响活动时,可行手术切除。

4.肌痉挛及关节挛缩 应加强早期护理及康复,可给予解痉等药物治疗,晚期可行矫形手术。

5.肢体顽固性疼痛 一般局部处理、口服药物和脊髓切开均不起作用,可在疼痛部位或硬膜外行电刺激,抑制痛觉的传入冲动,有一定效果。如上述方法无效,可行脊神经后根切断术。

六、脊髓损伤晚期康复治疗

脊髓损伤后在早期手术减压、稳定脊柱及各种综合治疗的同时即可开始康复治疗,康复治疗的主要目的是充分发挥现有的功能,代偿已丧失的部分功能。对于神经功能稳定,不再恢复的截瘫患者,经过康复,虽然神经功能未能恢复,但是其活动功能仍然可以有相当明显的进步。

晚期康复的内容主要包括:①功能锻炼;②功能性电刺激、物理治疗及支具康复;③矫形手术;④职业性训练和心理治疗等。

(一)功能锻炼

功能锻炼应遵循循序渐进、从易到难,根据功能需要进行锻炼的原则。

对于下肢截瘫的患者要训练其独立生活的能力:①卧床练习:包括上肢肌力锻炼,床上翻身、起坐、坐稳等训练,为上下轮椅做好准备;②坐位练习:包括日常活动,搬动下肢、活动关节,使用及去除下肢支具等;③站立练习:用步行车或双下肢带支具练习站立行走。

对于四肢截瘫患者,要恢复其站立行走非常困难,因此主要是进行卧床训练及坐位功能锻炼,锻炼手部及上肢力量,恢复部分自理能力。

(二)辅助性治疗

电刺激原用于兴奋瘫痪的肌肉,防止其过度萎缩,近年来,电刺激已用于对神经、肌肉的功能恢复治疗,称功能性电刺激(FES)。FES 的工作原理是神经细胞的电兴奋性,通过植入或便携式电极对神经细胞产生电刺激,使其产生神经冲动,而令其支配的肌肉产生收缩,获得运动的效果。

多种物理治疗可在截瘫患者的康复治疗中起到一定辅助作用,但应注意其适应证,避免引起组织损伤。

各种支具的使用主要是为了稳定关节、防止畸形,协助或代替完成某种功能,尽量恢复患者的部分独立生活能力。

(三)矫形手术

早期不注意适当功能护理,将发生四肢关节挛缩;而对于上运动神经元损伤患者,会出现痉挛性截瘫,对四肢功能影响极大。在晚期,可借助于对肌腱等软组织的矫形手术,恢复肢体的被动活动。

(四)职业训练和心理治疗

截瘫患者必然有很大的思想负担,悲观、厌世等思想活动,这直接影响到了康复治疗的效果。我们必须通过思想工作,使其树立信心,充分了解康复治疗的目的和步骤,持之以恒地进行功能锻炼,这样才能取得较好的康复效果。而对患者进行适当的职业训练,使其成为自食其力的生产者,对社会和个人都是有利的。

第五章 脊柱其他常见疾病

第一节 颈椎先天畸形

颈椎先天性畸形,包括枕颈畸形、颈椎椎体融合、先天性斜颈、颈肋及血管畸形等。

一、枕颈畸形

枕颈区,亦称颅颈连接部,系指枕骨下方环绕枕骨大孔的区域和上两个颈椎,此处骨与韧带形成漏斗状包绕延髓、小脑下部及脊髓起始部。由于枕颈区畸形常伴发寰枢椎脱位或出现脊髓高位受压症状,因此成为临床尤其是骨科及神经外科不可忽视的问题。

枕颈畸形包括:

1. 枕寰关节或寰枢关节左右不对称。

2. 隐性脊柱裂。

3. 枕椎 第 4 枕节未与其前的枕生骨节融合而形成枕椎,可从其关节面的倾斜方向与寰椎不同而区别,且第 1 颈神经从其后弓之下穿出,其横突上也没有椎动脉孔。枕椎的存在不引起神经系症状。

4. 扁平颅底 颅基底角大于 148°称为扁平颅底,不同于颅底凹陷,其本身不引起症状,但常合并颅底凹陷。

5. 颅底凹陷 正常颅骨基底部为向下的凸形,颅底凹陷是颅底向上凹入或内陷,常继发一系列神经症状。

6. 先天性枕骨寰椎融合 或称寰椎枕骨化,其骨性融合处大多发生在颅底与寰椎前弓之间,但也可能累及后弓、横突与侧块,致使枕寰关节间隙消失。齿状突到寰椎后弓或枕骨大孔后缘之间的距离为延髓有效通道的前后径,若此距离减少到 19mm 以下,则可能出现神经症状。部分寰椎枕骨化者还可伴有 C_2、C_3 融合。

7. 齿状突分离 系齿状突与枢椎椎体先天性不融合,其特征是齿突和枢椎之裂隙,两侧均光滑圆钝,与齿突骨折截然不同,且无外伤史。过屈与过伸位照片,常可发现齿突随寰椎向前与向后滑移,表明存在不稳定性,有误诊为齿突腰部骨折者。

8. 齿状突缺如 常须做断层摄影或 CT 扫描进一步确认,和齿突分离一样,易继发寰枢椎脱位。

二、颅底凹陷症

由于颅骨基底部向上凹入颅腔,致使齿突高耸,甚至突入枕骨大孔,枕骨大孔前后径缩短和颅后凹容量缩小,引起小脑、延髓受压,后组脑神经被牵拉,或伴有其他骨骼畸形导致寰枢椎半脱位而出现症状。

【病因及发病机制】

(一)原发性

原发性较多见,为先天性发育异常的结果,因其与遗传因素有关,故常伴有其他以下畸形。

1.扁平颅底。

2.先天性寰椎枕骨融合。

3.颈椎融合征(Klippel-Feil 综合征),为两个以上的颈椎未分节,常伴斜颈畸形。

4.小脑扁桃体下疝畸形(Amold-chiari 畸形),两侧的小脑扁桃体向下延长,疝过枕骨大孔,贴附于延髓与寰枢平面的颈髓背面,重者可下延到 $C_{4\sim5}$ 平面。

(二)继发性

继发性较少见,可见于佝偻病、骨质软化症、成骨不全、甲状旁腺功能亢进、类风湿性关节炎和畸形性骨炎(Paget 病)等。在疾病的进展期中,松软的骨质受重力影响而发生此畸形,而畸形性骨炎继发颅底凹陷症者常呈进行性加重趋势。

【临床表现】

大多数病例在成年后出现临床症状,缓慢发展,合并寰枢椎不稳定者,轻微的外伤,即可导致症状的急剧加重。

(一)外貌

颈项短而粗为其特征,后发际降低,约 1/2 病例伴有斜颈、面颊不对称及蹼状颈等畸形,合并寰枢椎不稳定者则出现枕颈部疼痛与颈椎活动受限等症状。

(二)后组脑神经受损

1.舌咽神经受累　舌后 1/3 味觉及咽部感觉障碍,咽喉肌无力。

2.迷走神经受累　软腭不能上提,吞咽困难,进食流质时呛咳,声音嘶哑,鼻音重。

3.副神经受累　胸锁乳突肌和斜方肌无力。

4.舌下神经受累　舌肌无力、萎缩。

(三)小脑症状

醉汉步态,眼球震颤,指鼻不准,跟-膝-胫不稳。

(四)延、脊髓受压

四肢中枢性瘫痪,甚至出现括约肌障碍和呼吸困难。

(五)椎动脉缺血发作

突发性眩晕、恶心、呕吐、视力障碍,可反复发作。

（六）合并寰枢椎不稳者

可出现枕颈区疼痛，颈椎活动受限等。

（七）颅内压增高

头痛、喷射性呕吐和视盘水肿等颅压高三主征，多在晚期出现。

【X 射线平片】

可见枕骨斜坡上升，后颅凹变浅，寰椎紧贴枕骨，可能存在寰椎后弓隐裂、枕寰融合等其他发育异常，亦可能伴发寰枢椎脱位。颅底凹陷者齿状突高耸，其测量方法有：

1.腭孔线（chamberlain 线）　为硬腭后缘与枕骨大孔后唇间之连线，在端正的颅骨侧位片上，从硬腭后极背侧唇，到枕骨大孔后缘的上唇，做一连线。正常者此线经过齿状突尖端之上、枕大孔前缘之下，由于在颅底凹陷者难以在平片上识别枕大孔后缘，因此常常须做侧位的矢状面中线断层摄影供测量。一般认为，齿状突尖端超过此线 3mm 为颅底凹陷。

2.腭枕线（Mc Gregor 线）　从硬腭后缘到枕骨鳞部外板最低点的连线，因易于测定，故而临床上更常用。正常齿状突位置不宜高于此线 3～4mm，Mc gregor 认为齿突尖超过此线 4.5mm 为病理状态，但如超过此线 6mm 就有诊断意义，另有人认为超过 7mm 或 9mm 为颅底凹陷。

3.乳突连线（Fischgold 线）　在颅骨标准正位片上，做双侧乳突尖端连线。正常此线恰恰经过齿突顶点或齿突在线上 1～2mm，齿突高出此线 3mm 以上为异常。

4.二腹肌沟（Metzger）线　在颅骨正位片上，作双侧二腹肌沟之连线（两侧乳突内面和颅底交点间的连线），此线与齿突顶端的距离应大于 10mm，齿突接近此线或超过此线均为异常。

5.麦克雷（McRae）线　枕大孔前后缘间的连线，齿突尖端应在此线以下，超过此线即为异常。正常齿突顶正对此线前 1/4 处，如后移则为病理情况，并可借此估计颈髓的受压程度。

【诊断与鉴别诊断】

（一）诊断

依据临床症状及 X 射线平片测量结果不难诊断，虽颅底凹陷症患者常合并多种发育畸形，但不应单从扁平颅底、枕寰融合等枕颈区其他畸形的存在而判定颅底凹陷。

（二）鉴别诊断

须与寰枢关节脱位、枕颈区肿瘤、脊髓空洞症及运动神经元病相鉴别。

【治疗】

对枕颈区畸形治疗的目的有三：①解除对神经系统的压迫；②重建寰枢关节稳定性；③建立正常脑脊液循环通道。此类患者首诊可能到神经内科，而治疗则须骨科或神经外科，或两科同时处理。

（一）颅底凹陷

未合并寰枢椎不稳者，若有延髓受压与后组脑神经受损症状，易行枕肌下减压术。

（二）颅底凹陷合并颅压增高

常有蛛网膜粘连及 Dandy-Walker 畸形（四室极度扩大），须由神经外科医师处理。

（三）寰枢椎不稳或脱位

若以两者引起的延、脊髓受压或椎动脉供血不足为主，对寰枢椎不稳定试用颈围或头-颈-

胸石膏等外固定数周;对寰枢椎脱位者宜试用 Glisson 牵引或颅骨牵引数周,若四肢神经症状减轻或消失,证明寰枢椎脱位为发生症状的原因,则应对此治疗,可行枕颈融合术,若脱位不能整复,或脊髓受压症状仍存在,亦采用枕骨大孔后缘与寰椎后弓切除减压术,是否需同时切开硬脑、脊膜减压或行枕颈融合术将依具体情况而定。

三、寰枢关节先天畸形性脱位

由于枕颈区先天性畸形存在,从而继发的寰枢关节脱位称为先天畸形性脱位,常在青少年时期出现症状。

【病因及发病机制】

(一)先天性寰椎枕骨融合

由于缺少了枕寰关节,导致寰枢关节代偿性活动加大,累积性劳损将使寰枢之间的一切韧带和关节囊松弛,从而发生寰枢关节不稳定,或在轻微的外力下发生脱位并常常呈进行性加重,部分患者还可合并 C_2、C_3 椎体融合,更加大了寰枢关节脱位的可能性。

(二)颅底凹陷

此种患者虽有寰枢关节存在,其活动范围亦受到畸形骨质的限制,部分患者还会合并寰椎枕骨化,加大了寰枢关节负荷,容易脱位。

(三)齿突发育不良

齿突缺如者丧失了寰椎横韧带与齿突相互扣锁的稳定关系,齿突与枢椎体未融合者齿突随寰椎移动,横韧带亦不能起到稳定寰枢椎的作用,翼状韧带及关节囊的负荷加重,久之松弛,易发生脱位。

(四)颈椎体融合征(Klipper-Fell 综合征)

若枢椎和其下相连的几个颈椎发生先天性融合伴有斜颈畸形,寰枢关节负荷加大,可发生慢性脱位。

【临床表现】

1.患者有颈部不稳感,头颈部有被一分为二折断似的不稳感,以致不敢坐起或站立。

2.枕部疼痛、麻、木感,肌肉痉挛,活动受限,严重时张口亦感困难,颈运动时项部可有AAAA 轧音及头部有向前下坠感。

3.头颈倾斜:一侧性关节脱位,侧头向健侧旋转,并向患侧倾斜;双侧关节均有脱位时头颈呈前倾斜位。上肢麻、木、无力,上肢肌肉萎缩,尤以手内肌肉最显著,手指精细动作障碍,下肢步行障碍、无力、步态不稳,偶有踩棉花感,膝、跟腱反射亢进,病理反射阳性。

4.另有后枕部压痛,吞咽困难,发音困难,重者可出现四肢完全性瘫痪,合并外伤者死亡率高。

5.体检可见颈部活动受限,C_2 椎棘突向后隆凸并有压痛以及棘突偏歪。

【影像学检查】

(一)X 射线平片

以颅颈交界侧位和张口位片可观察脱位的程度和方向,读片时应加以测量和记录,便于以后对比和观察。

1.寰齿间隙（ADL）的测量　齿突无先天性异常时,齿突后脱位呈现 ADL 的改变,其测量方法是测定自寰椎前弓后下缘到齿突前缘的最短距离,正常均值为 1.3mm,范围在 0.7～2.3mm,超过 3mm 为齿突后脱位。

2.寰椎椎管前后径的测量　自齿突后面至寰椎后弓前面测出其间距为椎管前后径 b 和寰椎椎弓间前后径 a 之比率,齿突后方椎管前后径比率％＝b/a×200,正常平均值为:男性62.5％,女性为 63.0％。

（二）CT 扫描或 MRI 检查

CT 或 MRI 有助于对脊髓受累情况的判定。

【诊断与鉴别诊断】

（一）诊断

依据临床表现和影像学特征诊断不难。

（二）鉴别诊断

应与外伤性脱位、自发性脱位及病理性脱位区别开。

【治疗】

（一）颈围

枕颈区疼痛,过伸过屈位照片发现寰枢关节不稳,应立即采用颈围保护,外固定数月后再行照片,仍见寰椎在枢椎之上滑移者应行融合术,一般采用枕颈融合术,而齿突发育不良者,可行寰枢融合术。

（二）牵引与融合术

寰枢椎先天畸形性脱位在颅骨牵引复位后均应继以融合术保护脊髓,若整复后仅以外固定治疗,则脱位难免复发,因为韧带结构的陈旧性损伤不可能得到完整的修复而重建寰枢间的稳定性。

（三）减压术

对于难复性寰枢关节脱位并伴脊髓高位受压者,一般采用枕骨大孔后缘和寰椎后弓切除术进行减压,当后方减压不能解除齿突对脊髓腹侧的严重压迫时,常需切开硬脑、脊膜才能达到彻底减压的目的,称之为枕肌下减压术。

（四）齿突切除术

经口腔齿突切除术为难复性脱位解除对延、脊髓腹侧的压迫,虽手术难度大,却是唯一的方法。

四、先天性斜颈

系指出生后即发现颈部向一侧倾斜的畸形,因肌肉病变所致者为肌源性斜颈,因骨骼发育畸形引起者,称为骨源性斜颈。

【病因及发病机制】

真正原因至今不明,但有以下四种学说:

（一）宫内胎位学说

畸形多系胎儿在子宫内姿势不正引起的压力改变所致,近年研究亦表明,由于压应力改变所产生的胸锁乳突肌发育压抑是斜颈畸形的主要原因之一。

（二）血运受阻学说

无论是供应胸锁乳突肌的动脉支或静脉支，闭塞时即可引起该肌肉的纤维化，并可从实验性研究中得到证实。

（三）遗传学说

临床调查发现约 1/5 的患儿有家族史，且多伴有其他部分之畸形，表明与遗传因素有一定关系。

（四）产伤学说

由于多发生于难产分娩的病例，尤以臀位产者约占 3/4，反对者认为在组织学检查时，从未在纤维化之胸锁乳突肌发现有任何含铁血黄素痕迹，推测其并非因产伤所致。

以上各种见解目前难以统一，有的学者归之上述多种原因所致。10.0%～20.0% 的患儿伴有先天性髋关节脱位，从临床观察中发现其中 70.0%～80.0% 的病例见于左侧，在病理解剖上，仅能证实形成胸锁乳突肌萎缩的组织主要是已经变性的纤维组织，病情严重者显示肌纤维完全破坏消失，细胞核大部溶解，部分残留的核呈不规则形浓缩状，中间可能出现再生的横纹肌及新生的毛细血管，亦可发现成纤维细胞。

【临床表现】

（一）斜颈

斜颈于出生后可被细心的母亲所发现，患儿头斜向患侧，半月后更明显，随着患儿的发育斜颈日渐加重。

（二）颈部肿块

颈部肿块于出生后一般可触及，呈梭形，长 2～4cm，宽 1～2cm，质地较硬，位于胸锁乳突肌内，无压痛，生后 3 周时最为明显，3 个月后逐渐消失，最长一般不超过半年。

（三）面部不对称

于 2 岁以后，一般即显示面部五官不对称，主要有：

1.患侧眼睛下移　由于胸锁乳突肌的痉挛，致使患侧眼睛由原来的水平位置向下移，而健侧的眼睛则由水平位向上移。

2.下颌转向健侧　由于胸锁乳突肌的痉挛拉着枕部转向患侧，而下颌转向健侧。

3.面颊变形　由于长期头部旋转，导致双侧面部不对称，健侧丰满呈圆形，而患侧狭短呈平板状。

4.眼口距离改变　测量双眼外角线至同侧口角线的距离，显示患侧变短，而健侧加长，并且随着年龄增加而日益明显。

5.鼻耳不对称　随着年龄增长，日见鼻子、耳朵均呈现不对称，越来越明显，并于成年则为定型，因此，对于先天性斜颈的矫正治疗应力争在学龄前进行，不宜迟于 12 岁，若再晚，尤其是在成年后进行手术矫正，颌面部外形会更难看。

（四）其他异常

1.伴发畸形　如颈椎椎骨畸形、髋关节脱位等。

2.视力障碍　由于斜颈导致双眼不在同一水平线上，易产生视力疲劳而影响视力。

3.颈椎侧凸　胸锁乳突肌痉挛,长期头颈旋向健侧,引起颈椎代偿性向健侧侧凸。

【诊断与鉴别诊断】

(一)诊断

根据其临床特点,诊断多无困难,关键是对新生儿能及早发现。必须注意:

1.颈部是否对称?

2.突出的胸锁乳突肌内有无肿块?

3.婴儿头颈是否经常向同一侧倾斜?

此3点为其早期表现,发现越早,及时治疗,给提高疗效、减少手术难度提供了最好的基础。

(二)鉴别诊断

1.颈部淋巴结炎　患儿头颈同样可向患侧倾斜,但是淋巴结炎肿块不只1个,多不在胸锁乳突肌内,且有明显压痛,不难鉴别。

2.颈椎骨畸形　先天性颈椎骨融合畸形所致斜颈者,由及时对胸锁乳突肌检查和X射线颈椎侧位平片上即可区别。

3.颈椎其他病变　自发性寰枢椎脱位、颈椎结核、颈椎骨关节外伤都可出现斜颈,均须一一鉴别。

4.肝豆状核变性　较大儿童出现斜颈、口水多、智能下降,须排除肝豆状核变性,血清铜氧化酶测定和角膜色素环阳性有助于鉴别。

5.癔症性斜颈　不会发生在婴幼儿,多在3岁以后直至青少年时期,在重大精神因素刺激后突然出现,但必须排除1～4后,始能考虑;否则,易犯误诊之错。

【治疗】

(一)非手术疗法

非手术疗法主要适应于初生至半周岁的婴儿,对2岁以内的幼儿,轻型者亦可选用。依据患儿年龄不同可酌情选用:

1.按摩　出生后一旦被发现,即应开始对肿块处进行按摩,以增加局部的血液循环而促进肿块的软化与吸收,对轻型有效,甚至可免除以后的手术矫正。

2.徒手牵引　出生后半月开始,利用喂奶前的时间,由母亲将患儿平卧于膝上,用一手拇指轻轻按摩患部,数秒后再用另一手将患儿头颈向患侧旋动,达到对痉挛的胸锁乳突肌具有牵引作用的目的,每天做5～6次,每次持续1/2～1min。轻型者多在3～4个月见效,很明显,事前需对患儿之母亲进行认真的训练。

3.综合治疗　热敷、艾灸、场效应治疗,以及睡眠时使婴儿头颈尽量向患侧旋转,给予痉挛的胸锁乳突肌以松弛,由于婴儿太小,各种治疗均需小心、细心加耐心,切忌操之过急,反而会引起误伤。

(二)手术疗法

1.适应证　至12岁为宜,12～16岁为相对适应证,虽斜颈能矫正,面部外观会更难看,需由家长考虑决定。

2.不宜手术者　畸形、结核和外伤等原因引起的斜颈,应以治疗原发病为主,对成年人斜颈,一般不应随意施术。

3.手术方式选择

(1)胸锁乳突肌切断术:在胸骨及锁骨端,通过 $1\sim1.5cm$ 之横行切口将该肌切断,简便有效,容易掌握;自乳突端切断,可保持颈部外形美观,适于女孩。

(2)胸锁乳突肌全切术:把瘢痕化之胸锁乳突肌全部切除,手术较大,适于青少年患者,术中经注意不要误伤周围的血管和神经。

(3)部分胸锁乳突肌切除术:把呈肿块的胸锁乳突肌做段状切除,适于年幼儿童肿块明显者。

4.康复治疗　术后待伤口愈合以后,进行按摩、理疗和纠正头颈位置等康复治疗。

(1)斜颈畸形轻者,术后应做康复治疗,主要是头颈向双侧旋转活动,而重点是向患侧旋转活动而达到矫正畸形的目的,对不合作的幼儿应充分说服,待合作后再进行。

(2)斜颈畸形明显者,术后均需以头-颈-胸石膏制动 $4\sim6$ 周,维持患儿于头颈尽量向患侧旋转、头后仰的体位,石膏拆除后,按(1)的要求再做康复治疗。

五、颈肋畸形

在胸腔出口综合征中,约半数是因 C_7 肋骨畸形或横突过长所致。

【发病机制】

随着人类的进化,颈椎上的肋骨早已退化而不复存在,但在人群中约有 2.0% 于 C_7 仍有颈肋残存,其中多数人无任何临床症状,仅在体检时发现,颈肋的形态各异,可分为 4 种:

1.完整型颈肋　具有典型的肋骨形态,前方以肋软骨与胸骨或第 1 肋骨相连结,一般见于 C_7,罕有发生于 C_6 或 C_5 者。

2.半完整型颈肋　与“1”相似,唯其前方以软骨关节面与第 1 肋骨相连结。

3.不完全型颈肋　其形态与肋骨相似,唯发育较短小,前方以纤维化束带与第 1 肋骨相连结。

4.残留型颈肋　与 C_7 横突外方仅有 $1.0cm$ 左右之残留肋骨,其尖端多以纤维束带附着于第 1 肋骨上。

另外, C_7 横突过长同样可构成胸腔出口狭窄。

【临床表现】

这种先天性畸形不是在生后早期发病,一般多于 20 岁前后发病,尤其是女性,由于身体发育和身高增加,致使双侧肩胛带逐渐渐下垂,加之劳动负荷的增加,使前斜角肌的张力增加,胸腔出口处内压升高,最后引起臂丛神经及锁骨下动脉受压而出现相应的临床症状。

(一)一般特点

1.发病年龄　以 $20\sim30$ 岁多发,亦有 14 岁或 50 岁后发病的。

2.性别　女多于男,约为 4∶1,可能与其发育较早、肩胛带下垂较多和家务劳动较多有关。

3.侧别　右侧多于左侧,约为 3∶1,右侧多见,可能系大多数人为右利手,劳动强度较大有关;另外,亦可能与右侧臂丛距肋骨较近和锁骨下动脉略高有关。

4.职业　劳动强度大的体力劳动者容易发病。

（二）症状与体征

1.尺神经受累　约40.0％的患者先出现手的尺侧发麻。

2.正中神经受累　约30.0％的患者出现手无力、手中持物容易落地。

3.缺血症状等　约20.0％患者出现患肢酸胀感或手发胀、笨拙感、发冷、苍白及刺痛，桡动脉搏动减弱，严重者可出现手指发绀，甚至指尖坏疽样改变。

4.锁骨上窝饱满　正常人双侧锁骨上窝呈对称性凹陷状，但有颈肋者的锁骨上窝消失，甚至略向上方隆起，呈饱满状。

5.肌肉萎缩　约10.0％患者可出现肌肉萎缩，主要表现为骨间肌、蚓状肌与小鱼际肌等手部小肌群的萎缩，其次为大鱼际肌及前臂肌的萎缩，偶尔可发现肱二、肱三头肌萎缩。

6.锁骨上窝加压试验阳性　医师用大鱼际压迫患侧锁骨上窝，正好将臂丛挤压于颈肋和前斜角肌之间而出现疼痛及手臂发麻，即为阳性，同时深吸气就更为明显。

7.Adson征　患者端坐于凳上做深呼吸，当维持在深吸气状态时令患者仰头，并向对侧转头，医师一手托住患者下颌，另手触摸桡动脉，之后让患者用力回旋下颌，并与医师所托之手对抗，此时如诱发或加重神经症状，或桡动脉搏动减弱、消失，则为阳性，阳性者可以作为确诊的依据，而阴性者则不能否定诊断。

【诊断与鉴别诊断】

（一）诊断

依据好发年龄、性别、利手侧及职业等特点和臂丛与锁骨下动脉受累的神经血管症状，加上加压试验及Adson征阳性，X射线平片显示颈肋或C_7横突过长即可确诊。

（二）鉴别诊断

1.前斜角肌综合征　因前斜角肌肥大、痉挛而将第1肋骨上提而引起臂丛及锁骨下动脉受压出现与颈肋相同的表现，但锁骨上窝正常，X射线平片上无颈肋畸形或C_7横突过长可做鉴别。

2.根型颈椎病　尤其是下位颈椎骨质增生、椎间孔偏小使C_7、C_8神经受累时，可引起与颈肋类似之症状，而两者体征和X射线平片所见截然不同，易做鉴别。

3.颈椎间盘突出　可引起手部症状，颈部症状明显，而中央型又可出现脊髓受损症状，无锁骨上窝症状及颈肋畸形，而X射线片常显示相应椎间隙变窄，慢性起病者常伴其上、下椎体后缘增生，易做鉴别。

【治疗】

依据有无症状及症状轻重不同而选择相应的措施。

（一）无症状型

体检或做其他检查时发现有颈肋畸形，现无症状不等于以后不出现症状，为防止以后出现症状可依下面"（二）"中1、2项措施进行锻炼。

（二）轻型

症状较轻，为防止病变发展以增强肩部肌力为主，主要措施有三：

1.减轻上肢负担　尽可能避免用患侧手提物，必要时直接用肩部负重来代替手提。

2.增加肩部肌力锻炼　可利用肩部负重、体操以及必要的按摩治疗等增强肩部肌力，尤其应重视对提肩胛肌的锻炼。

3.患肢上举　患者休息时，尤其卧床休息时嘱其使患侧上肢置于上举过头位，对抗肩胛带的下垂，缓解对臂丛和锁骨下动脉的压迫。

（三）重型

系指症状持续且明显、经非手术疗法久治无效者，此型则须手术治疗，主要是切除颈肋或过长的横突。

（四）康复治疗

对于患肢有感觉障碍或肌肉萎缩者，术后必须做康复治疗，针灸、电疗、按摩和运动学治疗，视具体情况选择其中某1种、2种或多种联合治疗。

六、先天发育性颈椎管狭窄症

先天发育性颈椎管狭窄症系由于胎生性椎骨发育不全，以致颈椎管矢状径狭窄，引起脊髓及脊神经根受刺激或压迫，而出现一系列相应临床症状者。

【发病机制】

正常情况下，颈椎椎管前后矢状径和左右横径均有一定大小，可宽裕地容纳脊髓、神经等组织，若其先天发育性其内径小于正常（颈椎骨性椎管矢状径正常大于13mm，以10～13mm为界限），矢状径小于12mm者，为椎管相对狭窄，小于10mm则属绝对狭窄；如果以椎体与椎管两者矢状径比值来计算，大于1：0.75属正常椎管，而小于1：0.75则为椎管狭窄，可出现一系列症状。

引起椎管矢状径狭窄的解剖学因素很多，除椎管发育扁平外，尚与椎板肥厚、椎弓根短、小关节肥厚或向椎管内增生以及黄韧带肥厚等有直接关系，由于椎管狭窄，椎管内容积缩小，有效间隙变小，以致椎管内的脊髓等组织处于临界饱和状态，当后天稍遇某些继发性因素，如外伤性水肿、椎节松动不稳、髓核突出及骨赘形成等均易激惹椎管内的脊髓等而出现神经症状。矢状径愈小，症状愈重，另外致压物愈大，症状亦愈明显，若同时又伴有后纵韧带钙化，则病情更重，治疗困难，预后亦差。

【临床表现】

临床上，椎管狭窄常与传统性颈椎病并存，因为椎间盘突出等颈椎病的发病多数是先有椎管狭窄，而外伤后的颈椎间盘突出与继发的骨赘形成等，则是继发性椎管狭窄症的诱发因素，由于脊髓及神经根受压，临床表现为根性症状及脊髓长束征。

（一）根性症状

一侧或双侧手、上肢或肩部麻、痛，久之出现木、节段性感觉减退，肌肉萎缩亦是节段性，但常常是多节段性，与椎管狭窄水平相一致。

（二）颈脊髓长束征

分感觉、运动和自主神经功能障碍。

1.感觉障碍　由于脊髓丘脑束是分层的，从外向内依次排列着骶、腰、胸、颈段的痛、温度觉纤维,致压物又是由外向内压迫,因此先受损的是骶部的感觉纤维,随着时间的推移感觉障碍平面由骶上升至腰、胸,最后达颈段。致压物产生于腹侧者,后索多不受累,因此患者深感觉和精细触觉常保存,呈现束性的感觉分离现象,即痛、温度觉减退或丧失而触觉、深感觉保存。

2.运动障碍　由于锥体束位于脊髓丘脑束之背侧,所以受损较晚,常在感觉障碍出现后数周或数月始出现锥体束征,多从下肢无力、抬步困难、易跌倒等开始,逐渐加重,最后截瘫。椎管内致压物压迫颈膨大以上,四肢呈现中枢性软瘫,表现出肌张力增高,腱反射亢进,病理反射阳性(如上肢的 Hoffmann 征阳性、下肢的 Babinski 征阳性);若致压物在颈膨大处则上肢表现为节段性瘫,双下肢呈中枢性瘫,即上肢肌张力低,腱反射迟钝或消失,Hoffmann 征阴性、下肢肌张力高,腱反射亢进,Babinski 征阳性。

3.自主神经受损症状　多在中后期出现,以尿频、尿急与大便干结多见,最后出现大小便潴留;另外,约 30.0% 病例出现胃肠及心血管症状,术后可得以缓解。

(三)颈部保卫征

患者常使颈部保持自然仰伸的功能位,怕前屈,亦怕过于仰伸。

【诊断与鉴别诊断】

(一)诊断

其临床特点是先以感觉障碍起病逐渐伴发运动障碍和自主神经功能障碍,X 射线平片显示出椎管矢状径小,MRI 可显示致压物对脊髓等的压迫情况。

(二)鉴别诊断

本病主要须与肌萎缩侧索硬化症鉴别,虽两者均有广泛的肌萎缩,貌似相同,但运动神经元病绝无客观存在的感觉障碍,不难鉴别,问题在于有时两病并存,给诊断和治疗留下难题。

【治疗】

(一)手术治疗

手术治疗为主,且愈早愈好,学者提出手术时应细心、轻柔、低温和小心,是手术过程中的宝贵经验,可使手术获得最佳效果。

(二)非手术疗法

有人主张适用于早期阶段,但势必影响宜早期手术的原则,至于手法治疗更应视为禁忌证。确诊后在术前指导患者保持颈部功能位,不可过伸,亦不可长时间屈颈,更不可突然的或过度的屈颈,尤其是在有骨刺情况下,易引起脊髓损伤。

(三)康复治疗

分急性期、恢复期和并发症的治疗。

1.急性期的康复治疗(术后 4 周内)

(1)正确体位:其重要性在于防止软组织挛缩,防止远端肢体肿胀,防止肢体受压,保持手和下肢的功能位。

1)仰卧位:在两腿间置一枕头,使髋关节处于中立位,轻度外展,但不旋转,膝关节伸展但勿过伸,在足底放置木板,使踝关节背屈至中立位,足趾伸展,双手五指伸开,掌心向上,拇指远离躯干,若手臂不能伸开则需酌情置放臂夹板或前臂夹板。

2)侧卧位:膝关节微屈,双膝间置放一枕头,上面的腿稍后于下面的腿,髋关节微屈保持稳定,踝关节背屈至中立位,足趾伸至中立位,下面的手指伸开,掌心向上,拇指与头平行,上面的手指伸开,手掌按于床面,保持手腕背伸90°。过胖的人手掌下可垫以10cm高的小枕头,以免上侧胸部内收影响呼吸。

(2)被动运动:术后24h即可开始,2次/d,每次10遍,有节律,动作应轻柔,在活动的终末端应维持10s以上,痉挛发生时避免用力抵抗,应固定肢体直到其松弛,在无痛范围内进行。

(3)主动运动:主动运动应尽早进行,一旦患者配合就开始对有功能的上下肢肌肉进行肌力训练。抗阻力练习常采用徒手、简单的器械如弹簧、橡皮筋等,逐步加码,左右对称地进行。

2.恢复期的康复治疗(术后1个月以上)

(1)早期的康复治疗:可先在床上做起,进而逐步进行以下练习:

1)血管舒缩功能的训练,在坐位基础上,缓慢抬高床头,让患者适应每一微小倾斜的增加来完成,倾斜时间在1周内由30min递增到2h。一旦患者能坐起,应练习主动撑起或利用器械抬起臀部以增加背阔肌力量,减轻臀部的压力和帮助建立血管运动反射。

2)平衡训练对患者来说必不可少,姿势控制依赖于连接未受累区域和瘫痪区域之间的肌肉,最重要的是背阔肌,此外,还有斜方肌和有神经支配的腹肌等,其中又分坐位平衡、轮椅上的平衡、肌肉再训练和各种转移。

(2)后期的康复治疗:通过增强肌力,完善较高难度的体位转移、轮椅活动、步态训练及有益于身心健康的锻炼活动,提高患者独立生活能力,为回归社会做良好的身体准备,最后是步态训练,而步行训练的基础是坐、立位平衡训练及重心转移和髋、膝、踝关节的控制训练,在步态训练完成后可进行上、下楼梯训练和摔倒后起立练习等。

(四)并发症的预防和治疗

1.防治尿路感染　置放闭式引流导尿管,每4h放一次尿;床头抬高利于尿液自肾流入膀胱,起到冲洗作用;有感染时及时冲洗膀胱或服中药八正散。

2.疼痛　部分患者由于神经受刺激而出现疼痛,可采用针灸、按摩、理疗和必要的止痛药物。

3.皮肤护理　每2h翻一次身,防止压疮,一旦有压疮,容易感染,须选用有效的抗生素。

4.胸腔护理　因长期卧床,呼吸道分泌物的潴留容易导致坠积性肺炎,须采用体位变换、深呼吸练习和主、被动咳嗽等预防感染,有感染者选择有效的抗生素。

5.肌痉挛　过强的肌痉挛有碍患者的转移、行走和其他日常生活活动,适当的按摩、理疗有利于肌张力下降,必要时可选用肌肉松弛剂。

七、颈腰综合征

所谓颈腰综合征,是指颈椎及腰椎椎管同时狭窄,并出现椎管内神经受压的症状,约占颈椎病及颈椎管狭窄症患者中的15.0%,随着认识的提高,其发现率日益增多,应该给予重视。

【发病机制】

此种椎管发育性狭窄,颈椎与腰椎往往呈现一致性的改变,因此在腰椎亦同时发现椎管矢状径小、板壁变厚、椎弓根短、两侧椎板夹角较小、黄韧带松弛及肥厚等,加之$L_4 \sim S_1$处椎管的形态呈三角形或三叶草形,其抗压应力的强度虽增大,而却增加了腰椎管狭窄的程度,个别病例亦可伴有胸椎椎管狭窄,此种颈、胸、腰椎管全段性狭窄者虽不多见,但症状多较重,手术难度大,术中易出意外,预后最差。

由于解剖关系,临床症状大多先从颈段开始,狭窄的下腰椎椎管易于成年后遭受外伤、剧烈运动等使其矢状径进一步狭窄时出现症状,有时当颈椎治疗完成后,则腰部症状会突然显示出来,严重时,即使一般的生理性活动均可导致相应椎节的神经根充血及微循环障碍而引起缺血性神经根症状。

【临床表现】

临床主要表现为在有颈髓受压症状之同时(较多)或之后(多见)伴有腰椎管狭窄症状,或颈部手术后发现腰部症状,也可因腰部症状就诊,检查时发现颈髓受压更严重。

(一)颈髓症状

根性症状相对较少,主要症状为束性感觉和运动障碍,影像学检查显示椎管发育性狭窄,椎体和椎管两者矢状径比值小于 1:0.75,椎管矢状径绝对值小于 12mm,在 10mm 以下者亦不少,椎间隙后缘病变轻重不一,椎管周围组织的继发性改变与发病时间的长短关系更为密切。

(二)腰部症状

本病主要表现为三大症状:

1.间歇性跛行　当患者步行数十米或数百米后出现一侧或双侧腿痛、腿麻、无力直至跛行,休息数分钟后缓解,再走又出现,故名间歇性跛行。此主要是由于下肢肌肉的收缩使椎管内相应椎节的神经根部血管生理性充血,在椎管与根管狭窄时则易形成静脉瘀血,以致微循环受阻而出现缺血性神经病损,再加上神经根受牵拉而出现一系列神经症状,当稍事休息后,消除了因肌肉活动所造成的刺激源,血循环恢复正常,症状也随之消失。

2.主诉常重于客观体征　在早期,由于椎管狭窄使马尾及神经根在椎管内的容积处于正常范围的最低点,因此当患者长距离步行或处于各种增加椎管内压的被迫体位时,主诉甚多,甚至可有典型的沿坐骨神经的放射性疼痛,而就诊检查时,由于临诊前候诊时的休息而使椎管内压恢复正常,结果检查时常无阳性发现,这种主诉与体征的不统一,易被误为"夸大主诉"或"诈病",而到后期,因可有椎间盘突出加重、下腰椎失稳、骨质增生和椎管内继发性蛛网膜粘连等各种附加因素的出现,虽仍有动力性加剧的特征,同时由于椎管内的持续性占位因素存在,常可发现阳性体征。

3.腰部后伸受限及疼痛　由于椎管内有效间隙减少或消失,当腰椎由中立位到后伸位时,使椎管后方的小关节囊及黄韧带挤向椎管和神经根管,同时椎管长度亦缩短 2.2mm,椎间孔变狭,椎间盘突向椎管以及脊髓与神经根的横断面增粗,使管腔内压急遽增高,患者后伸受限,并出现腰腿痛等症状,而将腰部恢复到伸直位或略向前屈时,则由于椎管恢复到原来的宽度,症状会立即消失或缓解,患者虽不能步行,却能照常骑车。当合并腰椎间盘突出时,则腰部不能前屈,重者微屈即会出现腰腿痛或称根性坐骨神经痛的症状。

几乎每个患者都可出现以上三大症状群,阳性率甚高,故可依此做出临床诊断,仅个别患者须进一步做影像学检查。

4.其他症状 病程长,病程中有时还可伴发其他症状,由于椎管狭窄,髓核稍许突出即可刺激或压迫神经根而出现根性放射痛,老年患者还可伴有肥大性脊柱炎、小关节增生及椎体后缘骨赘形成等引起的临床症状。

【诊断与鉴别诊断】

(一)诊断

既有颈椎管狭窄,同时或后又伴有腰椎管狭窄的症状,影像学显示颈椎椎体与椎管矢状径比值小于1∶0.75,颈椎椎管矢状径绝对值小于12mm,腰椎椎管矢状径小于15mm(横径小于20mm),MR检查更能清晰显示颈髓及马尾受压情况,诊断不难。而腰椎管狭窄的三大症状在就诊时尚未出现,则易诊为单纯颈椎管狭窄症。

(二)鉴别诊断

1.脊髓空洞症 因其多伴有分离性感觉障碍及营养障碍,易与本病混淆,而当腰椎管狭窄症的三大临床症状出现后容易区别,必要时MRI检查可助鉴别。

2.脊蛛网膜粘连 当粘连累及颈段与腰段时须与本病鉴别,用碘油椎管造影可助鉴别。

【治疗】

对于初发病的轻症患者先行非手术疗法,无效或症状迅速加重时,则应及早手术治疗。

(一)非手术疗法

1.颈腰部制动 采用颈围、腰围、石膏固定及卧床牵引等措施,对颈、腰段实施制动。

2.调整睡眠状态 最好睡硬板床,注意睡觉姿势、枕头不宜过低。

3.改善工作条件 以保持脊柱轻微向前屈的体位较好,尽量避免向后仰伸之动作。

4.锻炼腹肌 对增强和调节腰椎椎管的内、外平衡有极大帮助,应教会患者坚持锻炼,并能督促检查。

5.药物 选用既有松弛肌紧张,又能止痛的药物,如氯唑沙宗等。

(二)手术治疗

原则上先对颈部施术,术后视恢复情况再决定腰部是否手术,两处手术的间隔时间一般以半年后为宜,可使颈部获得较为满意的恢复。

1.颈部 依脊髓受压部位不同而酌情选择前或后路减压术,前后均需手术者,易间隔2～3个月。

2.腰部 主要为后路椎板切除减压术。

(三)康复治疗

对有明显感觉障碍或肌肉萎缩者,术后须行康复治疗。

八、颈椎先天融合畸形

先天性颈椎融合畸形1912年由Klippel和Feil首次报告,因此名为Klippel-Feil综合征,系由短颈、后发际低和颈椎活动受限等3大临床特点组成,此类患者常伴有其他畸形。

【病因】

本病和其他先天性畸形一样,病因至今不明,可能与胚胎期的各种因素有关,尤其是病毒感染等是形成各种畸形的主要病因之一,遗传因素难以证实,临床上罕有家族性发病趋势者。

【临床表现】

本病主要有 3 大症状。

(一)短颈

本病患者颈部的长度明显比正常人短,尤其是身材短小或体形稍胖者。

(二)后发际低

此表现主要由于短颈所致,不注意观察时不易发现。

(三)颈部活动受限

其活动受限范围与颈椎节融合的长度成正比,一般患者仅有轻度受限,这主要是颈椎椎节较多,且未融合椎节代偿能力较强之故,对屈颈活动影响不大,而侧弯及旋转时影响较多。

半数患者具有以上典型症状称为"三联症",融合椎节较少之病例,多属不典型者。

颈椎先天性融合畸形,常伴有其他先天性发育畸形。高肩胛症约占 1/3,面颌部及上肢畸形约占 1/4,亦可伴发四肢骨骼发育不全及斜颈畸形等。另外,还须注意有无伴发内脏畸形,如泌尿系及心血管系统,其中肾脏异常可达 1/3;再者,还易诱发颈椎间盘突出症或其他型颈椎病。

(四)影像学特点

1.X 射线改变 颈椎正、侧位片上均可显示颈椎先天性发育性融合畸形的部位与形态,双椎体融合较多见,颈椎 3 节以上融合者很少见,加拍左前斜、右前斜及过伸、过屈位可全面观察椎节畸形的范围及椎节间的稳定性。

2.MRI 伴有脊髓症状者,须做 MRI 检查,观察脊髓受压情况。

【诊断与鉴别诊断】

依据短颈畸形、发际低和颈部活动受限,半数以上者临床即可判定,X 射线平片检查绝大多数可获得确诊。

【治疗】

(一)单纯颈椎融合畸形

一般无须特殊治疗,畸形严重,影响美观者可行整形术。

(二)合并急性颈椎间盘突出

先行正规非手术治疗,无效者可及早行髓核摘除术或后路减压术。

(三)合并脊髓受压

须行手术治疗,以椎管狭窄为主者,行后路椎管扩大减压术,椎管前方有致压物,须行前路减压术,必要时植骨融合。

(四)康复治疗

有脊髓受压症者,术后进行康复治疗,可促进功能恢复,避免致残。

第二节 颈椎性头痛

颈椎性头痛,或称为颈性头痛,属于器质性头痛之一,很常见,既往多被忽视或误诊为功能性头痛(功能性头痛),所谓紧张性头痛多系颈椎性头痛。学者脊柱相关疾病专题研究中将资料完整的 100 例患者的病因、病理和治疗进行了研究,发现发病年龄最小者 10 岁,X 射线显示齿突偏移 1.5mm 以上者 68 例(可能未除以 2),枢椎棘突偏歪 36 例,齿突骨折 4 例,椎间孔形态异常者占 84.0%,他发现寰枢椎损伤及失稳是颈性头痛的首要因素,占 72.0%,而颈肋、骨赘、颈椎间盘突出、强直性脊柱炎、类风湿性关节炎、隐性颈脊椎裂等引起头痛者仅占 28.0%。学者以手法复位纠正棘突偏移治疗头痛、偏头痛的例子亦提示颈椎椎体螺旋式移位在颈椎性头痛的病因中占一定的重要位置。十多年来学者虽有千余例颈椎性头痛的研究资料,而学者的研究消除了部分学者怕井底观天之顾虑,现以学者千余例资料为基础,综合各家之长,对颈椎性头痛加以详述。

一、病因及发病机制

(一)病因

此种头痛均系颈椎病所致,引起颈椎病的原因有急性颅脑外伤、急慢性颈部外伤、炎症与继发的退行性病变等。

1.急性外伤　　急性颅脑外伤,尤其是我们作为神经内科医师可以观察到的是脑震荡及脑外伤后综合征(PCS),通过临床资料和动物实验证明脑外伤常合并颈外伤,特别是寰枢椎半脱位,45 只大耳白兔在制作脑震荡模型前后拍片对比证明 100% 出现齿突偏移或偏移加重,即寰枢椎半脱位;在临床上,遇到寰枢椎半脱位患者,询问既往史时,发现 60.8% 有颅脑外伤史,14.5% 有鞭索伤史。

2.颈部慢性外伤史　　据 214 例男女患者的调查结果表明,有颈部慢性外伤史者占 60.4%(与有急性外伤史者可有重叠)。

3.否认任何外伤史　　仅占 17.3%。

可见头颈部急、慢性外伤史是导致寰枢椎半脱位等而引起颈椎病的主要病因。

(二)发病机制

1.交感神经受激压　　寰枢椎半脱位、下颈椎椎体的螺旋式移位、颈椎生理曲度消失及椎间孔缩小等均可刺激、牵拉或压迫颈交感神经的传出纤维,交感神经受激压本身就可引起疼痛。

2.椎-基底动脉等缺血　　椎-基底动脉等颅内血管的舒缩受交感神经的调节,当颈椎病引起交感神经功能障碍时,导致椎-基底动脉等颅内血管舒缩障碍而发生痉挛或扩张,继而出现缺血,颈椎体螺旋式移位和钩突增生可直接造成椎-基底动脉缺血,血管舒缩障碍与缺血均可引起头痛。

3.神经内分泌失常　　交感神经功能障碍、颅内缺血,进而出现神经内分泌失常,如内源性镇痛物质 β-内啡肽(β-EP)分泌减少,血中浓度降低,痛阈降低,内外环境发生轻微变化时,正常人可能无感觉,而患者就可能有疼痛感。

4.肌肉痉挛　　颈椎生理功能的改变直接或通过交感神经引起头颈部肌肉痉挛,产生疼痛,即以往所称的"肌紧张性头痛"。

5.脊神经受激压　　椎间孔明显缩小、颈椎间盘突出、骨质增生均可刺激与压迫脊神经的感觉纤维,尤其来自 C_1、C_2、C_3 的枕小神经、耳大神经和枕大神经受刺激或压迫均可出现头痛,下颈椎的病变可牵涉三叉神经支配区的颞部、额部、眶部及鼻根部疼痛。

二、临床表现

突出的表现是头痛。以头痛的规律性分为频度最高的阵发性头痛,其次是间断性头痛,持续性头痛的频度最低;按头痛性质和频度高低为序,分别有头胀痛、跳痛(搏动性痛)、刺痛、电击痛、串痛、放射性痛、闷痛、沉痛、昏痛、灼痛、紧痛、破裂性痛与隐痛等。少数患者扭头时痛或夏季见太阳痛;其头痛部位有左枕,右枕及后枕、左颞或右颞、右额,右额或前额、顶、眶部、鼻根、一侧(左或右)头痛、全头或不定处痛;76.2%分别伴有头晕、眩晕、颈痛、背痛、手麻、足麻、全身痛、记忆力减退、上身痛、手颤、下肢灼痛、失眠、多梦、耳鸣、耳聋、四肢无力、半身痛、手活动不灵、胸痛、恶心、呕吐、全身麻、心烦、枕部灼热感、视物不清、心慌或手凉等。一组 332 例患者的临床表现分别为:类似椎-基底动脉型偏头痛者占 26.3%,类似枕-三叉综合征者占 16.5%,类似无先兆偏头痛者占 7.2%,类似枕神经痛者占 6.7%,典型偏头痛者占 3.4%,类似丛集性偏头痛者占 1.5%,类似良性劳累时头痛者占 1.5%,即 63.1%的颈椎性头痛患者的头痛特征与上述 7 种疾病相似,不可混淆。

三、检查

凡遇头痛患者应常规进行眼底检查和神经系统其他检查以及颈椎、枕大神经、臂丛 3 部 5 处 11 点压痛试验。凡此 3 部 5 处 11 点有 2 处或 2 点以上压痛者均拍摄颈椎正位、侧位、双斜位和张口位 5 位片。对胸、背痛严重者,可加照胸部及胸椎片以排除胸、肺与胸椎病变;对近期连续呕吐或眼底有视盘水肿改变者,应查头颅 CT 或 MRI,以排除颅内占位性病变所致头痛。

(一)3 部 5 处 11 点压痛试验

颈椎有压痛者占 75.2%,其中 C_1 压痛者占 71.8%,C_2、C_3、C_4、C_5、C_6、C_7 压痛者分别为 59.7%、30.5%、17.2%、9.6%、7.3%、6.0%;单纯寰枢椎单相或双相半脱位压痛点在 C_1、C_2,若波及 C_3 或 C_4、C_5 以下压痛者,均合并有骨质增生及(或)椎间隙变窄及(或)顺列不良及椎间孔缩小等;有螺旋式移位的椎体棘突均有压痛;枕神经痛者占 74.4%,其中,双侧压痛 62.2%,左侧压痛 7.7%,右侧压痛 4.6%,内有 39.9%压痛分别向枕、顶、额、颞、眉间或面部投射与扩散;臂丛压痛占 61.3%,其中,双侧压痛 50.0%,左侧压痛 6.7%,右侧压痛 4.6%,内有 39.0%压痛分别向上肢、手、枕、胸、背或下肢投射,向上肢及手部投射频度最高;此 3 部 5 处 11 点有 2 处或 2 点以上压痛者为 100%,15 岁以下少年患者压痛多在 C_1 或 C_2 或 C_1、C_2 和枕大神经压痛,臂丛多无压痛,而中年以后多合并有臂丛压痛。

(二)颈椎拍片

为不漏诊,应常规拍摄颈椎正位、侧位、双斜位及张口位 5 位片。疑有齿突后脱位或颅底凹陷者,可加照颅颈交界侧位片,颈椎顺列不良可加照过伸、过屈位以证实有无椎体滑脱。凡有 2 处或 2 点以上压痛的患者张口位显示齿突有偏移者占 96.3%;正位片异常率为 59.0%,其中,棘突偏移 52.0％,钩突增生 4.0％,椎体变扁 2.0％,颈裂 1.0％;斜位片显示椎间孔缩小者占 74.5％;侧位片异常率为 47.9％,其中,骨质增生 24.0％,椎间隙变窄 11.7％,顺列不良 4.0％,项韧带钙化 4.0％,椎体楔形变 2.0％,寰枕融合 1.0％,颅底凹陷 1.0％,椎体分割不全 1.0％,C_2、C_3 棘突融合 1.0％。

可见传统的做法只拍颈椎正、侧位片欠妥当,实践证明,棘突偏移即椎体螺旋性移位、齿突偏移与椎间孔缩小、椎间隙变窄都是异常表现,不注意这一点很易使多数患者被漏诊。

（三）β-EP

正常值为（200±50）ng/L,颈椎性头痛患者中 89.2％ β-EP 降低,此项检查在科研及了解其发病机制上有帮助,由于其费用较贵,在临床诊断上不必采用。

（四）TCD 检查

98.8％的患者有异常,其中,椎-基底动脉血管痉挛占 77.1％（而其内 26.5％伴双侧颈内动脉痉挛,8.1％伴一侧颈内动脉痉挛,8.4％伴双侧颈内动脉血流缓慢,1.2％一侧血流缓慢）,单纯双侧血流缓慢者为 12.0％,一侧缓慢者为 1.2％。以上说明该检查对诊断颈性头痛无明显特异性,故除个别需观察血管壁有无硬化斑或血栓形成外,不必检查,以减少患者负担。

（五）CT 及 MRI 检查

此为选择性,不可作为常规检查。如患者头痛、呕吐频繁,眼底视盘水肿,应做头颅 CT 检查以排除颅内占位性病变;椎间隙变窄患者经济条件许可时,做颈椎 MRI 检查,若同时神经系统检查有长束征者,必须进行颈椎 MRI 检查。以学者的实践,X 射线片显示椎间隙变窄是椎间盘突出的主要征象,有长束征者说明脊髓已受损,MRI 证实后早期手术效果较好。若无长束征或长束征不明显者不应急于手术。

四、诊断与鉴别诊断

颈性头痛的诊断要点:

1.以阵发性、间断性或持续性头痛为主,可伴有头晕、胸痛、背痛、全身痛及肢体麻、凉与痛等。

2.曾按其他病治疗无效或效果不佳,且能排除其他器质性头痛者。

3.多有头或颈部外伤史。

4.颈椎、枕神经、臂丛 3 部 5 处 11 点有 2 处或 2 点以上压痛。

5.颈椎正、侧、双斜、张口 5 位片显示齿突偏离寰椎轴线 1mm（除以 2 之后）以上或（和）寰枢顺列不良或寰椎两侧块下角与枢椎上面外侧缘不对称,或寰枢关节面不平行或齿突前间隙大于 3mm 以上和（或）齿突后缘以前占寰枕线全长 1/3＋4mm 以上和（或）寰枕线与齿突轴线交角＜60°;1～3 个棘突有偏移（偏离脊柱中线,且有压痛）;椎间孔变形或较其下位椎间孔小者或（及）颈椎其他异常改变。

6.颏-枕牵引治疗及对棘突偏移的手法复位有明显效果。

五、治疗

(一)牵引治疗

1.单纯齿突侧方半脱位应保持头前倾 15°牵引治疗。

2.齿突后脱位及椎间盘突出应取头后仰 15°牵引治疗。

3.传统的颈椎病及(或)(1)+(2)者取水平位牵引治疗。

4.齿突侧方半脱位明显,而伴有的后脱位轻或椎间盘膨出或生理曲度亦直,可采取前倾 8°牵引。

5.齿突侧方半脱位伴有明显后方半脱位及椎间盘突出或生理曲度消失者,可采用后仰 8°牵引。

(二)手法治疗

1.手法复位　棘突偏移者,首要是手法复位,若又有"1"所述病变,手法复位与牵引治疗结合进行。

2.手法纠正　生理曲度消失或变直,有用手法纠正者,而学者认为用颈枕治疗比较安全。

(三)封闭治疗

对于枕大神经痛、枕-三叉综合征封闭风池穴,可先缓解疼痛,再行牵引或手法复位。

(四)针灸治疗

对疼痛较重,离医疗单位较近或住院患者可配合针灸治疗。

(五)药物治疗

1.洛斯宝　适于类偏头痛患者,开始用量加倍,2 个月后改为 2mL,2 次/d,连续服半年,对偏头痛患者效果较好,类偏头痛者配合手法复位与牵引治疗,服药时间可缩短。

2.止痛药　用于发作频繁者发作期服用。

第三节　颈椎性头晕

头晕分 2 种:一种是单纯头晕,即头重足轻,走路时可能会向一侧倾斜;另一种是眩晕,患者除头晕之外,伴有自身旋转或外周旋转或二者兼有,重时常伴呕吐。

引起头晕的病因很多,因颈椎病引起的头晕称颈椎性头晕。临床上,有颈椎骨性改变直接压迫椎-基底动脉缺血所致的颈椎性头晕,不引起重视的颈外伤和年轻人易患的颈椎性头晕常常误为神经症,发作性眩晕常常被诊断为梅尼埃病,本节就由于颈椎病变引起的头晕、眩晕加以综合叙述,可统称为颈椎性头晕。

一、病因及发病机制

（一）头、颈部外伤

这在青少年发病率较高，且常常被忽视的病因。

1.头颈部外伤直接引起寰枢椎半脱位、下部椎体滑脱、椎体螺旋式移位（棘突偏移）、钩椎关节受累、小关节突错位、椎间孔缩小及椎间盘突出等，刺激、牵拉及压迫交感神经或直接激压椎动脉。椎动脉和（或）颈内动脉血管痉挛，发生椎-基底动脉系等颅内血管供血不足，出现头晕等临床症状。

学者曾对颈椎性头晕 200 例中 44 例检查 TCD 表明：43 例表现脑供血不足，占 97.7％，其中 75.0％为椎-基底动脉痉挛（伴颈内动脉痉挛 31.8％，颈内动脉血流缓慢占 9.1％），椎-基底动脉血流缓慢为 4.5％，颈内动脉痉挛 9.1％，颈内动脉系血流缓慢 9.1％，可见颈椎性头晕患者仅 2.3％脑部供血正常（检查时无症状），而 97.7％中不是椎-基底动脉系血管痉挛，便是血流缓慢，这些表现脑供血不足的患者中，以血管痉挛为主，占 84.1％。

2.头、颈部外伤时间长后出现继发性颈椎骨质增生及（或）椎间盘变性、韧带增厚及钙化等退行性变，以及随年龄增长颈椎发生退变，严重时影响椎动脉供血。

颈椎骨赘，尤其是钩突增生直接压迫椎动脉，造成其缺血；椎间盘突出和椎间不稳，颈椎活动性增加，小关节不稳，可使椎间孔扭曲，导致椎动脉受压、变形，影响椎动脉供血。颈椎骨赘可刺激椎动脉壁，加速类脂质的沉积，引起动脉硬化，管腔狭窄甚至闭塞。

骨赘直接压迫椎动脉仅为部分因素，而在颈椎有退行性变的病例中，多数仍是刺激或压迫了交感神经纤维，造成其功能失调，进而导致椎动脉等脑血管痉挛、缺血，发生头晕。

（二）颈椎骨性退行性变

颈椎骨性退行性变以中老年人居多。

1.椎节失稳　钩突关节松动与变位，波及侧方上下的横突孔，以致呈现轴向或侧向移位，刺激或压迫椎动脉引起痉挛、狭窄或折曲改变，常导致椎动脉缺血发作。

2.钩椎关节囊的创伤性反应　后方小关节囊的创伤性反应主要影响脊神经根，钩椎关节囊壁的水肿、充血及渗出则减少椎间孔的横径可直接引起椎动脉痉挛与狭窄。

3.钩突骨质增生　急、慢性颈部外伤，久之常出现钩突骨质增生，增生的骨刺可直接压迫椎动脉与脊神经根，加之横突孔为骨性管道使椎动脉无回避的余地，其好发部位是颈椎活动度最大或较大的部位，依次为 $C_{5\sim6}$、$C_{6\sim7}$ 及 $C_{4\sim5}$ 为多见。

4.椎间盘突出　当侧后方椎间盘突出时，在压迫脊神经根的同时亦可挤压椎动脉，若同时有多个椎间盘突出，由于椎间隙变窄，颈椎整个长度缩短，长度不变的椎动脉则弯曲，如同时伴有一个或数个椎体螺旋式移位，则椎动脉可发生扭曲，从而发生供血障碍。

5.血管本身因素　颈椎的异常改变会加速血管的退变，中年以上的人会出现不同程度的动脉硬化，椎动脉壁出现硬化斑，加重椎动脉供血障碍；横突孔的分隔，寰椎上方椎动脉沟的返祖（骨环形成），矢径与横径改变，两侧血管不对称，口径大小不一等血管变异都与椎动脉供血障碍的发生和发展有直接关系。

（三）内耳自主神经系统平衡失调

交感神经沿内听动脉进入内耳而分布各处,颈椎有异常改变时会刺激交感神经使其兴奋性增高,内耳血管痉挛,导致其淋巴代谢障碍。Snambaugh 曾经推测是由血管痉挛所致,Fowler 观察了眼结膜末梢血管血流有淤积现象,推测膜迷路血管亦有同样的病理变化,同时指出交感神经功能改变可以引起内耳血管的收缩或直接引起血管的扩张,总之是自主神经系统的平衡失调,引起反复发作的眩晕。耳鼻喉科所谓的膜迷路积水,至少部分病例实为颈椎病引起。

（四）外伤性钩椎关节病

头颈部突然被撞击,尤其多发于交通事故时,在颅脑外伤之同时颈椎既可发生骨折、脱位而被同时处理,又可单独引起钩椎关节受累而出现各种创伤性反应(即以后的创伤性关节炎),但在常规检查时(包括 X 射线片)却难以发现阳性所见(注:可能是未拍张口位 X 射线片的结果),在此情况下,可因各种机械因素(早期的水肿渗出及充血,后期的结缔组织增生、钙化与骨化)与动力性因素(钩椎关节的松动与移位),而使椎动脉受压引起供血不全症状。

二、临床表现

（一）交感神经受激压症状

以头晕为主。据 200 例统计,男女发病率无明显差别,4～75 岁任何年龄均可发病,平均发病年龄为 20.6 岁,就诊年龄为 27.5 岁,35 岁以下发病者占 71.5%,可见以青、少年为多。以一般性头晕为最多,占 44.0%,发作性头晕次之,占 41.5%,另有 14.5%为走路时头重足轻,走多长时间晕多长时间,不走路即消失。发作性眩晕者,其中 34.9%与扭头、起床、卧床或翻身有关,每次发作时间短者数秒或数分钟,长者达数小时至数天,最长可达半月之久,但多数在数小时之内,长达 1d 以上者仅占 12.0%。发作时间长且严重时可伴恶心、呕吐,约占 19.3%。单纯头晕占 48.0%,32.0%伴有头痛,20.0%可伴有肢体感觉异常或无力等。其他还可伴有猝倒症、耳鸣、听力减退、记忆力减退、走路不稳、视物不清或复视等。

（二）椎动脉直接受压症状

1.眩晕　约占 70.0%,其发生与加剧多与颈部转动有直接关系,典型者常于躺下、翻身及起床时出现,多数历时短暂,若历时较长,易伴呕吐。

2.耳鸣、听力减退　80.0%～90.0%有耳鸣、听力减退,很少有完全性耳聋者,除非伴有内听动脉闭塞时,可发生一侧突然耳聋。

3.椎-基底动脉性偏头痛　多有视觉性先兆,继而出现后枕部疼痛,亦可因转头时出现颞部跳痛或刺痛。

4.记忆力减退　约半数患者诉说经常感头昏脑涨和记忆力减退。

5.视觉障碍　约 40.0%病例出现视力减退,视物模糊,甚至出现复视及短暂性失明。

6.精神障碍　约 40.0%病例可出现神经症群,主要表现为失眠、多梦及健忘等,亦可伴有精神抑郁、焦虑等。

7.发音及吞咽障碍　约有 20.0%病例表现为发音不清,甚至声音嘶哑,亦可表现为吞咽障碍,舌伸不出门齿。

8.猝倒发作　占 5.0%～10.0%,当患者在转颈时突然发作,可有头晕、头痛,患者双手抱头,继而双下肢无力,随即跌倒或坐于地上,无意识障碍,倒后片刻而自行站起。以上表现多为短暂性,常被诊断为椎-基底动脉型短暂性脑缺血发作即 TIA,若缺血严重可出现椎-基底动脉系某一分支供血区的梗死,另外还可出现脊髓血管供血区的缺血或梗死。

(三)迷路症状

突然发生眩晕,常伴恶心、呕吐,一侧或双侧耳鸣、耳聋,可有水平性眼球震颤,另外还可有面色苍白、出冷汗,甚至有腹部不适或腹泻。

眩晕常为突发性,轻重不一,每次发作数分钟至数小时,间隔数日、数月或数年不等,眩晕等症状首次发作可以发生在传统性颈椎病(颈型、根型、交感型等)之前、之后或同时。若发生在传统颈椎病症状出现之前,自然是先到耳鼻喉科就诊,即使是在传统颈椎病症状出现之后或同时发生,由于传统性颈椎病的症状不突出而被忽视,亦先到耳鼻喉科就诊,被诊断为梅尼埃病(近称膜迷路积水),久治效果不满意或传统颈椎病的症状突出时,才找熟悉颈椎病的医师诊治。

(四)外伤性钩椎关节病的症状

该病可出现传统颈椎病中椎动脉型相似的症状,受伤颈椎椎节处可有压痛、间接叩痛及活动受限等局部症状,受伤当时多伴有短暂的昏迷、逆行性健忘、恶心和呕吐等轻度脑外伤症状,X 射线片上可显示颈椎生理曲线消失,应注意观察钩突有无骨折征,急性期椎前阴影有可能增宽。

三、检查

(一)神经系统及眼底检查

1.眼底检查　本应包括在神经系统检查之内,这里单独提出,一是眼底检查很重要,它是初步排除颅内占位性病变等原因的一个简便方法;二是很多内科病例中记载神经系统检查部分,仅有生理反射和病理反射,常常忽视眼底检查。

2.神经系统检查　所有头晕病例应进行神经系统全面检查,特别是对于有肢体感觉异常或无力主诉的病例,应重点仔细检查。

颈椎性头晕 200 例,经详细检查多无神经系统阳性体征,仅有 1 例有节段性痛觉减退,2 例上肢腱反射迟钝,1 例下肢腱反射亢进,病理征阳性,双下肢肌力弱,T_6 以下痛觉减退(后确诊为 $C_{5\sim6}$ 椎间盘突出)。

(二)压痛试验

凡遇头晕患者,特别是有外伤史的头晕患者,都应进行 3 部 5 处 11 点压痛试验。据 200 例统计:颈椎有压痛者占 77.5%,其中,C_1 压痛为 75.5%,C_2、C_3、C_4、C_5、C_6 和 C_7 压痛分别为 62.5%、31.5%、17.0%、10.0%、7.0% 与 6.0%;单纯寰枢椎单相或双相半脱位压痛在 C_1 或(和)C_2,若波及 C_3 与 C_4、C_5 以下压痛时均合并有棘突偏移、颈椎间盘突出等其他异常改变;枕神经压痛者为 74.5%,其中,双侧压痛占 61.5%,左侧压痛占 9.0%,右侧压痛占 4.0%,约 30.0%

压痛分别向枕、顶、额、颞、眉间或面部投射,向枕、顶投射频度高,其他依次减少;臂丛压痛阳性者为 68.0%,其中,双侧压痛占 54.5%,左侧压痛占 7.5%,右侧压痛占 6.0%,约 29.5%压痛分别向上肢、枕、胸、背或下肢投射与放射,向上肢及手部放射频度最高,其他依次减少。

（三）X 射线拍片检查

据统计,齿突向左侧偏移 1mm 以上(除以 2 之后)为 47.5%,向右侧偏移为 43.0%,向后偏为 16.5%,其中 9.5%为单纯后脱位,7.0%与侧方半脱位并存,即双相半脱位;棘突偏移为 53.0%;椎间孔缩小为 39.5%,$C_{3\sim4}$、$C_{4\sim5}$ 孔小多与颈椎顺列不良及棘突偏移有关,$C_{5\sim6}$、$C_{6\sim7}$ 孔小多与颈椎骨质增生及椎间盘突出并存;颈椎骨质增生占 18.0%;生理曲度消失占 8.5%;颈椎顺列不良占 4.5%;椎间隙变窄占 4.5%;另有钩突变尖占 1.5%,项韧带钙化占 1.0%,寰椎侧块发育不全占 1.0%,$C_{3\sim4}$椎体分割不全占 0.5%。总之,颈椎有异常改变的总和为 100%。颈椎正、侧、双斜、张口 5 位中最少者仅 1 位片有异常、亦有 2 位、3 位、4 位片有异常,最多者 5 位片均有异常改变。可见要确定或排除颈椎病所致头晕,必须常规拍照颈椎正、侧、双斜、张口 5 位片,必要时加照过伸、过屈位及颅颈交界侧位片,传统的只照颈椎正、侧位片,显示结果正常是不能排除颈椎病的,更不能排除颈椎性眩晕。

（四）CT 或 MRI 检查

CT、MRI 适用于有眼底水肿或椎间隙变窄者。

1.头颅 CT　进一步确定或排除颅内占位病变。

2.X 射线　X 射线平片上发现椎间隙变窄,尤其神经系统检查有长束征者,应做颈椎 MRI 检查,以确定颈椎间盘突出及其突出的程度,以决定采取非手术治疗或手术治疗。

四、诊断与鉴别诊断

（一）诊断

颈椎性头晕的诊断依据以下 6 项:

1.主要为头晕或眩晕,可伴有头痛、肢体麻、凉或痛等其他症状。

2.多有头、颈部外伤史。

3.颈椎、枕神经、臂丛 3 部 5 处 11 点有 2 处或 2 点以上压痛。

4.颈椎 5 位片有寰枢椎半脱位、棘突偏移(椎体螺旋式移位)、钩突增生或椎间孔缩小等异常改变。

5.能排除其他器质性疾病,凡遇发作性眩晕,首先要排除中枢性眩晕。

6.颏-枕牵引治疗有明显效果。

有了前 5 项即可诊断,若加上 6 则确诊无疑,但是由于颈椎性头晕是一常见病,在鉴别诊断时还须留意两病并存之可能,在这方面学者有痛心的教训,有一男性少年,因发作性眩晕加重时伴呕吐 1 周就诊,眼底检查正常,神经系统检查无异常,追问既往史,特别是头、颈部外伤史,家属一再否认,经 3 部 5 处 11 点压痛试验,3 部 5 处 8 点(除 C_5、C_6、C_7 外)均有压痛,颈椎拍片齿突明显偏移,生理曲度变直,经牵引及药物治疗头晕虽减轻而呕吐不止,后经陪诊的同学讲,2 周前与另一班同学打群架,头部被击中一木棍(家属因故而隐瞒),后经头部 MRI 检查小脑蚓部血肿已液化,可惜未来得及手术而死于小脑扁桃体疝。

(二)鉴别诊断

1.与发作性眩晕易相混淆者有膜迷路积水、前庭神经元炎、颅内占位性病变等。

(1)膜迷路积水:以往称之为梅尼埃病。病前可能有耳鸣、耳聋,突发的剧烈眩晕,常伴恶心、呕吐、面色苍白、冷汗和眼球水平性震颤等,每次发作数分钟至数小时不等,反复发作听力减退,至完全耳聋时发作终止,而颈性眩晕未见有达完全耳聋的病例。

学者等遇多例曾被专科医师诊为梅尼埃病的患者,经 3 部 5 处 11 点检查、颈椎拍片,证实为颈椎性眩晕,按颈椎病治疗效果满意。有学者将梅尼埃病列入脊柱相关病,并举例 35 岁女性干部,反复发作性眩晕、耳鸣 1 年,共发作 6 次,近有颈痛、活动受限,虽临床发作似梅尼埃病,但反复发作无耳聋表现,颈椎拍片显示颈椎曲度略变直,$C_5 \sim C_6$ 颈曲中断,C_5 椎体显示前移,C_4、C_5 钩突关节两侧不对称,经手法纠正 C_5 偏移,治疗 7 次症状全部消失,随访 2 年无发作,看来此例乃颈性眩晕,而非梅尼埃病。因此,建议凡遇除随着反复发作耳聋加重的典型梅尼埃病病例外,均应做颈椎 3 部 5 处 11 点压痛试验,有 2 处或 2 点以上压痛者,都应拍颈椎正、侧、双斜、张口 5 位片,颈椎有异常改变,则属颈性眩晕,及时加用手法复位及(或)牵引等治疗,早日解除患者痛苦。

(2)前庭神经元炎:发病前可能有上呼吸道感染等非特异性炎症史,突发眩晕,活动时加重,可伴恶心、呕吐及眼球震颤,保持头部不动时眩晕缓解,随时间推移逐渐减轻,1~3 周后可能敢下床行走,而表现为前庭性共济失调步态:两足分开,步基宽,两眼平视,不敢低头(低头时晕),拾地上物不敢弯腰,只能直着头蹲下拾物,历时 40~60d 逐渐恢复正常。

(3)颅内肿瘤:小脑肿瘤(血肿)、听神经瘤、颞叶肿瘤均可发生眩晕,在鉴别诊断时都应考虑逐个排除和鉴别;学者曾遇到颈椎性头晕与听神经瘤同时存在的病例。

(4)癫痫发作:眩晕可为癫痫发作的先兆,亦可为癫痫发作的一种类型,24h 脑电监护即 VEEG 有助于鉴别,但是,颈椎病亦可为癫痫的病因。凡癫痫病患者,颈椎亦有异常,应重视对颈椎病的治疗。若为颈椎病引起者,颈椎病治好后,癫痫可不再发作。

2.与颈椎性头晕易混淆的疾病 还有高血压、动脉硬化、腔隙性脑梗死、脱髓鞘病等。

(1)高血压病:当血压升高或降低幅度大时会出现头晕,当血压稳定后多能缓解,有些早期高血压就诊时以长期头晕或头痛为主诉,因此,对头晕的患者亦应常规测血压。临床遇到多例患者,曾经多科或多种检查未确诊,最后经测血压而找出病因,服降压药后症状缓解,而且颈椎病亦可引起高血压,颈椎病早期治愈后血压可恢复正常。

(2)脑动脉硬化:主诉可有头晕,而细问多数实为头昏,并非真正头晕,采集病史时留意并注意眼底检查即可鉴别。

(3)腔隙性脑梗死:当颞叶、小脑、延髓背外侧发生腔隙性脑梗死时可出现头晕,若患者无高血压、动脉硬化和糖尿病的病史与体征,尤其是小脑及脑干腔隙性脑梗死,常为颈椎病所致。

(4)脱髓鞘病:多发性硬化可有头晕,而病程中缓解、复发以及多病灶等特点可与颈椎性头晕相鉴别。若在治疗过程中头晕不如其他症状缓解得明显,且颈椎等 3 部 5 处 11 点有压痛,应考虑有与颈椎病两者并存之可能,拍摄颈椎 5 位片确诊后两病同时治疗可加速痊愈。

五、治疗

（一）药物疗法

对发作性眩晕，症状重或发作频繁、反复呕吐者，除针灸外，其他治疗难以实施，只好先以药物治疗为主。

1.碳酸氢钠注射液　60mL 静脉注射，2 次/d；亦可稀释为 1.5% 等渗液静脉点滴，适于症状重而呕吐频繁者。

2.洛斯宝口服液　2mL，2 次/d，适于无呕吐的患者。

3.益脉康片　按含总黄酮 40mg、80mg，3 次/d，口服。

（二）针灸疗法

1.取穴　膀胱经的攒竹、眉冲、承光、通天、络却、天柱、玉枕和督脉之风府、后顶、百会、前顶、囟会、上星及足少阳胆经的风池等穴均有治疗眩晕的功效，临床可酌情选用。

2.手法　上述多数腧穴需斜刺进针，得气后必要时行针、留针，适当时间取针，1～2 次/d。

（三）手法复位

若为椎体螺旋式移位导致棘突偏移引起的头晕可行手法复位，治疗得当有立竿见影的效果。

（四）牵引治疗

急性期患者往往坐不住，除卧位牵引外一般难以坚持，坐位牵引，头的位置分 5 种：

1.头前倾 15°牵引　适于寰枢椎侧方半脱位（即外耳道与眼外眦连线由水平位变为向前下 15°）。

2.前倾 8°牵引　适于齿突侧方半脱位重，而伴有的齿突后脱位轻，或生理曲度变直及椎间盘膨出较轻者。

3.水平位牵引　外耳道与眼外眦连线呈水平位，适于寰枢椎双相半脱位、齿突侧方半脱位与椎间盘突出并存的病例以及一般性颈椎性头晕。

4.头后仰 15°牵引　适于齿突后脱位、生理曲度变直与椎间盘突出（即外耳道与眼外眦连线由水平位变为向后上 15°）。

5.后仰 8°牵引　适于齿突侧方半脱位轻，而齿突后脱位明显或生理曲度消失及椎间盘突出明显，或后三者或二者有并存。

（五）颈枕

颈枕适于颈椎生理曲度变直或消失或颈椎后凸的患者。

第四节　脊柱侧凸

先天性侧凸是由于椎节的先天发育异常而产生的脊柱三维畸形，可造成脊柱生长过程中的失衡。先天性侧凸类型多样，畸形复杂，临床治疗难度较大。

一、分类

基于胚胎学的成因,先天性侧凸可以分为两大类:形成不全和分节障碍。

(一)形成不全

椎节形成不全又称为Ⅰ型畸形,可以是部分的,形成一个楔形椎,或是完全的,形成半椎体。

椎体的纵向生长归因于上下两端的骨骺软骨,半椎体上下两端的生长能力和导致畸形的严重程度与其具体形态有关。

1.分节良好的半椎体　其上下两端均具有生长潜力,相邻椎体的形态正常。

2.部分分节的半椎体　半椎体的上端或下端具有生长潜力,而另一端与相邻椎体融合。

3.未分节的半椎体　上下端均没有生长潜力,半椎体完全与上下椎体相融合。

4.蝴蝶椎　在两侧形成较为对称的半椎体,两侧上下端均具有生长潜力。

5.嵌入型半椎体　半椎体上下两端均有生长潜力,但相邻椎体对其有代偿,这种半椎体相当于"切入"相邻节段中。

(二)分节障碍

分节障碍又称Ⅱ型畸形,可以是部分的,或者是完全的(阻滞椎)。对于部分分节障碍,其位置可以在前方、后方、侧方或是混合型。对于一侧骨桥形成或者不对称性骨桥,由于有骨桥的一侧发育受阻,可以引起严重的脊柱侧凸。

在很多病例中,上述不同种类的畸形常合并存在,有的涉及数个节段,形成混合型畸形,如形成不全合并分节障碍(Ⅲ型畸形)。

(三)合并畸形

脊柱的胚胎发生与许多器官系统的发生在同一时间,因此合并存在其他器官系统的畸形并不少见。30%～60%的先天性脊柱畸形儿童合并有其他器官系统畸形。最常见的合并存在的是脊髓和泌尿生殖器畸形。脊髓畸形包括脊髓栓系、脊髓纵裂和脊髓空洞症等。最常见的泌尿生殖器畸形是肾脏发育不全和异位肾。

上述大部分畸形是VATER综合征的一部分。VATER是下述几种畸形的首字母缩写:脊椎畸形(V)、肛门闭锁(A)、气管食管瘘(TE)、桡骨变形和肾脏缺陷(R)。VATER这一首字母缩写随后修改为VACTERL,加入了心脏缺陷(C)和肢体缺陷(L)。

先天性椎体畸形也常见于Klippel-Feil综合征,其特点为颈椎先天融合,颈部活动受限,短颈和后发际变低。最近,还有报道先天性侧凸见于其他畸形,如:Sprengel畸形、Mayer-Rokitansky-Küster-Hauser综合征、Jarcho-Levin综合征、Goldenhar综合征和Genoa综合征。

二、病因

先天性侧凸在一般人群中并不多见,其确切发病率并不清楚,多数病例为零星发现,但是家族发病率文献报道为1%～5%。女性患者比男性患者稍多,女性和男性之比约为3或

2:1。

有文献认为先天性侧凸的发生与遗传和环境因素有关。近期又有学者认为基因突变也是先天性侧凸的原因之一。环境因素的影响也有相关的研究。有学者发现,在鼠和兔的胚胎发育模型中,如果体节形成过程中母体暴露于一氧化碳,则会诱发椎体的畸形。但是,一氧化碳的作用机制尚不清楚。目前已知的是一氧化碳可以通过造成低氧血症或基因突变而影响脊柱的软骨。另外,还有学者发现先天性侧凸的家族中特发性侧凸的发生率也有增高。

三、自然病程

不管是何种病因所引起,先天性侧凸倾向于在生长发育过程中持续加重。侧凸加重的风险与骨骺生长区数量的不平衡和椎体畸形的部位有关。在不进行任何治疗的情况下,大约85%的先天性侧凸患者在发育成熟时弯曲加重大于41°。例如,分节的半椎体由于在生长过程中持续长大,因此具有较明显的加重趋势。同样道理,由于在生长阻滞侧没有一点儿生长潜力,最容易加重的畸形是存在凹侧单侧分节障碍伴有凸侧分节良好的半椎体。相反的,楔形椎有较轻的加重风险,而完全阻滞的半椎体或嵌入的半椎体并不产生有进展的侧凸。因此,可以认为双侧生长潜力越不平衡,其畸形发展就越严重。

另外,畸形所在的部位也对侧凸的进展产生影响。位于胸腰段的侧凸所引起的畸形最为严重,而上胸椎的畸形相对较轻。

对于先天性侧凸的自然病程,需要考虑以下几个问题:畸形类型、畸形部位、畸形数量、侧凸最初的严重性和上下总体生长趋势。对于上述问题的分析可以有助于确定侧凸的进展可能性,并选择合适的治疗方法。

四、畸形的评价

(一)体格检查

先天性侧凸的体格检查要包括可能发生的脊髓和其他器官系统畸形。在评价脊柱的畸形状态时,要注意总体的冠状位和矢状位平衡情况、肩膀的高度、头部和躯干偏离骨盆中线的距离。对患者的神经功能进行检查和记录非常重要,包括肌肉力量、肌容积、反射和感觉障碍等。另外,要检查畸形的柔韧性、步态和肢体长度。如果存在疼痛,应检查其部位并进行量化。应注意患者后背有无局部凹陷或皮肤斑块。检查者要注意颈部的活动是否有异常,四肢(特别是桡骨)有无畸形。

(二)影像学

1.X线片 对先天性侧凸患者进行早期X线片检查对确定其畸形有帮助,多余的椎弓根、椎间隙不对称或消失、肋骨的融合或缺如都有助于诊断。最好在4岁之前进行检查,易于明确其畸形的类型。如果患者在4岁之后就诊,需要查找以往的胸片或腹平片来确定其畸形类型。较大患儿的平片对于评价畸形类型的价值下降,因为椎体已有过多的骨化,尤其是在融合或生长阻滞的区域。

站立位全脊柱正位和侧位平片有助于判断畸形的类型和位置,测量弯曲的大小,判断脊柱的平衡状况(冠状位和矢状位)。在先天性侧凸采用 Cobb 法测量弯曲的大小有时会因为椎节分界不清而造成不精确,所以将不同时间的测量进行对比是很重要的,可以判断弯曲的进展情况。在将不同时间的影像进行对比时,常常因为主弯包含有畸形椎而测量困难,而代偿弯是由正常的椎节所形成,其测量较为准确。所以,在主弯测量困难时,可以通过代偿弯的测量间接推测主弯的变化,如果代偿弯没有发展,则预示主弯也没有发生明显的进展。

2.MRI　先天性侧凸常伴有脊髓的畸形。在 MRI 问世之前,采用脊髓造影和 CT 所观察到的合并脊髓畸形发生率为 5%～58%;而 MRI 广泛使用后使脊髓畸形的发生率得到更精确的判断,为 30%～41%。最常见的畸形为脊髓栓系、脊髓空洞和脊髓纵裂。

MRI 是否需要常规应用于每一个先天性侧凸患者是一个问题。尽管在特发性侧凸患者,MRI 只用于少见弯曲类型或神经系统检查有异常者,但在先天性侧凸患者有理由作为常规检查,因为脊髓畸形在先天性侧凸患者中占比高达 1/3,其中一些畸形本身需要接受神经外科手术治疗,而其他一些畸形在侧凸矫形手术过程中要进行相应处理,如脊髓纵裂。及时发现这些畸形有助于治疗方法的选择,减小侧凸矫形手术可能发生的风险。当然,如果不是准备手术治疗,而患者又没有神经损害的临床表现,则并不急于马上进行 MRI 检查,因为对于很小的患儿,在检查中不能有效配合,有时需要进行全身麻醉,所付出的成本较高。而对于有异常的神经系统发现或是侧凸进行性加重以及要准备手术的患者,则需要进行 MRI 检查。

最后,有必要对患者进行泌尿生殖系统检查,可以通过肾脏超声来精确判断,在必要时请相关科室会诊。

五、治疗

(一)非手术治疗

先天性侧凸需要持续和密切的临床观察,这种观察要在生长发育过程中定期进行。在临床观察中要注意对弯曲的进展进行评价,判断是否需要手术治疗。对于复杂的畸形,尽早治疗常常更为简单而安全。

与特发性侧凸相比,先天性侧凸的保守治疗价值较小。仅对于蝴蝶椎、未分节的半椎体或完全阻滞的分节障碍以及少数上下多发半椎体正好位于两侧而具有相互代偿性者,可以进行较长期的保守治疗并严密观察。对于有一定柔韧性的弯曲,支具是唯一可能有效的保守治疗方法。对于少数有较长且柔韧性好的弯曲的患者,可以采用支具治疗。然而,多数先天性侧凸的弯曲是较短且僵硬的。由于这一特点,并且在骨骼发育成熟之前需要较长的时间,所以支具常常仅作为一个临时的处理方法。

因此,先天性侧凸的治疗有 2 种选择:①对于静态的畸形进行临床观察;②对持续加重的侧凸进行手术治疗。

(二)手术治疗

先天性侧凸的患者大多需要进行手术,以避免在骨骼发育成熟时出现严重的弯曲和脊柱失平衡,其治疗与特发性侧凸具有很大不同,由于其手术方式和时机受多种因素所决定,所以术者需要根据每个患者的特点,在完善评价畸形的类型及其潜在进展风险后,制订个体化的治疗方案。

先天性侧凸的进展原因是脊柱一侧的生长快于另一侧,所以手术治疗的主要原理是阻止这种不平衡的生长,可以同时进行畸形的矫正。目前共有4种主要的手术方式:后路脊柱融合、前后路联合脊柱融合、凸侧半椎体骨骺融合和半椎体切除。

1.后路脊柱融合　后路原位融合是最简单和安全的手术方式。当然,尽管是这种最简单的手术也需要仔细操作,因为可能有潜在的后方椎板缺如,存在神经损伤的风险。在作后方暴露前仔细分析影像资料可以帮助我们注意到上述缺陷。即使在后方结构已经暴露好后,也要仔细判断手术区域的异常结构,并与影像资料相对照,因为影像所见的前方半椎体和生长阻滞节段可能在后方结构中并没有相应的表现。融合范围应该包括整个侧凸区域,在侧方要达到横突。术后需要坚强的支具外固定4～6个月来获得坚强的融合。

该手术方式可能发生的几点问题:

(1)由于前方的脊柱结构是完整的,仍然保留生长能力,因此可能在随后出现旋转畸形加重和融合部位的弯曲,称为"曲轴现象"。其风险因素包括手术时年龄较小和融合后残存明显弯曲。

(2)存在假关节形成的风险,尤其是在术后制动时间较短者。

(3)存在延长融合节段的风险,主要是由于定位不准或融合范围不够。

为了避免假关节的形成,并且在术中获得更好的矫形效果,可以采用后方固定,但是神经损伤的风险可能有所增加,需要进行术中脊髓功能监测,并在必要时进行唤醒试验。另一个问题是内固定的大小对于患儿来说不易选择,异常的椎弓根和椎板可能造成固定的困难。

2.前后路联合脊柱融合　前路手术可以进行间盘和终板的切除,通过这种松解方式增加脊柱的柔韧性,获得更好的畸形矫正。同时,应进行前路植骨融合。

前后路联合手术与单纯后路手术相比减少了假关节和曲轴现象的发生。在一些病例,可以通过后路进行前方的融合。位于胸腰交界处的畸形适合于后路的手术方式,胸膜返折处有良好的视野,便于进行间盘切除和融合。另外,有学者采用胸腔镜进行间盘的切除和植骨融合,获得了较好的效果,可作为一种选择。当从前方到达畸形部位时,应当注意脊髓供血血管的畸形可能导致血管结扎后脊髓缺血。

3.凸侧半椎体骨骺融合　凸侧半椎体骨骺融合的原理与长骨畸形的治疗方法类似。手术减慢凸侧生长的同时,凹侧的继续生长可以产生持续而安全的侧凸矫正。实施手术的先决条件包括:患儿年龄较小(小于6岁),有足够的生长潜力供持续矫形所需;侧凸范围内的椎体小于7个;凹侧有明显的生长潜能。这一技术需要前后路联合暴露,前路切除凸侧的椎间盘和终板软骨,并进行凸侧的植骨融合,后路手术包括单侧小关节的切除和融合。这一矫形方法的效果较为适中,在骨骼成熟时能够达到的矫正角度在0°～20°之间。

在后路或者前后路联合手术中,内固定的使用可以为凹侧提供牵张力,为凸侧提供加压力,使手术获得更好的矫形效果。但是,术后的制动仍然是必要的。

由于这一治疗方式利用了患者的剩余生长潜力,所以需要其具有完整有效的脊柱生长能力,弯曲并不严重,并且所涉及的椎体较少。

4.半椎体切除　这一手术方式通过将半椎体完全切除的方式,彻底去除畸形节段,再通过内固定矫正局部畸形,重建平衡,是最为彻底的一种术式。

手术可以通过前后路联合进行。在前方的凹侧进行植骨有助于维持矢状位的顺列。除非植骨和固定非常坚强,否则术后的制动是必需的,一般采用支具即可。

近年来,随着后路截骨矫形技术的不断改进和成熟,单纯通过后路进行半椎体切除成为普遍采用的方法。通过后路一个切口,先切除后方发育不良的附件结构,再剥离并暴露前方畸形的椎体,在有效保护神经结构的基础上,彻底切除半椎体,并切除上下软骨板,然后进行残留间隙的闭合矫形,可根据畸形矫正的需要加行凹侧的撑开植骨。该术式的主要风险为神经损伤,尤其是在胸椎区域,因为靠近脊髓,所以风险更大。因此,虽然手术可以获得良好效果,仍然不能忽视其风险。

在复杂的合并多节段融合的畸形中,或者原来进行过融合手术的患者,可能存在明显的躯干失平衡。对这种患者,可能需要在术中进行截骨,以获得较好的畸形矫正。在截骨后,可以一期完成矫形,或者在一段时间的牵引后进行矫形手术。

(三)治疗方案的制订

对于先天性侧凸的治疗,其问题往往不是是否需要手术,而是需要怎样手术和何时手术。与特发性侧凸尽量延迟融合时间不同,先天性侧凸要在其进展过程中尽早手术,以矫正畸形,避免其进展为结构性的脊柱失代偿,并且尽量减少融合的节段和对以后脊柱生长发育的影响。患者在骨骼成熟后的身高并不是要考虑的主要问题,因为如果任由一个进展的弯曲生长,其生长方式为畸形的生长(合并有旋转加重和代偿弯的出现),而不是正常的纵向生长。早期进行正确的手术将最终使患者长的更高,姿态更正常。在手术决策中还要注意的是患者对手术的耐受情况、骨骼的发育程度以及是否有合适的内固定材料,上述问题在年龄过小患儿的诊治时尤为突出,往往需要被迫等待患儿长大一些后才能施术。

手术方案需要根据患者的具体情况制定,包括椎体畸形的类型、畸形部位、弯曲的大小和柔韧性以及患者的年龄。后路融合适用于较小的弯曲且脊柱前方未融合节段生长潜力有限者,以避免曲轴现象的发生。所以,手术区域存在前凸应该作为其禁忌证,因为其后的生长将使前凸持续加重。前后路联合手术的主要适应证是有较大生长潜力的侧凸,如单侧分节不全合并对侧半椎体。凸侧半椎体骨骺融合是一个理论上可行的方法,但是应注意其先决条件:所涉及的椎节少于 7 个;弯曲小于 $70°$;年龄小于 6 岁,脊柱的生长在该年龄已完成了 2/3;没有病理性的后凸或前凸。目前,国内外的学者对于其应用效果仍有争议,在手术决策中应该慎重。半椎体切除适用于不可接受的畸形,固定性的躯干侧方倾斜和半椎体位于侧凸顶端者。该手术最安全的区域在腰椎和腰骶交界处。

内固定的使用依赖于术者的选择,但在年龄大于 5 岁的较大侧凸患者通常需要使用,因为其单纯通过外固定难以获得和维持畸形的矫正。在合并存在脊髓畸形,如脊髓纵裂、脊髓栓系或脊髓空洞等情况时需要慎重应用内固定,因其可能增加神经损伤的风险。另外,在矫形过程中也应对上述脊髓畸形所存在的风险有充分认识。

第六章　关节疾病

第一节　肩关节脱位

肩关节脱位(盂肱关节脱位)是全身大关节脱位中最常见的部位。

一、肩关节脱位的分类

根据关节不稳定的程度可以分为肩关节脱位和半脱位,关节脱位是指肱骨头与肩盂关节面完全分离,不能即刻自动复位。而肩关节半脱位是肩关节活动至某一位置的瞬间,肱骨头与盂的关系发生一定程度的错位,产生一定的症状,并可自动恢复到正常的位置。患者有时可感到肩关节有暂时的错动不稳的感觉,此种疾患可发生于原始肩脱位治疗后、手术治疗后。也可伴发于复发性肩脱位。

根据关节脱位的时间及发作的次数可分为新鲜脱位、陈旧脱位和复发脱位等。文献中有的将脱位时间超过 24h 者称为陈旧性脱位。但从创伤病理变化以及治疗方法考虑,将脱位时间超过 2~3 周者称为陈旧性脱位较为合理。

复发性肩脱位是指原始创伤脱位复位后的一段时间内(一般在伤后两年以内),肩部受轻微的外力或肩关节在一定位置活动中即又发生脱位。而且在类似条件下反复发生脱位时称为复发性脱位。

根据肩关节不稳定的方向可分为前脱位、后脱位、上脱位及下脱位等。

前脱位是最为常见的肩关节脱位类型,约占肩关节脱位的 95% 以上。直接外力虽可造成肱骨头脱位,但主要发生机制是肩外展、后伸伴外旋的外力,由于肱骨头的顶压,造成前关节囊和韧带以及盂唇软骨的损伤,外力继续作用可使肱骨头脱向前方。常伴有肱骨大结节或肩袖的损伤。根据肱骨头脱位后的位置不同,前脱位又可分为如下几种类型。

喙突下型:肱骨头脱位至喙突下方。

盂下型:肱骨头脱向前下,位于盂下缘。

锁骨下型:肱骨头脱位后向内侧明显移位,至喙突的内侧、锁骨下方。

胸内脱位型:是较为少见的类型。肱骨头移位通过肋间进入胸腔。常合并肺及神经、血管损伤。

后脱位是较为少见的损伤。发生率约占肩关节脱位的 1.5%～3.8%。当肩关节在内收、内旋位肱骨遭受由下向上的轴向外力时，可造成盂肱关节后脱位。

此外当癫痫发作、电休克治疗时，由于肌肉痉挛收缩也可造成关节脱位。肩部内旋肌群的肌力（胸大肌、背阔肌及肩胛下肌）明显强于外旋肌群的肌力（冈下肌、小圆肌），因此发生后脱位的概率高于前脱位。

直接外力作用于肩前方也可造成后脱位。

后脱位造成后方关节囊以及盂唇软骨的损伤，常合并小结节骨折。后脱位又可分为肩峰下脱位（占后脱位的 98%）、后方盂下脱位及肩胛冈下脱位。

肩关节下脱位是罕见的脱位类型。发生机制为肩部遭受过度外展的外力，使肱骨颈与肩峰顶触并形成一个支点，将肱骨头自关节囊下方撬出关节。使肱骨头关节面顶端向下，头绞锁于盂窝下，肱骨下端竖直向上。因此也称为垂直脱位。常合并有严重的软组织损伤。

上脱位是更为罕见的脱位类型。外伤机理是肩在内收位遭受向上方的外力引起。肱骨头向上移位，可造成肩峰、锁骨、喙突或肱骨结节的骨折，以及肩锁关节、肩袖和其他软组织损伤。

二、临床诊断

对疑为肩关节不稳的患者应详细询问有关的病史。应了解是否为第一次发作，以及首次发作的时间。首次脱位年龄越小者，以后成为复发脱位的发生率越高。年龄 20 岁以下的患者，首次脱位以后变成复发脱位的发生率为 80%～95%。其次应询问致伤外力的大小以及外伤机理。复发脱位发生率与原始损伤程度成反比。轻微外力即造成脱位者，说明肩关节稳定因素有缺陷，易转化为复发不稳定。而严重外伤引起脱位者，由于软组织损伤较重，经修复形成瘢痕组织，可使盂肱关节变得更为稳定。

外伤的原因、外伤时肩关节的位置以及外力作用的方向，有助于对以往脱位方向的分析。此外有无原始脱位的病历资料、X 线检查，是否易于复位，都有助于对盂肱关节不稳定的分析判断。

急性前脱位的临床表现为肩部疼痛、畸形、活动受限、患者常以健手扶持患肢前臂、头倾向患侧以缓解疼痛症状。上臂处于轻度外展、外旋、前屈位。肩部失去圆钝平滑的曲线轮廓，形成典型的方肩畸形。患肩呈弹性固定状态位于外展约 30°位。试图任何方向的活动都可引起疼痛加重。触诊肩峰下空虚，常可在喙突下、腋窝部位触到脱位的肱骨头。患肩不能内旋、内收。当患肢手掌放在对侧肩上，患肢肘关节不能贴近胸壁。或患肘先贴近胸壁，患侧手掌则不能触及对侧肩，即所谓 Dugas 阳性体征。

诊断脱位时应注意合并肱骨颈骨折和结节骨折的可能。合并大结节骨折的发生率较高。此外应常规检查神经、血管。

陈旧性肩脱位的体征基本同于新鲜脱位，唯肿胀、疼痛较轻，依脱位时间长短和肢体使用情况不同，肩关节可有不同程度的活动范围。肩部肌肉萎缩明显，尤以冈上肌及三角肌为著。

陈旧性肩关节前脱位的病理改变是在新鲜脱位病理损伤基础上，随着时间的迁延，一些损伤组织得到修复，一些组织由于废用和挛缩发生了相应的继发病理改变。

1.关节内和关节周围血肿机化,形成大量纤维瘢痕组织填充肩盂,并与关节囊、肩袖结构和肱骨头紧密粘连,将肱骨头固定于脱位的部位。

2.关节周围肌肉发生废用性肌肉萎缩,关节囊、韧带和一些肌肉发生挛缩并与周围组织粘连。以肩胛下肌、胸大肌及肩袖结构尤为明显。

3.原始损伤合并肱骨大结节骨折者,可发生畸形愈合。骨折周围可有大量骨痂以及关节周围骨化。

4.关节长期脱位后,肱骨头及肩及关节软骨发生变性、剥脱、关节发生退行性改变。

5.肱骨上端、肱骨头以及肩盂由于长期失用,可发生骨质疏松,骨结构强度减低。

以上病理改变增加了闭合复位的困难,脱位时间越久,粘连牢固程度越重,越不容易复位。强力手法复位,不但易于造成肱骨上端骨折,而且由于臂丛神经及腋部血管与瘢痕组织紧密粘连,也易造成损伤。即使采用切开复位,也需由有经验医师谨慎操作。

急性后脱位的体征一般不如前脱位明显、典型。很容易造成误诊。因此肩关节后脱位有"诊断的陷阱"之称。容易形成误诊或漏诊有如下几方面的原因:

1.肩后脱位绝大多数为肩峰下脱位,而这种类型的脱位没有前脱位时明显的方肩畸形以及肩关节弹性绞锁现象。患侧上臂可靠于胸侧。

2.只拍摄前后位 X 线片时,X 线片中肱骨头没有明显脱位的表现。骨科医师只依赖于正位片表现排除了脱位的可能是造成误诊的主要原因。

3.X 线片上发现一些骨折,并主观认为这些损伤就是引起肩部症状的全部原因从而不再认真检查主要的损伤。

4.肩关节后脱位是较为少见的损伤,一些医师缺乏体检和诊断的经验,因此易于误诊。

下方脱位的临床体征非常明显、典型。上臂上举过头,可达 110°～160°外展位。因此也称为竖直性脱位。肘关节保持在屈曲位,前臂靠于头上或头后。疼痛症状明显。腋窝下可触及脱位的肱骨头。常合并神经、血管损伤。在老年人中多见。

上方脱位时上臂在内收位靠于胸侧。上臂外形变短、肱骨头上移,肩关节活动明显受限。活动时疼痛加重。易合并神经、血管损伤。

外伤后怀疑有肩关节脱位时,需拍摄 X 线片确定诊断。以明确脱位的方向、移位的程度、有无合并骨折。更为重要的是明确有无合并肱骨颈的骨折,不能将其相混临床典型的体征做出脱位的诊断,更不能不经 X 线检查就采取手法复位治疗。否则不仅复位会遇到困难,也有可能造成医源性骨折,使治疗更为复杂、困难,形成医疗上的纠纷。

由于肩胛平面与胸壁平面有 30°～45°成角,因此通常的肩正位片实际是盂肱关节的斜位片。肱骨头与盂面有 6/8～7/8 相重叠,肩峰下后脱位时肩正位 X 线片常给以正常表现的假象。从而使经验不足或粗心大意的医师落入"诊断的陷阱"之中。实际在肩关节正位 X 线片中肱骨头与肩盂大部分相重叠,形成一椭圆形阴影。头关节面与盂前缘的影像均为光滑弧形曲线,彼此成平行关系。头关节面影像与盂前缘影像之间的距离较小。

而肩峰下后脱位时,由于肱骨头内旋并移向盂的后外上方,因此在正位 X 线片上的影像发生一定的改变。肱骨头与肩盂重叠的椭圆形阴影明显减少或消失。由于上臂内旋畸形,大结节影像消失,小结节影像突向内侧,因此肱骨头关节面内缘的影像不再是光滑的弧形曲线,与盂前缘弧形失去平行关系。头关节面与盂前缘距离增宽。给以盂窝空虚的外形。头关节面与盂前缘距离>6mm时,则高度可疑为后脱位。后脱位时,由于上臂处于内旋位,颈干角的投影减少或消失,从而使头、颈的轴线在一条直线上。

肱骨头后脱位时,肱骨头的前内侧被盂后缘嵌压形成压缩骨折。在X线上显示为一平行于盂后缘的密度增高的弧形线,其内侧为相对密度减低区,后脱位时有75%的发生率。

由于普通肩前后位X线片易于漏诊肩关节后脱位的诊断,因此目前建议对肩部骨折脱位采用创伤系列X线片投照,即肩胛面正位、肩胛侧位和腋位。肩胛面正位片投照时,将片匣与肩胛骨平面平行放置,X线垂直投照,中心指向喙突。正常肩关节的影像表现为头的关节面与盂关节面相平行,显示有关节的间隙。肩关节脱位时,头盂之间的间隙消失,出现重叠影像。

肩胛侧位像是盂肱关节的真正侧位投影。正常肩关节影像为肱骨头位于盂窝中央。肱骨头脱位时,在肩胛侧位上可清楚显示前、后的移位。

腋位X线片也是盂肱关节的侧位投影,对于盂肱关节的骨折或脱位可以提供更为清晰、明确的影像。可清楚显示头与盂的前后关系以及肱骨头、结节的骨折。

新鲜肩部损伤患者因为疼痛往往不能使患肩外展达到需要的角度,因此影响腋位片的拍摄。可采用改良腋位投照。不需外展上臂,可仰卧位拍照,也可采用站立位,身体向后仰斜30°位拍照。也称为Velpeau腋位。

有时也可采用穿胸位X线片为诊断盂肱关节的损伤。拍片时患肩侧方贴近片匣,健侧上臂上举过头,X线自健侧通过胸廓投照。所得影像为肩关节的斜位片。肩胛骨腋窝缘与肱骨上端后内缘的影像形成一光滑的弧形线,称为Moloney线,肱骨头前脱位时,由于头向前移,肱骨头外旋,使颈干角及肱骨颈的轮廓充分显现,因此在穿胸位X线片上Moloney顶端弧线增宽。而后脱位时,由于肱骨头及颈向后上方移位,因此使Moloney弧形变窄,顶上变尖。

必要时行CT检查可清楚显示盂肱关节脱位的方向以及合并的骨折。

三、治疗

(一)新鲜肩脱位

新鲜肩脱位的治疗原则应当是尽早行闭合复位。不仅可及时缓解患者痛苦,而且易于复位。一般复位前应给予适当的麻醉。复位手法分为以牵引手法为主或以杠杆方法为主两种。一般以牵引手法较为安全。利用杠杆手法较易发生软组织损伤及骨折。

新鲜前脱位常用如下几种方法复位:

Hippocratic复位法:是最为古老的复位方法,至今仍被广泛应用。只需一人即可操作。患者仰卧位,术者站于床旁,术者以靠近患肩的足蹬于患肩腋下侧胸壁处,双手牵引患肢腕部,逐渐增加牵引力量,同时可轻微内、外旋上肢,解脱头与盂的绞锁并逐渐内收上臂。时常可感到肱骨头复位的滑动感和复位的响声。复位后肩部恢复饱满的外形。此时复查Dugas征变为阴性,肩关节恢复一定的活动范围。

Stimson牵引复位法:患者俯卧于床上,患肢腕部系一宽带,悬2.268kg(5磅)重物垂于床旁。根据患者体质量及肌肉发达情况可适当增减重量。依自然下垂位牵引约15min。肩部肌肉松弛后往往可自行复位。

有时需术者帮助内收上臂或以双手自腋窝向外上方轻推肱骨头，或轻轻旋转上臂，肱骨头即可复位。此种方法是一种安全、有效、以逸待劳的复位方法。一般不需麻醉即可实行。

Kocher 方法：是一种利用杠杆手法达到复位的操作。需有助手以布单绕过患者腋部及侧胸部行反牵引，然后术者沿患肢上臂方向行牵引，松脱肱骨头与肩盂的嵌压。然后使肱骨干顶于前侧胸壁形成支点，内收、内旋上臂，使肱骨头复位。操作时手法应轻柔，动作均匀缓慢，严禁采用粗暴、突然的发力，否则易于造成肱骨颈骨折或引起神经、血管损伤。

屈肘坐位牵引法：学者 2003 年首次报道采用此法复位新鲜肩关节前脱位。由于此体位关节囊周围肌肉组织处于相对松弛状态，不易阻挡，使复位简单、副损伤小、患者痛苦小，成功率较高。以右肩为例，患者坐于直背木椅，背部紧贴椅背，助手站于患者左后，左臂绕过患者左肩前，右臂绕过患者身后，双手交叉于患者右侧腋下胸壁抱紧，术者半蹲于患者右前，右手握住患者右腕，使患肩内旋 45°，屈肘 90°，以左手或左肘持续向下用力按压患者前臂上端，持续 30s 左右即可复位。若此时尚未复位，可在保持持续用力的同时，缓慢将患肩作内、外旋运动，一般均可复位。肩关节脱位合并外科颈骨折时，可先试行闭合复位。不能复位时再行切开复位。

手法复位后应常规拍摄 X 线片，以证实肱骨头确已复位，同时也可观察有无新的骨折。此外应复查肢体的神经、血管情况。患肩复位后，将患肩制动于内收、内旋位。腋窝垫一薄棉垫。可以颈腕吊带或三角巾固定。制动时间可依患者年龄而异。患者年龄越小，形成复发脱位的概率越大。30 岁以下者可制动 3～5 周。年龄较大的患者，易发生关节功能受限，因此应适当减少制动的时间。早期开始肩关节功能锻炼。

新鲜脱位闭合复位不成功时，有可能是移位的大结节骨块阻挡或关节囊、肩袖、二头肌腱嵌入阻碍复位。此时需行手术复位。此外当肱骨头脱位合并肩盂大块移位骨折、肱骨颈骨折时，多需手术切开复位。

对新鲜肩关节后脱位的复位时，患者仰卧位，沿肱骨轴线方向牵引，如肱骨头与盂后缘有绞锁，则需轻柔内旋上臂，同时给予侧方牵引力以松脱开头与盂缘的嵌插绞锁。此时从后方推肱骨头向前，同时外旋肱骨即可复位。复位成功的关键是肌肉应完全松弛，因此应在充分的麻醉下进行。复位手法力求轻柔，避免强力外旋，以免造成肱骨头或颈部骨折。

复位后如较为稳定，可用吊带或包扎固定于胸侧。将上臂固定于轻度后伸旋转中立位 3 周。如复位后肱骨头不稳定，则需将上臂置于外旋、轻后伸位以肩人字石膏或支具固定。也可在复位后以克氏针通过肩峰交叉固定肱骨头。3 周后去除固定开始练习肩关节活动。

闭合复位不成功时，或合并小结节骨折头复位后骨折仍有明显移位、复位后不稳，需行切开复位固定。肱骨头骨折缺损较大时，可用肩胛下肌或连同小结节填充缺损处。

肩关节下脱位时应先行闭合复位。沿上臂畸形方向向外上方牵引，以折叠的布单绕过患肩向下方做反牵引。术者自腋窝部向上推挤肱骨头，同时逐渐内收上臂以达复位。有时由于肱骨头穿破关节囊不能闭合复位时，则需切开复位。

肩关节上脱位更为少见，一般采用闭合复位治疗。如合并肩峰骨折使关节复位后不稳时，则需手术治疗，固定移位的骨折。

（二）陈旧性肩关节脱位

陈旧性肩关节脱位的治疗方法是难以确定的。一般应根据患者的年龄、全身状况、脱位的时间、损伤的病理、症状的程度以及肩活动范围等因素综合分析决定。首先确定脱位是否还需要复位。如需复位，能否行闭合复位。如需手术治疗采用何种手术方式。如下几种治疗方法可供做治疗参考。

1.功能治疗　首先提出功能治疗作为一种治疗方法，是因为很多病例经过一段时间的功能锻炼后，肩部功能活动可以得到明显的改进。因此在陈旧性肩脱位时，医师和患者不要把脱位的复位作为唯一目的，而应以最后的功能恢复结果作为治疗的目的。不要把功能治疗看成是一种消极的、无能为力的方法。在一定条件下，对于一些病例，功能锻炼可能是较为合理、有效的治疗方法。

功能锻炼适于年老、体弱、骨质疏松者。脱位时间超过两个月以上的中年患者或半年以上的青年病例，由于软组织粘连，关节软骨的退变，难以手术复位并取得满意的手术治疗效果。一般通过 2～3 个月的功能锻炼，肩关节的功能活动可得到明显改进，可胜任日常的生活和工作。

2.闭合复位　一般适用于脱位时间在 1 个月以内，无神经、血管受损的青壮年患者。合并有骨折者一般应行手术复位。脱位时间在 1～2 个月者也偶有闭合复位成功的机会。脱位时间越长，闭合复位越困难。

陈旧脱位行闭合复位时，必须在麻醉下进行，以使肌肉完全松弛。复位时先行手法松动肱骨头周围的粘连。一助手固定住肩胛骨，另一助手握住患肢前臂行轻柔牵引。术者握住患者上臂轻轻摇动并旋转肱骨头，逐渐增大活动范围松解开肱骨头周围的粘连。在牵引下肱骨头已达到肩盂水平，且头与盂之间无骨性嵌插阻挡时，可根据不同脱位的方向试行复位的手法。推挤和旋转肱骨头使其复位。复位中禁用暴力和杠杆应力，以免造成骨折。如肱骨头达不到松动程度，或试行 1～2 次操作仍不能复位时。则应适可而止，放弃复位或改行切开复位。不要把复位的力量逐步升级反复整复，以免造成骨折或引发神经、血管损伤。

3.切开复位　适用于脱位时间半年以内的青壮年患者，或脱位时间虽短，但合并有大、小结节骨折或肱骨颈骨折者。陈旧性脱位后，由于软组织损伤、瘢痕粘连，使肱骨头固定。腋动脉及臂丛神经变位并与瘢痕组织粘连，因此陈旧性盂肱关节脱位切开复位的手术是困难而复杂的手术。很容易造成神经、血管的损伤。行切开复位时应靠近肱骨头处切断肩胛下肌肌腱和关节囊，松解出肱骨头。复位后如不稳定，可用克氏针交叉固定。

4.人工肱骨头置换术　适用于脱位时间较长，关节软骨面已软化，或肱骨头骨缺损大于 30%～40% 的病例。

由于人工关节置换术的进展，目前已很少采用单纯肱骨头切除术和肩融合术来治疗陈旧性肩脱位。

四、肩关节脱位的并发症

1.肩袖损伤　前脱位时合并肩袖损伤较为多见。后脱位时则较少发生。并指出随年龄增加,发生率有增加趋势。肩袖损伤时肩外展、外旋活动受限,活动时疼痛。超声波检查及关节造影或关节镜检查有助于诊断。症状明显时需行手术治疗。

2.血管损伤　肩脱位可合并腋动脉、静脉或腋动脉分支的损伤。常见于老年人,血管硬化者。可发生于脱位时,或闭合复位时,也可发生于手术切开复位时,陈旧性脱位切开复位时,由于血管解剖位置移位和粘连,更易遭受损伤。

腋动脉依其与胸小肌的解剖关系可分为三部分:

第一部分位于胸小肌内侧。第二部分位于胸小肌后方。胸小肌的外侧为腋动脉的第三部分。腋动脉行径胸小肌下缘时,受到该肌肉的束缚作用。肩关节脱位后,肱骨头顶压腋动脉向前移位,使腋动脉在胸小肌下缘受到剪式应力的作用。因此在该处易受损伤。可造成血管断裂、撕裂或血管内膜损伤而致栓塞。

腋动脉损伤时肩部肿胀明显。腋窝部尤甚。患肢皮肤苍白或紫绀,皮肤温度低,桡动脉搏动消失,肢体麻痹。腋部有时可听到动脉搏动性杂音。严重时可有休克表现。血管造影可诊断损伤的部位。

确定诊断后必须行手术治疗。多需行人造血管移植或大隐静脉移植修复。不宜采用血管结扎治疗。否则可造成上肢的功能障碍甚至坏死。

3.神经损伤　肩关节前脱位合并神经损伤比较常见。

肩部骨折、脱位合并神经损伤容易漏诊。尤其在老年患者,关节的功能活动受限往往归因于制动引起关节僵直所致。只根据皮肤感觉障碍来诊断有无神经损伤是不准确的。一些患者有皮肤感觉丧失,但肌肉运动正常。也有的患者有肌肉运动丧失,但相应支配区的皮肤感觉正常。因此神经损伤诊断主要应以肌肉运动和肌电图检查来确定诊断。

由于腋神经的局部解剖特点,其损伤多为牵拉伤,大多数病例在 4 个月内可恢复。神经损伤应早期诊断,密切观察,积极进行理疗。腋神经损伤完全恢复可迟至伤后 1 年。如果伤后10 周仍无恢复迹象,则预后不好。

4.肩关节复发脱位　复发性脱位是急性创伤性肩脱位的常见并发症。尤其多见于年轻患者。

创伤性肩关节脱位后,使关节囊、盂唇软骨撕脱、肱骨头发生嵌压骨折,从而改变了关节的稳定性,形成了复发脱位的病理基础。

创伤性原始脱位复位后的制动时间及制动方式与复发脱位发生率的关系仍有不同观点。一些学者认为制动时间与复发脱位发生率无关。一些学者报道制动时间短于 3 周者复发率高。一般认为根据患者不同年龄,复位后采用不同时间的制动,对损伤的软组织的修复,对恢复肩关节的稳定性是有益的。

5.肱二头肌腱滑脱　肱骨头向前脱位时可使连接大、小结节的肩横韧带损伤。造成二头肌腱滑向头的后外侧。有时可成为阻碍肱骨头复位的因素。常需手术切开复位,修复肩横韧带。如果肩横韧带不能正常修复,可形成晚期复发性二头肌腱长头滑脱,肩关节屈伸、旋转活动时二头肌腱反复脱位与复位可造成弹响及疼痛,需行手术治疗。

6.合并肩部骨折

(1)大结节骨折:肩关节前脱位约有 15％～35％ 的病例合并有肱骨大结节骨折。可由肩袖撕脱或肩盂撞击引起。绝大多数病例当脱位复位后,大结节骨块也得到复位。因此可采用非手术方法治疗。如肱骨头复位后,大结节仍有明显移位(＞1cm),则会明显影响肩关节功能,应行手术复位,以螺钉或张力带钢丝固定。

(2)小结节骨折:常合并于后脱位时发生,由撞击或肩胛下肌牵拉所致。一般脱位复位后骨折也即复位,不需特殊处理。如骨块较大或复位不良时,需行手术复位固定。

(3)肱骨头骨折:前脱位时头后外侧与盂前缘相撞击可形成头的压缩骨折,称为 Hill-Sachs 损伤。有的报道新鲜前脱位的发生率为 27％～38％,但在复发性肩关节前脱位的病例中,头骨折的发生率可高至64％～82％。肱骨头压缩骨折是肩脱位的并发症,同时又可成为复发脱位的因素。后脱位时可发生肱骨头前内侧的压缩骨折,可形成肩后方不稳,可行肩胛下肌腱及小结节移位治疗。

第二节　肘关节脱位

肘关节脱位是肘部常见损伤,多发于青少年,常合并其他损伤,在诊治中应提高警惕,防止漏诊漏治。

一、损伤机制及分类

肘关节脱位多由间接暴力引起,常发生在坠落时上肢外展着地时,是由剪切力造成的。大多数脱位为后脱位。近尺桡关节向后移位时造成桡骨头骨折、桡骨颈骨折和(或)尺骨喙突骨折,外翻的应力还可造成肱骨内上髁的撕脱骨折。

肘关节脱位分类如下

1.肘关节后脱位　最常见的一型,表现为尺骨鹰嘴向后移位,肱骨远端向前移位的肘关节脱位。

2.肘关节前脱位　较少见的一型,常合并尺骨鹰嘴骨折,表现为尺骨鹰嘴骨折和尺骨近端向前移位。

3.肘关节侧位脱位　常见于青少年,暴力致肘关节侧副韧带和关节囊撕裂,肱骨远端向尺侧或桡侧移位,常伴内或外上髁撕脱骨折。

4.肘关节分裂脱位　极少见的一型,表现为尺骨鹰嘴向后脱位,而桡骨小头向前移位,肱骨远端便嵌插在二骨端之间。

二、临床表现及诊断

明确外伤史,肘关节肿胀,肘关节呈半屈曲状,伸屈功能障碍,肘后三角形骨性标志紊乱。如为肘关节后脱位,尺骨鹰嘴向后明显突出,肘关节后方空虚。如为肘关节侧方脱位,肘关节呈内或外翻畸形。X 线可以明确诊断。需注意仔细检查上肢的神经、血管功能。

三、并发症

1.**肱动脉损伤**   在肘关节脱位时肱动脉损伤是严重的并发症,较为罕见。血管受到牵拉造成内膜撕裂以致断裂,早期诊断非常重要。如果闭合复位后动脉循环未恢复,则需立即进行动脉修复,通常要用大隐静脉移植修复动脉缺损。如果延迟进行手术治疗,需要切开前臂筋膜防止筋膜间隙综合征的发生。内膜撕裂可导致动脉迟发的血栓形成,肘关节脱位复位后要密切观察患肢循环。

2.**筋膜间室综合征**   复位后通常有严重肿胀,需严密观测防止筋膜间室综合征的发生。

3.**神经损伤**   肘关节脱位时可造成神经损伤,多为牵拉伤,经保守治疗可恢复其功能。

4.**肘关节不稳**   肘关节反复脱位造成肘关节周围组织愈合不良、韧带松弛或复位而未能修复损伤的侧副韧带时可导致肘关节不稳。需手术修复侧副韧带。

四、治疗

1.**手法复位**   新鲜肘关节脱位或合并骨折的脱位主要治疗方法为手法复位,石膏托固定3周。麻醉下取坐位进行牵引与反牵引,将肘关节屈曲60°～90°,并可稍加旋前,常有复位感。合并骨折时,先复位关节,再复位骨折。超过3周的陈旧性脱位亦可试行手法复位,固定时肘关节要＜90°。

2.**手术治疗**

(1)适应证:①闭合复位失败或不宜进行闭合复位,②合并骨折时,关节复位后骨折不能复位;③陈旧性脱位,不宜进行手法复位者;④某些习惯性肘关节脱位。

(2)开放复位:取肘关节后侧入路,保护尺神经,为防止再脱位,用一枚克氏针固定肘关节1～2周。

(3)关节形成术:适用于肘关节陈旧性脱位、软骨面已经破坏或肘关节已强直者。

3.**复杂性肘关节骨折脱位及其治疗**

(1)肘关节脱位合并桡骨小头或肱骨小头骨折:手法复位肘关节,如果桡骨小头骨折无移位或复位成功,上肢石膏固定3周。如果桡骨小头粉碎骨折或复位失败,则手术切除桡骨小头。

(2)肘关节脱位合并桡骨干骨折:手法复位效果较满意。肘关节复位后,如果桡骨干骨折再经手法复位成功,则上肢石膏固定4～6周。如果桡骨干骨折复位失败,则手术复位内固定。

(3)肘关节脱位合并肱骨外髁、桡骨颈骨折:采用手法复位,如果肱骨外髁外翻90°,则不能用牵引方法复位肘关节;如果肱骨外髁、桡骨颈骨折复位成功,则上肢石膏固定4～6周;如果肱骨外髁、桡骨颈骨折复位失败,则采用手术复位。

(4)肘关节侧方脱位合并肱骨外髁骨折:如果肱骨外髁无外翻,应手法复位,避免牵引,将肘关节稍屈曲并稍内翻,用鱼际推按尺桡骨近端及外髁骨折块即可复位。如果外髁骨折块未复位,再试用手法复位。如果肱骨外髁复位失败,则采用手术复位。

(5)肘关节脱位合并上尺桡关节分离及肱骨外髁骨折：该损伤较复杂，可行手法复位。

(6)肘关节伸展性半脱位：该损伤少见，因此易于误诊和漏诊。有跌倒手掌着地外伤史，肘关节疼痛、肿胀，肘关节呈超伸展位僵直，不能屈曲活动，伸屈功能障碍 X 线可以发现肱骨滑车向掌侧明显突出并外旋，尺骨明显后伸，尺骨、肱骨干呈一 20°～35°角，鹰嘴关节面离开了与滑车关节面的正常对合关系。牵引下屈曲肘关节即可复位，上肢石膏固定 3 周。

第三节 髋关节脱位

外伤性髋关节脱位和骨折脱位是一种严重损伤，患者大多为活动力很强的青壮年。脱位的同时，软组织损伤通常亦较严重，且往往合并其他部位或多发损伤。

一般可分为三种类型：后脱位、前脱位及中心脱位。考虑到中心脱位的主要损伤部位为髋臼骨折，其病理改变、治疗方法及预后均与前两种不同，而且其骨折范围常涉及髂骨或骨盆的其他部位。

髋关节后脱位与前脱位的区分用髂前上棘与坐骨结节的连线为标准，脱位后的股骨头位于该线后方者，为后脱位；位于该线前方者，为前脱位。对这种损伤均应按急症处理，复位越早疗效越好。

一、髋关节后脱位

后脱位是髋关节脱位中最常见的类型，其发生率为前脱位的 10～20 倍。

(一)损伤机制

当髋关节处于屈曲位，外力使大腿急剧内收并内旋时，股骨颈前缘抵于髋臼前缘形成一个支点，因杠杆作用迫使股骨头向后上方脱位。

当髋及膝两关节均处于屈曲位时，外力由前向后作用于膝部，再经股骨干而达髋部，如汽车在高速行进中突然刹车，由于惯性使坐位乘客膝部受到外力撞击而脱位。或外力由后向前作用于骨盆，亦可发生股骨头后脱位。如在屈髋弯腰劳动时，被塌下的土方或煤块由后向前砸击骨盆，使股骨头相对后移而脱位。如髋关节同时处于轻度外展位，则易于合并髋臼后上缘骨折。

股骨头向后脱位时，多由髂股与坐股韧带之间的薄弱区穿出，后关节囊及圆韧带均撕裂，而前关节囊及髂股韧带多保持完整。

(二)类型

1.Epstein 分类法　共分为五型。临床上多采用。

Ⅰ型：单纯脱位或只有小骨折片。

Ⅱ型：股骨头脱位，合并髋臼后唇一大块骨折。

Ⅲ型：股骨头脱位，合并髋臼后唇粉碎骨折，有或无一个主要骨折块。

Ⅳ型：股骨头脱位，合并髋臼唇和顶部骨折。

Ⅴ型:股骨头脱位,合并股骨头骨折。

这种分型原则主要是反映关节面的完整性及复位后股骨头的稳定性。无论是涉及髋臼还是股骨头的骨折,均说明关节失去其完整性,处理不当,可能导致创伤性关节炎,在 X 线上是比较容易判断的。但股骨头是否稳定,往往只靠 X 线片上显示的髋臼骨折片的大小是不准确的。

2.Levin 分类法　该分类法充分考虑到复位前后的临床表现及影像,包括 X 线、CT 甚至 MRI 检查。

Ⅰ型:单纯脱位,无明显骨折,复位后关节稳定;

Ⅱ型:难复性脱位,若尝试复位需在全麻下进行;

Ⅲ型:脱位复位后不稳定或关节间隙内嵌入软骨、撕裂的盂唇或碎骨块等;

Ⅳ型:脱位伴髋臼骨折。该骨折需手术修复,以恢复关节形状与稳定;

Ⅴ型:脱位伴股骨头或股骨颈骨折。

(三)临床表现与诊断

伤后患髋痛,患肢呈现屈曲、内收、内旋及缩短的典型畸形。大粗隆向后上移位,常于臀部触知隆起的股骨头。髋关节主动活动丧失;被动活动时,出现疼痛加重及保护性肌痉挛。X 线正侧位及斜位片可证实诊断,并显示有无合并骨折。对每一例髋关节后脱位的患者,都应该认真检查有无坐骨神经损伤。

单独髋关节脱位的诊断并无困难,但应注意常为多发损伤的一部分,有漏诊的可能性,特别当有同侧股骨干骨折时,由于脱位的典型畸形被股骨干骨折的移位所掩盖,在临床上经常发生漏诊,应引起足够重视。

近年来,计算机断层扫描(CT)诊断逐渐用于髋部损伤,使诊断水平得以提高。

(四)治疗

对于单纯脱位(Ⅰ型)的治疗意见是完全一致的,以急症闭合复位为原则。

对于合并有骨折(Ⅱ~Ⅴ型)的治疗意见则不完全一致。其中多数学者皆主张早期手术切开复位和内固定。因为将主要骨折块行内固定后,可恢复关节的平滑和稳定性;同时还可探查关节内有无碎小骨折片,如有,应清除。

1.闭合复位方法

(1)Allis 法:麻醉下使肌肉充分松弛。患者仰卧于低检查台或地上,术者立于患者伤侧,一助手用两手固定患者骨盆向下按牢或用一宽大布单将骨盆固定于检查台上,术者用一手握住患肢踝部,另一前臂置于患肢腘窝处,缓慢地将患髋和膝皆屈至 90°,以放松髂股韧带和髋部肌肉。最后,用置于腘窝处的前臂沿股骨干长轴方向用力向上牵引,同时用握踝的手下压患者小腿,以保持膝关节处于 90°屈曲位,并增强杠杆力量。于用力牵引的同时,向内、外旋转股骨,此时多可感到或听到股骨头纳入髋臼时的弹响,然后伸直患肢,畸形消失,即已复位。

用上法复位时,术者需要有较大的臂力,如不能胜任,可在 Allis 法的原理下加以改良,则大为省力。术者双足跨立于患者骨盆两侧,面对患者头侧,使患侧髋和膝各屈 90°,将患者足踝抵于术者会阴部,用双手合抱患肢小腿近端,用力向上提拉,同时一助手向下按压骨盆,当可复位。可以看出,除臂力外,主要借助于腰背伸直的力量,复位自易。

(2)Stimson 法:实际上与前法的机理相同,令患者俯卧于检查台上,患髋及下肢悬空,髋及膝各屈曲 90°,一助手固定骨盆。术者用一手握持患者足踝部,以保持膝处于 90°屈曲位,然后术者亦屈膝 90°,用自己的膝置于患者的小腿近端,用力沿股骨干长轴向下跪压或用手下压小腿近端,即可复位。

(3)Bigelow 法:患者仰卧,术者立于患侧,一手握住患者足踝,另侧前臂置于患者腘窝处,先沿大腿纵轴方向牵引,在继续保持前臂牵引力的同时,将患髋依次做内收、极度屈曲、然后再外展、外旋并伸直。此复位的轨道,左髋如"?",而右髋则为"S"。在复位过程中,如感到或听到弹响,患肢伸直后畸形消失,即已复位。

对髋关节脱位的复位应注意:麻醉应能使肌肉充分松弛;复位手法用力虽大,但应由轻到重,缓缓持续用力,防止使用突发的瞬间暴力。复位后,应立即摄 X 线片证实复位是否满意,并注意有无碎骨片。用皮牵引保持患肢伸直和外展位 3 周,然后开始扶拐下地活动。

2.闭合复位失败的原因和处理 在对急性髋脱位进行复位时,除由于麻醉和复位技术失当外,有2%~4%的失败率。失败的原因有:梨状肌阻挡、关节囊钮孔式嵌夹或外旋肌撕脱进入关节内等。如闭合复位未成功,不应勉强多次复位,以改行手术复位为宜。

经 X 线检查股骨头虽已纳入髋臼,但应仔细检查关节面是否相称,如发现有任何不相称,即证明未完全复位,可能由于关节盂唇卷入或有碎小的骨、软骨游离块所致。应及时手术探查,否则延误治疗,影响疗效。

3.合并髋臼骨折 合并髋臼骨折(即Ⅱ～Ⅳ型)的预后较单纯脱位者为差,这是由于较大的髋臼骨折影响关节的稳定性;另一方面,因骨折通过关节面,有后遗创伤性关节炎的可能。故当前的治疗原则多倾向于准确复位,同时行内固定,以保持关节的稳定,并减少创伤性关节炎的发生。特别当应用CT诊断后,使一些在常规 X 线片上不能发现的髋臼骨折得以发现,从而将治疗水平提高一步。

手术多采用后切口,在显露骨折时,应特别注意保护坐骨神经。如股骨头已在术前复位,应将之再脱出,以探查有无骨软骨片遗留于关节内,如有,则清除之。然后将股骨头及髋臼骨折准确复位,用松质骨螺丝钉或小钢板行内固定。

如当股骨头闭合复位后,髋臼骨折亦达到近解剖复位,亦有学者主张不再进行切开复位和内固定。但应注意观察有无坐骨神经损伤的迹象和复位后的股骨头、髋臼骨折是否稳定。如发现有坐骨神经损伤的新体征,或骨折再移位,仍应及时手术探查。

4.合并股骨头骨折 在髋关节后脱位中,约有 7%的患者合并股骨头骨折。这类损伤皆由较大暴力引起,且有一定的特殊体位。典型的机制是乘车时屈髋坐位,突然撞击膝部,如当时屈膝 90°,易发生髋臼骨折;如屈髋<60°,则脱位时股骨头下方被髋臼缘撞击而发生股骨头骨折。由于股骨头骨折块常与髋臼或股骨头的阴影重叠,如不仔细辨认 X 线片,则有漏诊的可能。

1957 年 Pipkin 将髋关节脱位合并股骨头骨折分为四种类型。

Ⅰ型:股骨头骨折位于中央凹的远侧。

Ⅱ型:股骨头骨折位于中央凹的近侧。

Ⅲ型:股骨头骨折合并股骨颈骨折。

Ⅳ型：股骨头骨折合并髋臼骨折。

此种骨折脱位的治疗较为复杂，对Ⅰ、Ⅱ型骨折，有学者主张可先试行闭合复位，如股骨头复位后，其骨折片亦达到解剖复位，则可行保守治疗；否则，应立即行手术切开复位和内固定，不应犹豫和拖延，因为只有早期达到解剖复位，才能获得优良结果。但亦有学者主张皆行切开复位，因为 X 线所显示的解剖复位并不准确，同时容易遗漏关节内的碎小骨、软骨块等，如不及时发现并处理，会影响疗效。我院的临床经验亦证明，切开复位内固定的优越疗效。

对于Ⅲ型者，治疗更为困难，一般需行切开复位。由于股骨头血运损伤甚重，不但愈合困难，且股骨头缺血坏死率亦较高，故如欲保留股骨头，除行两处内固定外，可加用植骨术。而对高龄患者，宜采用人工股骨头置换术。

对于Ⅳ型者，应行切开复位和内固定，而对高龄患者，可行人工股骨头或全髋关节置换术。

二、髋关节前脱位

（一）损伤机制

多以杠杆作用为主，当股骨强力急骤外展并外旋时，大粗隆与髋臼上缘相顶撞，以此为支点形成杠杆作用，迫使股骨头穿破关节囊，由髂股韧带与耻股韧带之间的薄弱区脱出。或当股骨外展、外旋时，外力由体侧向内下方直接作用于大腿近端，亦可发生前脱位。

（二）类型

1972 年 Epstein 提出分两型：如脱位的股骨头停留于闭孔处，称闭孔型或低位型；如股骨头上移于耻骨横支水平，则称为耻骨型或高位型。

Levin 的综合分类方法同样适用于髋关节前脱位。但前脱位合并邻近部位骨折者少见。

（三）临床表现与诊断

伤后，患肢疼痛，呈现外展、外旋和轻度屈曲的典型畸形，并较健肢显长。有时于髋前方可看到局部隆起，或触知脱位的股骨头。髋关节功能丧失，被动活动时，引起疼痛和肌肉痉挛。摄 X 线片可证实诊断。

（四）治疗

应尽早在麻醉下行手法闭合复位，一般无太大困难，且由于不合并骨折，故预后较好。

复位方法：患者仰卧，一助手握住患者小腿近端，保持屈膝，顺原畸形方向用力向外下方牵引，并内旋；术者用手向髋臼方向推挤股骨头，与此同时，令助手在持续牵引下内收患肢，常可听到或感到股骨头纳入髋臼的弹响，畸形消失，当即复位。摄 X 线片证实之。

对极少数闭合复位失败者，不宜多次重复，应立即切开复位，手术宜用前切口。复位后行皮牵引 3 周，然后扶拐下地逐步负重行走。

三、合并损伤

（一）神经损伤

髋关节后脱位合并坐骨神经损伤较为多见，特别是有髋臼后上缘骨折者更易发生，据文献报道,其发生率约为 10%。损伤后,多表现以腓神经为主的体征,出现足下垂、趾背伸无力和足背外侧感觉障碍等典型体征。

由于这类损伤多为受牵拉引起暂时性功能障碍,或受到股骨头、髋臼骨折块的轻度捻挫所致。大多数患者可于伤后逐渐恢复,故不急于单为神经损伤而施行手术。如 Epstein 报道 53 例神经损伤,其中 34 例(64%)在 3～20 个月内恢复正常。Hunter 报道 6 例,其中 5 例完全恢复,1 例不全恢复。因此,如骨折脱位本身不需手术者,对神经损伤可暂行观察,经 2～3 个月仍无恢复迹象者,再考虑手术探查。

探查坐骨神经时,患者取俯卧位,后侧切口,首先解除骨性压迫,并松解神经周围的瘢痕粘连。可见损伤段的神经外膜多失去光泽,增粗或变细,触之发硬,无柔韧感。将损伤段切除,直至远、近两端均显示正常的神经断面。如神经缺损不多,可充分游离神经干。并屈曲膝关节,将两断端直接吻合。术后,用石膏保持患肢于伸髋屈膝位 6 周。如缺损过多,不能直接吻合,可行神经移植术,但实际效果不够理想。因此,亦有学者主张于晚期行三关节融合术等,以改进功能。

髋关节前脱位合并股神经损伤者罕见,表现为不同程度的股四头肌麻痹。当关节复位后,多可自行恢复,极少需要手术治疗。

(二)同侧股骨干骨折

髋关节脱位合并同侧股骨干骨折并非罕见,主要见于后脱位,前脱位很少合并此种损伤。一般致伤外力强大,多为交通损伤或塌方砸伤等。

1.临床表现　主要特点为漏诊率高,经常因股骨干骨折而漏诊髋脱位。文献报道中,漏诊率多在 50% 以上,报道 33 例,发现漏诊率为 67%。发生漏诊的主要原因是髋关节后脱位的典型体征被股骨干骨折所掩盖,髋关节后脱位应有大腿内收、内旋和屈曲的典型畸形,但由于股骨干骨折后,这些畸形只表现在近骨折段,而远骨折段反而可表现为成角和外旋等畸形,使髋关节脱位的体征隐而不显。另一方面,因股骨干骨折的症状及体征均甚明显,吸引了医师的注意力,致使发生髋脱位漏诊,有的甚至数月之后才发现。

2.防止髋脱位漏诊的主要措施

(1)注意受伤机理,对于外力较大而有股骨干骨折的患者,应想到髋脱位的可能性,应注意检查有无大粗隆上移,臀部能否扪及股骨头突出和有无淤血斑等。

(2)在股骨干骨折的 X 线片上,如发现股骨近段的典型移位(向外成角)消失,而代之以向内、向前移位,则应考虑到髋关节脱位的可能性,应摄 X 线片证实之。

(3)股骨干骨折同时出现坐骨神经损伤的体征,亦应注意排除髋关节后脱位。

(4)对中 1/3 以上的股骨干骨折,在摄 X 线片时,应常规包括髋关节。

3.治疗　两处损伤的处理顺序,应视具体情况而定,在多数情况下,以先处理髋关节脱位为宜。复位方法,有学者用一斯氏针穿过股骨粗隆部,进行牵引复位。也有学者用一螺丝装置拧入股骨近端,用以牵拉复位。有研究指出,即使合并同侧股骨干骨折,在充分麻醉下,仍有可能通过徒手牵引,同时推挤股骨头而获得复位,并非必须使用辅助牵引装置。但复位时不宜采用 Bigelow 法。对股骨干骨折,多主张行切开复位内固定。陈旧性脱位,一般应行手术治疗。

四、后遗症

(一)股骨头缺血坏死

髋关节脱位及骨折脱位后,股骨头缺血坏死率在10%～20%,但根据损伤的具体情况,可有较大的差异。一般单纯脱位而又及时复位者,其缺血坏死率均在10%以下;而合并骨折,损伤严重者,则坏死率增高。因此,对髋关节脱位,特别是骨折脱位的患者,应进行较长时间的随诊观察。

(二)创伤性关节炎

单纯髋关节脱位复位后,很少诱发创伤性关节炎,但如为骨折脱位,则发生率大增,一般文献报道多在25%以上。可因关节内骨折复位不良而直接发生;亦可因股骨头缺血坏死后继发创伤性关节炎。

主要的病理变化表现在三个方面。

1.关节软骨发生退行性改变,失去光泽和弹性,逐渐变薄、变硬,可脱落成为关节内游离体。

2.关节周缘发生骨与软骨的代偿性增生,软骨下骨质可有囊性变。

3.关节滑膜呈现水肿、渗液和肥厚。

临床的主要表现为进行性疼痛、肌痉挛和关节活动限制。X线片显示关节周缘骨增生,关节腔狭窄,关节面不平整,软骨下骨质硬化和囊性变等,有时可发现游离体。

在治疗上较为困难,大多先采取保守措施,适当减轻关节负担,在急性发作期间,可进行理疗。对于晚期而严重者,则可分情况采取手术治疗。对高龄患者,可以全髋置换为主;而对青壮年患者,则可考虑关节清扫或融合术。

(三)关节周围钙化

髋关节损伤后,有时在关节周围发生钙化,但不多见。发生原因不明。钙化范围小者多不影响功能,亦无任何症状。钙化范围广泛而影响关节功能者,则可等钙化成熟,界限清楚后行手术切除。手术时应细致,并注意彻底止血,否则有再发的可能。

五、陈旧性脱位

一般来讲,脱位未超过2个月者,仍存在闭合复位的可能性,可先试行手法复位。在行手法复位前,先用大重量骨牵引1～2周,加重10～20磅,由原来的内收、内旋和屈髋位逐渐改变牵引方向,至伸直和外展位,俟股骨头牵至髋臼水平或更低,即可在麻醉下行手法复位。施行手法时,用力应由轻到重,活动范围应由小到大,逐步解除股骨头周围的粘连。松动至最大限度,再按新鲜脱位的手法复位。切忌使用暴力,以防发生股骨头塌陷或股骨颈骨折等并发症。于复位前后,可配合使用舒筋活血的外用中药。

如手法复位遭遇困难,不应勉强反复进行,而应改行手术治疗。对于合并骨折的陈旧脱位,虽在2个月以内,多难以闭合复位,即使复位,疗效亦不满意。

脱位时间在 3～6 个月者,以及上述闭合复位失败者,可行手术切开复位。为便于手术,术前亦宜先行骨牵引 1～2 周,术中将股骨头周围及髋臼内的瘢痕组织全部切除,显露关节软骨面,如大部分完整,可行复位;如大部分破坏,则应改行其他治疗方法。

脱位时间已超过 6 个月以及上述不适于再复位的患者,在处理上更应慎重对待。截骨术往往是首先考虑的治疗方法,此法简便易行,可通过截骨矫正畸形,恢复负重力线,改进功能。对后脱位者,可行粗隆下外展截骨术,由内收、内旋和屈曲位改为功能位。对前脱位者,可沿股骨颈基底部行截骨术,以矫正畸形,使截骨近段与股骨干呈 90°角,负重线通过股骨头和粗隆部之间,据文献报道曾获得较满意的疗效。

对于高龄患者,如脱位已久,症状不重者,可不做处理;症状及病残严重者,可考虑行关节成形术。

髋关节习惯性脱位罕见。

第四节　膝关节外伤性脱位

膝关节外伤性脱位并不多见,但其损伤的严重程度和涉及组织之广,却居各类骨关节损伤的前列,因此仍需十分注意。既往文献报道有限,且多侧重其合并伤,特别是有关血管损伤的诊治。近年文献则反映出其发病率有明显增长趋势:Florida 医疗中心 1993 年报道 5 年发生 37 例(38 肢),NewMexico 大学医院 1997 年报道 7 年发生 50 例。而且多为高能量创伤所致。

一、分类

传统分类是依据胫骨髁针对股骨髁的移位方向而定的,分为前、后、内、外及旋转移位,以后有人将旋转移位再分为前内、前外、后内和后外,共八个类别。分类的主要目的是指导治疗,应尽可能反映出各类的特点。从作者的国内资料分析,其前、后、内、外区别显著;而在旋转脱位中,仅后外旋转脱位具有显著特点,其他三类实际上均可归入前或后脱位中,并无单独存在的必要。此外,尚有一类完全不同于单独脱位的骨折脱位,即股骨髁或胫骨髁骨折,或二者同时骨折合并膝关节完全脱位。

1.外脱位之主要特征为 ACL、PCL 和 MCL 的断裂,但未有合并血管损伤者,神经损伤也仅有 2 例。髌骨向外脱位往往同时存在。

2.前脱位同样是 ACL、PCL 同时断裂最为常见,也有单独 ACL 断裂者。MCL、LCL 也多为同时断裂。此组既有合并腘部血管,也有腓总神经损伤者。

3.后脱位除 ACL、PCL 同时断裂仍占多数外,也有仅 PCL 断裂者,而 MCL 及 LCL 均断裂者较少见。髌韧带断裂仅在此组中可以见到。合并腘部血管及神经损伤者(主要是腓总神经),在此组最为常见,约近半数。合并半月板损伤者也较其他组为多。

4.后外旋转脱位:ACL、PCL 同时断裂或 ACL 单独断裂约各居其半。神经及血管损伤也可见到。最具特色的是,除一例外均发生股骨内髁突出关节囊及股内侧肌,或髌旁支持带,形成"扣孔"交锁而无法闭合复位。此即一旦脱位后,畸形固定,难以改变其特有位置之原因所在。

5.骨折脱位组仅包括股骨或胫骨髁,或二者同时骨折,合并股胫关节完全脱位者。至于胫骨隆突,腓骨头撕脱骨折,或当脱位过程中,股骨髁、胫骨平台边缘受撞击而发生的局限性骨折,或骨软骨骨折均不属此类。骨折脱位皆为高能量损伤。脱位以后向居多,而合并损伤除交叉韧带断裂外,无显著的规律性。

因体检可能存在误差,而部分病例又未行手术探查,韧带损伤的分析不尽充分。

二、全脱位和韧带损伤之间的关系

膝关节结构十分复杂,生理运动也有十分独特的规律。膝关节的韧带,包括关节囊韧带,不仅是维护关节稳定的主要因素,而且交叉韧带更是制导膝关节正常生理运动的核心结构。全脱位必然有多组韧带损伤,而韧带的损伤又必然反馈为膝关节不稳定。因此,须十分明了全脱位和韧带损伤之间的关系。

一般认为膝关节全脱位时,ACL 和 PCL 均发生断裂。本组基本上印证了这一论点,但有例外。作者报道的 42 膝中有 5 例仅有 ACL 或 PCL 断裂,但同时皆合并侧副韧带断裂;而后外旋转脱位中,有 2 例 PCL 未受损。文献中亦有类似报道,如 Copper 等报道前脱位中有 4 例 PCL 完整;Shelbourne 等报告有 3 例同前;Bratt 等报告 3 例前脱位中 PCL 无损,1 例后脱位之 ACL 完整,并为其形成做出了解释。

值得重视的是,如何看待未显示脱位的双交叉韧带断裂。Wascher 报告的一组病例中,将 28 例 ACL 和 PCL 均断裂者列为已复位的膝关节全脱位,与同组的膝全脱位病例对比,其血管损伤率相当。也有学者强调凡 ACL 与 PCL 在一次创伤中同时断裂者,均应视为膝关节全脱位。任何关节脱位均有自行复位的可能,膝关节也不例外。因此,凡有 ACL 并 PCL 的同时损伤,无论是否原已脱位并自行复位,将其损伤的严重程度与膝关节全脱位者等量齐观,并不为过。提高对此类损伤的警惕,会有助于减少误诊漏诊。至于膝关节损伤后出现的旋转不稳定,仅仅是一侧胫骨髁向前或向后旋转半脱位,实为单侧股胫关节一时性脱位,而另一侧则保持正常对合关系。因此,不属于膝关节脱位。旋转不稳定的半脱位,多是在膝关节伸屈过程中某一体位出现的,当改变体位时,常可自行复位,所以性质上也不同于全脱位。

Kennedy 等人曾先后阐述了过伸损伤造成膝关节前脱位的机制,即过伸可造成后侧结构和 ACL 断裂。也可进而使 PCL 断裂而形成前脱位。这一解释不尽合理,且后来的试验结果也有与之相悖之处。作者曾在 4 例新鲜完整下肢上进行过实验观察。当给予过伸应力时,首先是 MCL 自股骨附着部撕脱。如应力继续作用于股骨下端时,继之 ACL 断裂;如作用于胫骨上端时,则是 PCL 断裂。但后关节囊始终保持完整。可见,过伸应力既可造成前脱位,也可造成后脱位。

三、膝关节骨折脱位的特点

肢体任何大关节的骨折脱位,均有两种不同的形成原因。一种主要是因脱位而骨折,即在脱位的过程中,因撞击或撕脱而形成骨折(A类)。另一种则是脱位与骨折同时形成,或先骨折继而脱位(B类)。显然B类骨折脱位形成的暴力更为强大,其创伤也更加严重。膝关节在此类中尤其突出,无论股骨髁或胫骨髁骨折均为粉碎型。而A类则只能称为脱位合并骨折。

既往的全脱位分型中,从未见有提及骨折脱位型者,近年逐渐为人所注意。如Wiedemann报道胫骨平台骨折脱位;Schenck报道4例股骨髁骨折脱位。作者报道的42膝中,有5例骨折脱位,3例为股骨髁;胫骨髁及二者兼有者各一例。不仅均为高能量损伤,而且3例为开放性。从有限的报道可以看出,尽管对骨折进行了有效的固定,甚至有些韧带也进行了积极的处理,但预后多欠佳,或关节功能受限,或不稳定,均较严重,疼痛也较普遍。国外报道其Lysholm评分相当低。这些均提示我们对此类型的全脱位尚缺乏行之有效的措施,需给予更多的注意。

四、诊断

全脱位的诊断无论从体检或X线片,均无困难。而对其涉及的韧带损伤以及并发的血管神经损伤的诊断则存在若干问题。

1.涉及韧带损伤

(1)根据脱位的类型,对韧带损伤的组合可做出初步诊断。

(2)额状面及矢状面的稳定试验,只能在脱位整复后才能进行。

(3)当发现有血管损伤可疑迹象时,进行不稳定检查应视为禁忌。

(4)因疼痛、肌紧张以及局部严重的肿胀,会大大影响稳定试验的准确性。

由于上述情况,在急诊就诊时往往难以对涉及的韧带损伤做出确切和全面的判断,或估计不足。有时需要在病情稍稳定后,或在闭合复位后暂予以保护数日再次复查。另一方面,对急性膝关节外伤而无脱位,但明确有双交叉韧带断裂者,应考虑到有脱位后自行复位的可能,应慎重对待。

2.涉及血管损伤　全脱位导致的腘部血管损伤已渐引起了高度重视,但失误率仍较高。42例中有8例合并腘动脉损伤,截肢者竟有4例。这固然和损伤的严重性有关,但更值得重视的则是在诊治上的优柔寡断。

(1)文献报道中发生率相差甚大,本组发生率为19%,属居中。

(2)合并腘部血管损伤的脱位类型,依发生率的高低为:后、前、旋转。因此,对后脱位者尤其应加以注意。

(3)主要症状是缺血、肢端麻木疼痛,主要体征则是足背动脉无搏动、足部温度降低、足趾感觉减退和腘部进行性肿胀。

(4)足部动脉可触及和足部温暖,决不能排除血管损伤,而足趾的感觉消失则是明确的缺血征象。

(5)当存在任何可疑情况时,均须做进一步诊查。多普勒仪测定和动脉造影可更确切地反映供血状态。Dennis等报告一组膝全脱位中,17个膝做了动脉造影,其中有7例均可触及足背动脉(2例减弱)。而造影却发现3例血管内膜破损,4例狭窄。

(6)在掌握血管造影的尺度上有较大的差别。如Kendell等认为动脉造影仅需用于有缺血史和临床体征者,不必作为常规。McCoy等(主张ACL及PCL同时断裂者均应急诊做动脉造影。Varnell等也主张,双交叉韧带断裂,无论是否有真正的脱位,均应行多普勒检查和动脉造影。作者认为,动脉造影虽无需作为常规检查,但尺度应放宽,尤其对后脱位者更是如此。至少可以先做多普勒仪检查。等待、拖延往往会导致不可挽救的后果。

(7)部分病例在闭合复位后即可恢复循环。有些则需在复位后加以观察其转归,但决不能超过6小时。无明显改进者必须立即探查。

3.涉及神经检查　并发神经损伤的几率较高。42例中共发现12例。但感觉和运动障碍是神经本身的损伤,抑或缺血所致,在急性期难以区别。

(1)并发的神经障碍多发生于后脱位,前、外、后外及骨折脱位组均有之。在后脱位组中,并发腘部血管损伤者也占较大比例。因此,至少应考虑到其中一部分为缺血所致。

(2)当肢体无血运障碍而仅神经障碍时,可明确为神经本身的损伤。

(3)存在神经障碍并不急于探查,可在复位后观察其转归。

五、治疗

诊断基本明确后,即应对治疗全面衡量。既要考虑治疗的步骤、主次,也要权衡手术的必要性和时机。

1.复位　闭合复位是治疗的首要步骤,而且应尽快施行。即使是在肢体有明显血运障碍时,也需先行闭合复位,审视血运的改变。

(1)充分麻醉,使肌肉松弛,同时有利于血运的改善。

(2)纵向牵引是复位的基本手法,单纯性脱位多可顺利复位,但整复时严禁自腘部挤压。

(3)脱位的两端间有软组织嵌夹,是妨碍复位的重要原因。这在后外旋转脱位最为典型。股骨内髁被扣孔套锁而无法成功。在复位有困难时,禁忌采用暴力一再整复,以免造成更为严重的合并伤。

(4)有扣孔交锁之脱位,其体征十分明显,外观显示典型体位,且固定,难以改变。X线片证实为后外旋转脱位,无需试行闭合复位,而应立即切开复位。沿其穿出之扣孔纵向延长使股骨内髁还纳。

(5)髌骨鹰嘴化固定,由Grammont于1984年首先提出,对后脱位者,闭合复位后以斯氏针纵向穿过髌骨内半,经髌韧带后方向下,钉入胫骨平台前部。不仅可维持复位,而且可进行0°～90°的活动。Rouvillain等报告18例,观察1～8年。认为虽然X线应力片仍显示后抽屉试验阳性,但较手术修复者恢复显著加快。

2.血管损伤的处理　腘动脉穿行于腘窝之中,近侧固定于股部的内收肌管,远侧固定于腓肠肌上缘的纤维弓。这一解剖特点决定了其损伤的部位即在此两固定点之间,而且几率很大。

(1)在闭合复位后,如血运有所改变,则可以长腿石膏后托将下肢维持于屈 15°位,密切观察其进展。

(2)如血运无任何改善,则应通过多普勒仪或动脉造影检查,明确血管损伤后,毫不迟疑地立即手术探查腘部。

(3)单纯切除腘动脉内的血栓几乎不起任何作用。动脉结扎虽有少数病例得以保存肢体,但造成截肢的机会更高。尽管腘动脉有 5 条穿支与胫前回返动脉相吻合,但不能供应足够的血运,以维持小腿及其下的存活。何况这些交通支也有损伤的可能。因此动脉结扎术已渐为人所摒弃。

(4)近年来愈来愈多的报道表明,利用隐静脉倒置移植修复腘动脉,大多数肢体得以挽救。损伤的腘静脉也应做相应的处理。

(5)所有行腘动脉修复者,均必须同时行筋膜切开术。

3.神经损伤的处理 神经损伤不急于立即处理,在血运改善后神经也随之改善者显然可以继续观察。肯定为神经本身损伤者,可以在病情稳定后再做进一步的诊治。

4.韧带损伤的修复 全脱位的韧带损伤是在所有膝关节韧带损伤中最广泛、最严重者,必须予以修复或重建。单就修复的时机和范围,在认识上就有较大的差别。近年文献反映出,手术修复者总的治愈率明显高于保守治疗者。

(1)全面修复手术损伤较大,只有在肯定无血管合并伤的患者才可以在急性期进行。

(2)凡有血管损伤或血运障碍者,即使在闭合复位后血运有所改善,也不可在急性期进行韧带修复。

(3)由于损伤范围很广泛,因此修复术需有限度,急性期修复不应附加增强术式。人工韧带的应用有其现实意义,不仅节省了膝周围组织,而且可以获得足够的稳定性。Shapiro 等报告了 7 例膝关节全脱位,在伤后平均 96 天应用异体 ACL 和 PCL 对伤膝进行重建,获得了满意的疗效。不失为另一种可行的措施。

(4)在急性期不能进行修复者,或在病情稳定后,大约伤后 2~3 周再进行修复,或在保守治疗石膏固定 6 周、经过充分康复后,再根据当时存在的不稳定情况,进行有针对性的重建。

(5)有撕脱骨折者,应同时原位修复,而骨折脱位者则于骨折脱位固定(按照髁部骨折的治疗原则)后,根据条件,只做韧带的原位修复,不进行重建,更勿做增强术,否则更易形成关节的严重粘连。

5.术后处理 膝关节全脱位往往遗留显著的功能障碍或不稳定。如膝关节活动范围可以满足生理运动的要求(主要是行走,其次是上、下楼),晚期再做重建以解决或改善不稳定较易达到目的。其关键在于充分掌握晚期重建的原则和技术要领。反之,如遗留严重的功能障碍,不稳定必然被掩盖。行松解术后活动范围得以改善,但关节不稳定却往往会得以显现,而给患者带来另一方面的功能欠缺。因此,从预防来反顾治疗,原则上应在防止不稳定的前提下,兼顾功能的保存。在具体措施上,即为如何解决韧带修复和功能锻炼之间的矛盾。关键在于术后处理。

(1)闭合复位后,在石膏固定中进行充分的肌肉收缩,和固定以外部分的等张收缩。病情稳定后或大约伤后 2~3 周,可短时间、多量次地进行部分负重练习(骨折脱位组例外)。6 周去石膏后进行全面康复。

(2)早期修复韧带者,伤后 3 周可在限制支具的保护下,进行 30°~60°的小范围活动。Monteggomery 曾主张,修复后立即进行 40°~70°的被动运动。过大范围的活动则会使修复组织被动牵拉而松动。

六、可能被忽略的问题

膝关节全脱位容易引起血管损伤日渐被认识,因此已很少被人忽略。髌-股关节紊乱及伸膝装置的损伤则仍需加以注意。上胫腓关节脱位也很少被提及。

1.髌-股关节紊乱　膝关节外脱位者很难避免同时引发的髌骨向外脱位。既有可能存在内侧肌和内侧韧带的撕裂,也有可能因撞击而发生关节软骨损伤。探查关节及修复韧带时需给予处理,并在预后评估时加上这一因素。

2.伸膝装置损伤　后脱位合并伸膝装置的损伤较为常见,本组中既有髌韧带断裂,也有髌骨骨折,但尚未见有股四头肌断裂者。在闭合复位后务必注意检查,并给予处理。

3.上胫腓关节脱位　在如此严重而广泛的全脱位病例中,早期很难顾及是否存在上胫腓关节脱位。而在主要的治疗基本结束后,会偶尔发现上胫腓局部的疼痛和滑动。晚期处理并不困难。

4.半月板损伤　相当常见。由于它在全脱位的早期处理中几乎处于无足轻重的地位,所以易被忽略。偶尔妨碍复位,特别是骨折复位者,需考虑及此。在预后的评估中也应考虑这方面的因素,并给以必要的处理。

第五节　风湿性关节炎

风湿性关节炎是风湿热在关节的表现,其典型症状为游走性、多发性大关节炎,非甾体类抗炎药效果明显。预后良好。

一、流行病学

发病率男女无明显差别。首次发病常常在儿童及青少年时期,以 7~16 岁学龄期儿童较多见,8 岁左右为发病高峰,而 3 岁以下的婴幼儿及 30 岁以上的成年人则极为罕见。

本病的发病与人群的生活条件关系密切:居住拥挤、营养不良和缺医少药的环境有利于溶血性链球菌的生长繁殖,从而促进本病的流行。青霉素的使用和链球菌咽喉炎治疗原则的确立使风湿热的死亡率大大降低;近 10 年来,随着医疗条件和居住条件的改善,风湿热的发病率在全世界范围内呈直线下降趋势,在发达国家里几乎消失,而发展中国家也明显减少。除了社会因素以外,宿主易患性及链球菌毒力的改变也有一定的关系。但是 20 世纪 80 年代中期以后,风湿热在西方发达国家又重新出现了局部地区性流行,如美国就发生了几次暴发流行。多数人认为这与具有多重包被结构的高度毒性的链球菌株的重新出现有关。另外,由于本病越来越少见,人们在认识上有所疏忽,大规模人群中的预防措施亦有所松懈,这在一定程度上也有利于本病的卷土重来。但无论如何,仍有国外学者认为风湿热的发病机制有待于进一步研究,以利于寻求更有效的控制和治疗方法。

二、病因及发病机制

现已公认,风湿热是继发于 A 组乙型溶血性链球菌感染的一种自身免疫性疾病,这种自身免疫的存在多认为与细菌菌体的特殊结构成分及细胞外产物的高度抗原性有关。也有作者提出感染病因说,即认为病毒可能是风湿热和风湿性心脏病的病因,或者是在细菌与病毒的协同作用下诱发风湿热,如柯萨奇 B 病毒等,但这些还仅属于初步发现。

临床和流行病学研究均已使急性风湿热与链球菌感染之间的关系非常清晰。A 组乙型溶血性链球菌咽部感染可诱发风湿热的观点已被世人所公认,其证据是 95% 的患者出现针对链球菌多种抗原的抗体滴度增加,组织培养阳性,且正确的治疗可有效预防发病及复发。但在众多感染者中,只有少数(约 0.5%～3%)发病,故其诱发风湿性关节炎和心脏炎的具体机制问题尚未彻底解决,现在多认为与免疫反应、菌体及其产物的毒力作用和遗传易感性有关。

1. **免疫反应** 20 世纪 60 年代,Zabriskie 及 Freimer 在风湿热和风湿性心脏病患者的血清中发现了一种抗心肌抗体,并证明其可以在体外与心肌细胞结合。此后的大量研究表明,链球菌的结构成分与哺乳动物机体组织之间存在着多种交叉抗原。这种交叉抗原的形成原因目前多认为是菌体结构成分与人体某些组织成分有相同的抗原决定簇,故出现了交叉免疫反应,即所谓"分子模拟"现象。新近研究表明,链球菌菌体的 M 蛋白可作为超抗原激活自身抗原特异性的 T 细胞亚型,从而进一步强化分子模拟作用。以上研究结果均提示风湿热及风湿性关节炎为一种自身免疫性疾病。在炎症急性期,90% 的患者血清中可出现循环免疫复合物增高,这些免疫复合物可沉积于心肌、心内膜、关节滑膜或其他结缔组织中,并可能产生相应的症状。抗心磷脂抗体在本病的发病中亦可能起到一定作用。除了体液免疫外,细胞免疫也参与发病过程,比如 $CD4^+T$ 细胞在心瓣膜浸润细胞中占主导地位。链球菌感染致急性风湿热的动物模型已成功建立,有助于对免疫机制进行更加深入的研究。

2. **菌体及其产物的毒性作用** 有些菌株更易引起发病,提示它们可能更有"致风湿性",尤其是血清型为 M1、M3、M5、M6、M14、M18、M19、M24 的菌株。链球菌的包被结构可增加细菌毒性;其细胞壁内层物质黏肽和细胞外产物如溶血素"O"、"S"和蛋白酶也均有毒力,可造成组织损伤。

3. **遗传易感性** 研究证明,单卵双胎同时患风湿热者较双卵双胎者为高;风湿热的发病存在着一定的家族聚集性;在感染链球菌咽喉炎后,某些患者易出现疾病的复发。说明宿主的易感性在发病机制中可能起一定作用。国外文献报道,HLA-Ⅰ类抗原与发病并无相关显著性;而 HLA-Ⅱ类抗原 DR2 和 DR4 增加已分别在人群中被发现。

三、病理

风湿性关节炎的病理变化以渗出性改变为主,故临床上一般不会发生关节畸形。风湿热除了关节侵犯以外,主要侵犯心脏,偶尔同时侵犯皮肤、脑及其他脏器。根据病变的发展过程,病理上大致可分为三期:

1.变性渗出期　即风湿性关节炎的主要表现期。本期的初发改变发生在结缔组织的基质成分。由于酸性黏多糖增加,使胶原纤维首先出现黏液样变性,继而出现纤维肿胀、断裂等纤维素样变性,病灶内可同时有浆液渗出及淋巴、单核细胞周围浸润。此期可持续 1～2 个月,然后逐渐恢复或继续发展进入以下各期。

2.增殖期　本期的特点为在一期的基础上,出现 Aschoff 小体,即风湿小体。风湿小体是风湿热的特征性改变,也是风湿活动的标志。风湿小体多位于心肌间质的血管周围,其病灶中央为纤维素样坏死,边缘为淋巴、浆细胞及风湿细胞的浸润。风湿细胞体积巨大,为圆形或椭圆形,双核或多核,核仁明显,富含嗜碱性胞浆。此期约持续 3～4 个月。

3.硬化期　风湿小体发生中央变性,坏死物质被逐渐吸收,炎症细胞减少,由于风湿细胞转化为成纤维细胞,使局部纤维组织增生并形成瘢痕灶。此种病理变化多发生于心肌及心内膜(瓣膜),故常造成瓣膜永久性损害。此期约持续 2～3 个月。

四、临床表现

1.关节表现　风湿热好发于冬春及阴雨季节,寒冷和潮湿是重要的诱发因素。关节症状对于天气变化十分敏感,多于天气转变前(特别是天气转冷或阴雨时)出现明显的关节疼痛,并可随气候的稳定而逐渐减轻。发病高峰期在 5～20 岁。

急性多关节炎是风湿热最常见(85%～95%)的首发症状。典型的风湿性关节炎呈现出多发性、游走性的特点。所谓游走性关节炎即指较短时间内(多为 24～48 小时),关节炎/关节痛可从一个部位转移至另一个部位,多关节依次出现症状,但偶尔可数个关节同时发病。炎症好发于大关节,尤以膝、踝、肘、腕、肩关节为常见,但少数人亦可出现小关节症状如手、足、颈、腰部疼痛。在急性炎症期,受累关节出现红、肿、热、痛、活动受限及压痛,症状通常比较严重,并呈急性发展,可在数小时或一夜之间出现或加重。伴随症状包括发热、肌痛、虚弱等。

症状不典型者,可仅有游走性关节痛而没有明显的红、肿、热、活动受限等炎症表现。髋、指、下颌及胸锁关节等均可受累。特别是胸肋关节的关节痛或关节炎,容易使患者产生胸痛、心前区痛或心前区不适感,若不仔细询问病史及体格检查,往往易误诊为心肌炎、心脏神经官能症、肋软骨炎或肋间神经痛等。故对轻症关节炎患者,检查时应特别注意,往往需要逐个关节进行触诊才能发现病变所在。

上述症状通常可持续 2～4 周,急性期后不遗留关节畸形。水杨酸制剂具有极佳的治疗效果,常于用药后 48 小时内病情缓解。但对于成年人,起效时间稍长而治疗效果较儿童为差。偶尔有患者在反复急性发作之后,可出现 Jaccoud 关节病。X 线平片上几乎从未发现骨质破坏,关节间隙亦不受影响。偶尔可在掌骨头尺侧见到钩状病变。Jaccoud 关节病通常不需要治疗。

2.风湿热的其他临床表现 典型表现除了关节炎以外,主要是发热、心脏炎、环形红斑、皮下结节及舞蹈症。

(1)发热:热型多不规则,可为弛张热、稽留高热,也可能是低热。一般来说,超过 39℃ 的高热多见于关节炎,而极少见于心脏炎。发热多于 2～3 周后自然消退,若使用阿司匹林后,则可迅速消退。

(2)心脏炎:患者出现心悸、气短及心前区不适等表现。炎症累及瓣膜时出现相应的心脏杂音,如二尖瓣相对狭窄时的心尖部舒张期杂音。安静状态下或与发热不平行的心动过速常为心肌炎的早期表现。心脏炎严重时可出现端坐呼吸、咳粉红色泡沫痰、肺底湿罗音等充血性心力衰竭的症状和体征。心电图可有低电压、胸前导联 ST 段抬高等表现。X 线或超声心动图可提示心脏增大或心包积液。

(3)环形红斑:约 2.4% 的患者出现环形红斑,为指压褪色的淡红色环状红晕,彼此可互相融合,多分布于躯干及肢体近端。

(4)皮下结节:常在心脏炎时出现,出现率不到 2%。多见于关节伸侧的皮下组织,质地稍硬,与皮肤无粘连,亦无红肿炎症。

(5)舞蹈病:多见于 4～7 岁儿童,为炎症侵犯基底结所致,表现为一种无目的、不自主的躯干或肢体的动作。

3.实验室检查 风湿热急性期,所有患者均出现 C 反应蛋白的增高和血沉的增快。它们与临床疾病的活动度相关,除非舞蹈症是唯一症状。血沉可受贫血或心衰的影响,而 CRP 则不会。白细胞可增多,但无特异性。

获得链球菌感染的证据是非常重要的。确认链球菌咽喉炎的传统方法是咽拭子培养,但在急性期的阳性率仅为 20% 左右,故主要依靠抗体试验检查。ASO(抗链球菌溶血素 O)的阳性率为 80%～85%,尤其是将急性期与恢复期的两份结果对照更有意义。若 ASO 滴度在 1:200 以上则更有力地提示链球菌近期感染。此法便宜简单、重复性好、易于标准化,但结果须根据该地区链球菌的流行情况加以调整。如有条件,最好能同时做抗 DNA 酶 B 试验、抗链球菌激酶试验、抗透明质酸酶试验及抗核苷酶试验,可将敏感性提高至 95%,其他实验室检查如血清补体、免疫复合物、免疫球蛋白和抗核抗体等对诊断无特异性帮助,但有助于鉴别诊断。

关节穿刺液检查为无菌性感染表现。细胞数 $20 \times 10^9/L$,以多形核白细胞为主,无结晶发现。滑膜活检可见轻度炎性改变和表层细胞增生。

风湿热的其他临床表现亦有相应的实验室检查。如皮下结节活检可见组织水肿、纤维素样坏死、单核细胞浸润;心肌酶、超声心动图、心内膜活检有助于心脏炎的诊断等。

五、诊断及鉴别诊断

Jones 标准问世多年,现在仍为公认的风湿热诊断标准。1992 年,美国心脏病学会又对此进行了修订(表 6-5-1),新标准主要用于初发风湿热的诊断。

表 6-5-1　初发风湿热的诊断标准

主要表现	次要表现	前驱链球菌感染证据
心脏炎	关节痛	咽拭子培养或快速链球菌抗原试验阳性
多关节炎	发热	链球菌抗体效价升高
舞蹈病	急性反应物(ESR、CRP)增高	
环形红斑	心电图 P-R 间期延长	
皮下结节		

如有前驱的链球菌感染证据,并有 2 项主要表现或 1 项主要表现加 2 项次要表现者即高度提示可能为急性风湿热。

上述最新标准还做了如下补充,即有下列 3 种情况者可不必严格执行该标准:①舞蹈病者;②隐匿发病或缓慢发展的心脏炎;③有风湿病史或现患风湿性心脏病,当再感染 A 组乙型溶血性链球菌时,有风湿热复发的高度危险性。

此标准特别适用于初发风湿热和一些特殊情况的风湿热患者,但对近年来某些不典型、轻症和复发性等较难确诊的风湿热病例,尚未提出进一步的诊断标准。

风湿性关节炎应与类风湿关节炎、系统性红斑狼疮、其他反应性关节炎和化脓性关节炎鉴别,但应考虑到与其他疾病并存的可能性。

六、治疗

风湿性关节炎作为风湿热的一种表现,其治疗原则与风湿热相同,即消灭链球菌感染灶、抑制急性期炎症反应。

1.一般治疗　急性期需卧床休息,注意保暖,避免受寒及受潮。待血沉、体温恢复正常后,没有合并心脏炎者,2～3 周可逐渐恢复正常活动;合并者则至少需 4 周;若出现心衰或心脏增大,则延至 8 周待并发症消退后方可正常活动,否则可能出现生命危险。

2.根除感染灶　应积极治疗链球菌咽喉炎及扁桃体炎。大剂量青霉素仍为首选药物,常用剂量为 80 万～160 万 U/日,分 2 次肌内注射,疗程 10～14 天。此后改为长效青霉素 120 万 U/月,肌内注射。若青霉素过敏,可使用红霉素。

3.抗风湿治疗　近年的观点是以非甾体抗炎药为首选药物,常用乙酰水杨酸,即阿司匹林。通常,儿童用每日 80～100mg/kg、成人用 3～4g/日即可收到明显效果,分 3～4 次服用,至少持续 3～4 周,否则关节炎易复发。糖皮质激素非首选药,一般用于合并有心脏炎时。

4.外科治疗　因为风湿性关节炎为一过性关节炎症,预后良好,不遗留关节畸形等后遗症,故无外科治疗的指征。

七、预防及预后

预防的关键在于控制上呼吸道感染，并提高机体的免疫力。初次治愈后预防复发是非常重要的，因为多次反复感染可加重心脏损害。所有患者在治愈后最初 5 年内或 18 岁以前都必须进行预防性治疗。常用药物仍为长效青霉素，12 万 U/月。

单纯风湿性关节炎预后良好，不遗留关节畸形。风湿热最严重的问题是合并心肌炎，且与初次发病后的复发情况有关，复发次数越多，瓣膜病变的机会越多，受累的程度越重，预后也就越差。

第六节　类风湿关节炎

类风湿关节炎（RA）是一种以慢性多关节炎症为主要表现的全身性自身免疫性疾病，主要侵犯关节的滑膜，从而引起关节软骨、周围韧带及骨质的破坏，最终导致关节畸形、功能障碍。同时，RA 也可侵蚀关节外的其他器官、组织，如心、肺、肾、动脉、神经、眼等，引起相应的病变。1800 年，Beavai 对类风湿关节炎的描述，被认为是人类首次对 RA 进行的较全面的描述。1859 年，Garrod 将这种疾病正式称为类风湿关节炎。1904 年 Strangoways 对 RA 的病理学研究及 1912 年 Billings 对类风湿因子的研究，奠定了现代类风湿学的基础。

经过几代人对 RA 的探索和研究，目前认为 RA 的基本病理是滑膜炎，它所表现出的炎性反应和组织破坏代表了关节局部免疫反应的过程。当 RA 的易感者受到目前尚不清楚的病因侵蚀时，被激活的滑膜淋巴细胞所产生的相应抗体及其抗原结合成免疫复合物，沉积于滑膜，在补体的参与下激活一系列炎性介质，包括前列腺素的合成和各种炎性细胞的浸润，使滑膜血管渗透性增加，关节腔积液，临床表现为关节肿痛。滑膜中的巨噬细胞和淋巴细胞在抗原不断刺激下增殖并分泌多种细胞因子。它们介导关节软骨及骨质的损害，造成关节强直、畸形和功能的丧失。

一、流行病学

RA 是一个世界性的疾病，无论是经济发达的城市还是贫困落后的农村，无论任何人种，都有发生。RA 在发达国家的发生率为 0.5%～1%，平均为 0.8%。我国流行病学调查为 0.29%，以东北、华北地区为多。过去几十年来，RA 的发病率并无明显变化，但在发达国家中，该病的危害有所降低。

女性的发病率约为男性的 2～3 倍，70 岁以前发病率随年龄的增长而增长，可能是随着年龄的增长，体内的致病危险因素也随之增长，从而最终出现临床症状。

国外的流行病学资料显示，本病在受教育程度较低和收入水平较低的人群中的发病率及病死率均较高。

　　早在 1948 年,已有流行病学家提出血清中 RF 与 RA 的密切联系,近年来的研究更加证实这一点。研究表明,人类白细胞抗原(HLA)-DR4 的某些亚型与 RA 的发病有关,在 Felty 患者中,有 95% HLA-DR4 阳性。

　　RA 的发病率因地区的差异而有所不同,说明特殊的基因和环境影响 RA 的发生、发展。

　　国外有资料显示妊娠和口服避孕药可减轻患者的症状,甚至可以防止发病。

　　统计分析表明,RA 与痛风之间存在明显的负相关,这与高尿酸状态可能具有的抗炎作用有关。RA 在精神病患者中的发病少见。

二、病因及发病机制

　　RA 的病因迄今不明。据流行病学调查,内分泌、代谢、营养以及地理、职业及精神社会因素等,可能影响疾病的进程,但不是 RA 的直接原因。目前较公认的观点是,RA 为多种因素诱发遗传易感机体的自身免疫反应而产生的疾病。

　　微生物感染亦与本病的发生有密切的联系。如约 65%～93% 的 TA 患者血清中可检到 EB 病毒核心抗体,而患者体内培养的 B 淋巴细胞,经 EB 病毒转化后可产生 RF。其他还有Ⅰ型人类 T 细胞白血病病毒、疱疹病毒、风疹病毒、细小病毒、支原体、结核杆菌及奇异变形杆菌等。目前认为某些微生物对 RA 易感者的高免疫反应,与发病有关。

　　RA 有遗传趋向,同卵双生子共同患病率为 34%,而异卵双生子为 3%。有 RA 史的家族成员发病率高于对照组的 2～10 倍。

　　近年来发现,RA 与人类白细胞抗原 HLA-DR4 的某些亚型有密切的相关性,尤其是严重的 RA 病例,其相关性更为显著。

　　RA 属于自身免疫性疾病目前已获公认。但在早期阶段这种自身免疫反应的过程仍不清楚。有多种学说阐述发病机制,其中以分子模拟学说、局部组织的 MHCⅡ类分子过度表达学说较为流行。

三、病理

　　滑膜炎症是 RA 最早期的病理变化。正常滑膜光亮,半透明。其表面常可见微血管。镜下可见很薄的滑膜衬里层(通常为 1～2 层),常包含脂肪或轻度肥大的滑膜细胞。而 RA 患者的滑膜浑浊,并可见表面颗粒。早期即可见滑膜衬里细胞的增厚。镜下见滑膜下间质层大量炎性细胞浸润,主要为 T 淋巴细胞聚集于血管周围,形成淋巴小结;B 淋巴细胞较少,集中于淋巴滤泡中央,周围分布大量浆细胞和散在的巨噬细胞。急性期内还可见大量的中性粒细胞。

　　新生的血管和增生的滑膜细胞使滑膜进一步增厚,并形成小绒毛状突起伸向关节腔,滑膜内新生肉芽组织侵入软骨边缘部,形成血管翳。血管翳是一薄层肉芽组织,呈水肿样透明,血管网清晰可见,主要由巨噬细胞和成纤维样细胞组成。常发生于滑膜与软骨或骨的交界处,呈侵袭性生长,由边缘向中心发展。在膝关节,血管翳还可侵及半月板、交叉韧带等。血管翳中的炎性细胞分泌各种胶原酶、蛋白水解酶、细胞坏死因子以及其他炎症介质,分解软骨组织内的胶原、蛋白多糖的多种基质成分，导致软骨细胞死亡。肉眼可见软骨逐渐浑浊，不透明，萎缩变薄。血管翳如侵入软骨下骨，可使骨小梁囊性变，骨端吸收，软骨面失去依托，从而进一步加重软骨破坏。晚期，肉芽组织和血管翳等被修复性的纤维组织和瘢痕所取代，使关节挛缩，造成关节畸形。

RA 表现为多脏器损害，病变范围极其广泛。类风湿结节是 RA 最常见的关节外表现，大 20％～20％的患者有皮下结节，多见于关节周围。结节大小由数毫米到 3～4cm，呈灰白色，其中心为黄色的坏死灶，外面包围着"栏栅样"的单核细胞，呈典型的类风湿肉芽肿改变。血管炎也是常见的 RA 关节外表现之一，主要累及各种动脉。病理特征为血管壁的纤维素样坏死，可伴有血栓形成，引起相应组织的梗死。病变累及心脏时心肌和心内膜可有类风湿肉芽肿形成，炎性细胞浸润导致心肌纤维化。纤维素性心外膜炎导致心外膜增厚甚至心包粘连。肺部亦可见类风湿肉芽肿、肺间质纤维化、纤维素性胸膜炎及胸膜粘连等改变。

四、临床表现

RA 的临床过程很不一致，从轻微短暂的少数关节疾病，到不断发展的破坏性关节炎，并伴有全身表现，变化范围很大，病程很难预料，有些可自行缓解，而另一些病变持续发展，出现畸形，生活不能自理。

因 RA 的基本病变是滑膜炎症，所以主要累及有滑膜覆盖的可活动关节，而脊柱诸关节中除颈椎寰枢关节外，很少有滑膜，故很少受累，病变常呈对称性。常见的受累关节依次为手、腕、膝、肘、足、肩、髋，颈椎的寰枢关节、下颌关节亦可受累，而其他脊柱关节和骶髂关节少见。因此，根据关节分布特点可与其他疾病相鉴别。

55％～70％的患者有通常持续数周至数月的隐匿发病，在出现关节症状之前有疲乏、全身不适、肌肉酸痛等非特异性的主诉，后出现多关节疼痛、肿胀，在发病早期常难以诊断，尤其对早期出现单关节或少关节病变者，应提高警惕。急性或爆发型发病者，占 8％～15％，常有明显诱因，表现为突发高热，全身与关节症状十分明显，有时要与急性感染相鉴别。介于上述两者之间的中间型，占 15％～20％，兼有两型之特点。

1.关节症状 手指小关节的晨僵常出现在关节疼痛之前而成为关节的最早的症状，持续时间常超过 1 小时，可能与睡眠期间滑膜充血水肿有关，活动后通过淋巴管和小静脉的回流吸收而缓解。部分骨性关节炎患者虽也有晨僵现象，但持续时间较短，通常不超过 30 分钟。晨僵是判断全身炎症程度的一个很好的指标，RA 病情缓解，晨僵持续时间短，反之则长。晨僵和关节疼痛也可进一步发生在其他关节，但与风湿热不同，不会因其他关节的发展而使原发关节的症状消失。邻近关节的肌肉萎缩也是早期变化之一，主要是因疼痛而引起的废用性改变。关节内滑膜肥厚、肿胀，关节腔积液增多，引起关节梭性肿胀，并出现关节局部皮温增高。随着病变的进一步发展，持续的滑膜肥厚和关节腔积液导致关节囊和韧带机械性扩张，造成松弛与薄弱，软骨破坏致使部分关节间隙狭窄，从而进一步加剧关节囊或韧带松弛。病变侵蚀到肌腱、韧带时，引起肌腱粘连、断裂、滑脱，致使关节周围力量不平衡加上晚期关节囊的纤维化和瘢痕形成，最终导致关节脱位、挛缩和畸形。这一过程因病程的长短，治疗及康复锻炼的情况而异。

(1)手和腕关节:RA 早期累及近节指间关节(PIP)、掌指关节(MCP)和腕关节,末节指间关节(DIP)很少受损。表现为近节指间关节梭形改变,掌指关节肿胀、疼痛,晚期可出现掌指关节半脱位而使掌骨头突出。当病变侵及伸肌腱,可使其松弛,出现"锤状指"。尺侧腕伸肌萎缩导致手指代偿性的尺偏。有一半的患者拇指受累出现掌指关节屈曲,指间关节过伸,表现为Z 字形畸形;病变累及骨间肌时,出现近节指间关节过伸,远端指间关节屈曲的"鹅颈"畸形;伸肌腱中央部撕裂,致伸肌腱向掌侧移位,使近端指间关节固定屈曲位远端指间关节固定于过伸位,表现为"纽扣指"畸形。

腕关节及手的伸肌腱受累时,导致下尺桡关节向背侧脱位严重者出现"琴键征"。随着下尺桡关节掌、背侧韧带和关节盘的破坏,腕关节稳定性破坏,出现尺骨远端背侧脱位,腕关节桡偏畸形,与手指尺偏畸形一道,形成手腕部"之"形畸形。

腕部的滑膜肿胀,腕横韧带增生使腕管容积相应变小,正中神经受压而产生"腕管综合征"出现相应症状。

(2)肘关节:肘关节位置表浅,关节腔积液、滑膜肿胀时较易发现。但由于肩关节和腕关节的代偿作用患者不易察觉肘关节的屈曲挛缩。滑膜肿胀及炎性反应也可造成尺神经在肘部受卡压,主要表现为手部症状,而为患者所忽视。严重病例可产生肘关节半脱位。

(3)肩关节:与肘关节相反,肩关节被诸多肌肉包绕,因此,肩关节受累的早期不易被发现。但因日常生活对肩关节活动范围要求不高,出现肩部活动受限时又易与"肩周炎"混淆。因此早期极易漏检。随着病变发展,可出现肩关节囊的肌腱撕裂,引起肱骨头半脱位,肩关节外展受限。病变累及肩锁关节时,还可能出现肩关节的不稳定。

(4)足和踝:属于负重关节,是 RA 最早侵犯的关节之一。这类关节病变引起的临床症状远较上肢非负重关节严重。足踝部 RA 好发于跖趾关节(MTP)、距舟关节和踝关节。MTP关节炎造成近节趾骨基底部向跖骨背侧脱位或半脱位。距舟关节 RA 不仅造成关节破坏,同时引起周围肌肉痉挛,出现特征性的足外翻、旋前畸形。RA 早期常不累及踝关节,但踝关节受累后可引起严重的症状,如可发生距骨塌陷,导致踝关节活动严重受限。局部滑膜炎症可压迫胫后神经引起跗管综合征,出现足底麻木、烧灼痛和感觉异常,站立、行走时加重。

(5)膝关节:由于膝关节是人体最大的关节,滑膜占全身滑膜的一半,又是负重关节,因此是最常受累、致残的关节之一。大约 10%患者以膝关节为首发部位,有 1/3 患者疾病早期即有膝关节受累症状,90%以上患者最终均累及膝关节。滑膜肥厚、关节积液使得病变关节明显肿胀,关节内压力增加,部分病例可因关节液进入腘窝间隙而继发腘窝囊肿。症状主要为关节僵硬、肿胀、疼痛、行走和坐起困难。早期少见骨侵蚀性病变,晚期可发生关节严重破坏,关节间隙狭窄,侧副韧带相对松弛,产生关节不稳定。当一侧的软骨面和软骨下骨质严重破坏时,可发生内外翻畸形,一般以膝外翻畸形较为多见。股四头肌可在病变数周后发生萎缩,影响伸膝功能,加之患者为减轻疼痛多置患膝于屈膝位,这更加速了固定性膝屈曲挛缩畸形的发生,严重者固定性屈曲挛缩可超过 90°。RA 膝关节不仅屈曲、外翻,而且多有外旋畸形,其周围软组织也呈不同程度的挛缩状态。

(6)髋关节:由于髋关节解剖位置较深,早期关节肿胀、压痛等症状不易发现。患者主诉为髋关节活动受限及活动或负重时疼痛。晚期患肢出现屈曲、外旋、外展畸形,此时 Thomas 征阳性。严重者由于骨盆严重骨质疏松、髋臼变薄,可有股骨头中心型脱位(Otto 骨盆)。

(7)颈椎:由于在脊柱诸关节中,滑膜衬里仅见于颈椎,因此,受累亦主要限于颈椎。在早期约 25% 可发现颈椎病变,晚期则可高达 60%~70%。颈部疼痛、僵硬、颈椎生理前凸消失是早期最主要临床症状,病变进一步发展可产生基底动脉供血不足脊髓压迫等症状。当寰枢椎受累时,病变侵蚀寰椎横韧带,使寰枢椎的稳定性受到影响,引起寰枢关节半脱位。RA 患者如需手术治疗而行全麻时,应对气管插管可能加重的寰枢椎脱位给予足够重视。

2.关节外表现　RA 关节病变只可能致残,而关节外病变及其并发症则可致死。据统计,RA 的死亡原因分别是感染、心血管和肾脏疾病。伴有关节外病变的患者多存在 RF 阳性、HLA-DR4 和 CRP 阳性。

(1)类风湿结节:20%~35% 的患者出现皮下结节,常发生在几乎都伴有 RF 阳性。与严重关节破坏,多见于疾病晚期和有全身症状者。好发于伸肌表面,如鹰嘴部、尺骨近端,偶见于脊柱、头部、足跟部。它可以是形状不规则、质软、可移动的团块,也可以是坚硬地附着在骨膜上。临床可被误诊为痛风石、皮脂腺囊肿或黄色瘤。另有一种深部结节发生于多种内脏组织中,引起不同症状,可在尸检中发现。

(2)血管炎:血管炎的发病率约占 RA 患者的 25%,是 RA 的基本病变之一。90% 具有血管炎表现的患者 RF 为阳性,是病变严重的表现。主要累及病变组织的动脉,病理改变为坏死性血管炎。可能是与循环免疫复合物形成及补体激活有关。因侵犯不同组织的动脉而表现出相应的症状。如侵犯心脏出现动脉粥样硬化性心血管病;侵犯肝脾,可引起 Felty 综合征;侵犯肾脏时可致肾功能改变;侵犯肢体末端动脉,可出现末梢坏疽或溃疡。

(3)心脏表现:RA 侵犯心包时引起心包积液,心包肥厚严重者可有心脏压塞和心包缩窄,导致死亡。RA 还可侵犯心脏瓣膜,引起心瓣膜病。而心肌炎的发生较少见,可能与血管炎有关。

(4)肺部表现:RA 累及胸膜、肺血管和肺间质时,出现肺部症状。表现为胸膜炎、胸腔积液、肺内类风湿结节、肺动脉高压,最终导致肺间质性纤维化。患者常有进行性呼吸困难,胸廓活动受限,肺功能检查提示肺组织顺应性降低和通气受限。

(5)肾脏表现:RA 累及肾小球和肾小管,引起相应病变,也可能由药物的毒不良反应出现肾功能损害。严重的 RA 患者常发生淀粉样变,预后较差,是 RA 患者的死亡原因之一。

(6)神经系统表现:RA 侵犯周围神经的滋养血管,免疫复合物沉积导致多发性周围神经病,出现相应的感觉、运动障碍。也可由外周神经直接受嵌压引起,如腕管综合征等。另外,RA 病变还可侵及颈椎滑膜,引起颈椎脱位压迫脊髓,出现中枢神经症状。

(7)眼部表现:最常见为角膜和结膜病变,常表现为少泪、干燥、眼内"磨砂"感、发红、但视力正常。当累及巩膜时,可出现黄色类风湿结节,严重时可出现"穿透性巩膜软化"。

(8)血液系统表现:患者常出现贫血,一般属于慢性疾病性贫血,也可由铁代谢异常引起。常为轻、中度贫血。少数患者可合并自身免疫性溶血性贫血。Felty 综合征见于慢性 RA,几乎完全限于 RF 阳性患者,95% 为 HLA-DR4 阳性,表现为脾大、淋巴结肿大、贫血、血小板减少及选择性中性粒细胞减少,关节病变严重。

五、实验室检查

1.类风湿因子：RF 是抗 IgG 分子 Fc 片断上抗原决定簇的特异抗体。虽然约 85％RA 患者血清中可检出 RF 因子，但 RF 阳性对 RA 不具有特异性。除 RA 外，RF 阳性还可见于其他多种疾病患者，如干燥综合征、系统性红斑狼疮等风湿性疾病。另外，感染性疾病，如肝炎、结核、麻风、锥虫病等，一般 RF 阳性的 RA 患者多伴有严重活动性关节疾病，存在类风湿结节和全身合并症。

2.血沉、C 反应蛋白：血沉在 RA 中多见增高。虽缺乏特异性，但却是判断疾病活动程度的简单而可靠的方法。C 反应蛋白是急性期反应物之一，同样可用于检测炎症程度。有人认为它较血沉更为敏感。

3.HLA-DR4 临床发现，HLA-DR4 阳性，约占全部 RA 患者的 47％，相对危险率为 2.7，与 RA 疾病直接相关。这种患者不仅病程难以控制，而且常伴有严重关节外病变，预后较差。

4.其他实验室检查：可有贫血、高丙种球蛋白血症、低补体血症、血小板增多症及嗜酸细胞增多现象，但这些异常多出现在严重 RA 患者。

5.关节液检查：滑液浑浊，黏性降低，通常白细胞含量为 $(3\sim5)\times10^9$/L。多形核白细胞占绝大多数，但在疾病早期，半数以上为淋巴细胞和其他单核细胞。涂片可见到白细胞胞质内涵物。滑液中补体含量常常低于血清补体的 30％，没有结晶。

六、影像学检查

虽然 RA 早期常缺乏特异性的影像学特点，但是，如果把病史、各种症状和体征、好发部位、实验室检查和影像学结果综合到一起，则能够做出相当可靠的诊断。到晚期，可出现本病特征性的关节畸形，此时仅根据影像学检查，即可做出可靠的诊断。对受累关节的影像学检查，不单纯是为了诊断，还可用作判断疾病严重程度、进展分期和选择手术治疗方法。

从 1949 年起，美国风湿病学会（ARA）依据 X 线检查，结合临床表现，对类风湿关节炎的进展分期，至今仍然作为评价标准，并得到全球的普遍认可，见表 6-6-1。

表 6-6-1　类风湿关节炎进展的分类

Ⅰ期：早期

1.X 线检查无破坏性改变 *

2.可见骨质疏松的 X 线证据

Ⅱ期：中期

1.骨质疏松的 X 线证据，有或没有轻度的软骨下骨质破坏，可有轻度的软骨破坏 *

2.可见关节活动受限，但无关节畸形 *

3.邻近肌肉萎缩

续表

4.有关节外软组织病损,如结节和腱鞘炎

Ⅲ期:严重期

1.骨质疏松加上软骨或骨质破坏的 X 线证据 *

2.关节畸形,如半脱位、尺侧偏斜,或过度伸展,无纤维性或骨性强直 *

3.广泛的肌萎缩

4.有关节外软组织病损,如结节或腱鞘炎

Ⅳ期:末期

1.纤维性或骨性强直 *

2.Ⅲ期标准内各条

注:* 处于任何一特定期的患者必须具备的分类条件。

RA 的 X 线征象与其病理变化密不可分。早期关节内积液,周围软组织肿胀,X 线表现为关节间隙变宽,并可出现骨质疏松,此时通常为Ⅰ期。当病变进一步发展,滑膜折返部血管翳破坏关节边缘部,进而破坏缘软骨或直接破坏无软骨覆盖区时出现边缘性骨侵蚀;血管翳破坏软骨等时,关节间隙变窄;血管翳破坏软骨下骨质时,关节面骨侵蚀及关节面下骨"囊肿"形成,此时的 X 现表现为Ⅱ期。当关节囊纤维收缩,韧带松弛,肌肉痉挛或收缩 X 线片表现为关节变形、半脱位、脱位。此时的 X 线片表现为Ⅲ期。最终发展到纤维性、骨性强直时为Ⅳ期。

小关节如掌指、指间关节是 RA 最先累及的部位。手部的 X 线表现,特别是掌指关节和腕关节的骨质侵蚀破坏,在 RA 疾病早期诊断与疗效监测中占有十分重要的地位。1987 年,美国风湿病协会将其列为 RA 诊断标准之一。手部 RA 骨侵蚀最早多发生在掌指关节,第 2、3 掌骨头的桡掌侧;有时也出现在近节指间关节的两侧、尺骨茎突及下尺桡关节等处。随着病变进展,手、腕关节可出现多种特征性的关节脱位和畸形,如指间关节的纽扣指畸形、鹅颈畸形、近节指骨掌侧半脱位等。异常疏松的骨组织在外界应力持续作用下,可出现压力性骨侵蚀,X 线片上表现为腕骨塌陷。也有人认为足的影像学检查更为敏感,尤其第 4、5 跖趾关节的侵蚀性改变,RA 早期即可发生。

计算机断层扫描(CT)、磁共振(MRI)以其高分辨率的优点,在检查肌肉骨骼系统,特别在脊柱、肌肉韧带等软组织成像方面具有常规 X 线检查无法比拟的优越性。如 MRI 和 CT 能直接观察到齿状突骨侵蚀、关节早期移位、颈椎脊髓受压等情况,MRI 也可较好的显现滑膜炎症和软骨病变程度。

七、诊断与鉴别诊断

RF、HLA-DR4、IgG 等对 RA 的诊断及病情的判断都有很大的帮助,近年来有报告抗 RA33 抗体、抗鼠食管角质层抗体(AKA)、抗核周抗体(APF)等有助于 RA 的早期诊断。所有这些对 RA 的诊断都不具有特异性。RA 的诊断主要以临床表现为基础,结合实验室和影像学检查的结果,综合评估,才能做出正确的诊断。

美国风湿病学会（ARA）经过流行病学的研究制定了数套 RA 的分类标准，最新的标准在 1988 年正式推出，以取代 1958 年标准。1958 年的标准将 RA 分为"典型"RA、"肯定"RA、"可能"RA。此标准 30 年来为全世界广泛采用，许多临床医师发现无法区分"肯定"RA 和"典型"RA，而所谓的"可能"RA 往往被证实为其他疾病。1988 年标准如下（符合四项以上者即可诊断）：

(1)晨僵至少 1 小时(≥6 周)。

(2)3 个或 3 个以上的关节肿胀(≥6 周)。

(3)腕、掌指关节或近端指间关节肿胀(≥6 周)。

(4)对称性关节肿胀(≥6 周)。

(5)手的 X 线片具有典型 RA 改变而且必需包括糜烂和明确的骨质脱钙。

(6)类风湿结节。

(7)类风湿因子阳性(所用方法在正常人群中的阳性率不超过 5%)。

国外报告此标准敏感性为 91%～94%，特异性为 89%。国内协和医院报告敏感性为 91%，特异性 88%。

RA 在晚期出现特征性表现和畸形时容易诊断，但疾病早期要与多种疾病相鉴别。骨性关节炎、痛风、假性痛风、Lyme 病、系统性红斑狼疮及系统性硬化症是易与 RA 混淆的疾病。而且全身性疾病如结节病、炎性肠病、Whipple 病、淀粉样变、慢性感染及恶性肿瘤都可能与 RA 类似。因此，对所有出现关节症状的患者都应进行完整系统检查，并做必要的辅助化验和影像学分析。

RA 功能评估也是诊断的重要内容，美国风湿病协会将 RA 患者分为Ⅳ级：

Ⅰ级：功能状态完好，能完成日常的任务而无困难。

Ⅱ级：能从事正常活动，但有 1 个或多个关节活动受限或不适。

Ⅲ级：只能胜任一小部分或完全不能胜任一般职业性任务或自理生活。

Ⅳ级：大部分或完全丧失能力，患者需卧床或依靠轮椅，很少或不能自理生活。

八、治疗

在人类发现 RA 的 200 多年来，随着对 RA 这种疾病认识的不断深入，治疗 RA 的方法和药物也在不断进步，但由于对 RA 的病因、病理尚未完全被认识，对此病目前尚无特效的治疗药物。其治疗目的是减轻患者的痛苦、控制病情的发展、改善功能、提高患者生活质量。此病也没有固定的治疗方案，要针对患者的不同情况，确定不同的治疗方案。何时制动，何时进行功能锻炼，如何进行功能锻炼，使用何种药物，何时用药，是否需要手术治疗，选择哪种手术方案、术后康复方案及功能锻炼方案，这些问题都需要内科医师、骨科医师、康复工作者共同协作，才能最大限度地控制疾病的发展，减少病残率。同时还要取得患者和家属的配合和支持。对 RA 的治疗大体上可分为保守（非手术）疗法和外科治疗两类。

（一）保守治疗

1.对患者的心理辅导　许多 RA 患者由于长期患病而心理承受力差，情绪不稳定，意志薄弱,有负罪感等"类风湿人格"的表现。因此,一方面要让患者对疾病有一个全面的了解,减轻患者的心理负担,消除对疾病的恐惧感,使患者树立与疾病斗争并战胜疾病的信心。另一方面,要让患者参与制订治疗方案,对治疗中可能出现的问题如药物治疗的毒不良反应,外科手术治疗后的康复的困难性有一个充分的心理准备。

2.饮食治疗 目前尚无充分的证据说明控制饮食是否能改变 RA 的病程,但饮食治疗至少可以作为一种能缓解患者症状的辅助治疗。应避免可能加重疾病的食物,如红色肉类、奶制品、蛋白等。而补充对缓解症状有益的食物,如鱼油、维生素、藻类、微量元素硒等。

3.锻炼与理疗 理疗的目的在于改善和恢复肌力;尽可能地使关节保持在伸直位;保持关节的活动。要取得良好的理疗效果,专业人员必须为患者提供一个有效而又可行的康复计划,并辅以热疗、休息和各种小夹板固定。物理疗法必须因人而异,在滑膜炎的急性期,因以休息为主,避免过度锻炼,但亦宜行适当的主动活动,以维持肌力和关节的活动。

在炎症活动期,适当的卧床休息结合全面主动运动的锻炼,对维持和改进关节、肌肉功能,防止因长期卧床休息所造成的不良反应有一定好处。休息时间视病情而定。活动期患者需要完全卧床休息。某些患者持重关节受累即使不是活动期,也需要休息一定的时间。关节处于急性炎症渗出期除卧床休息外,尚须用各种类型夹板作短期固定,一般不超过 3 周。不论是否用夹板固定,每日均应在床上进行关节训练。对炎症静止期患者,应逐渐转为以运动为主的锻炼,主、被动加大关节活动范围,必要时做牵引。物理治疗一般在关节炎的慢性期进行,急性炎症期渗出明显,有发热等情况,不宜使用,以免加重炎症。选用适当的自助具、支具,可使许多RA 患者得以进行日常生活所必需的活动。

4.药物治疗 RA 的基本病理是滑膜炎,它所表现出的炎性反应和组织破坏代表了关节局部免疫反应的过程。当 RA 的易感者受到目前尚不清楚的病因侵蚀时,被激活的滑膜淋巴细胞所产生的相应抗体及其抗原结合成免疫复合物,沉积于滑膜,在补体的参与下激活一系列炎性介质,包括前列腺素的合成和各种炎性细胞的浸润,使滑膜血管渗透性增加,关节腔积液。临床表现为关节肿痛。滑膜中的巨噬细胞和淋巴细胞在抗原不断刺激下增殖并分泌多种细胞因子,如 IL-1、TNF、IL-6 等,它们介导关节软骨及骨质的损害,造成关节强直、畸形和功能的丧失。因此,体液免疫和细胞免疫异常在 RA 的发生和发展中都起着关键性作用。

治疗 RA 药物主要有一线药物[包括水杨酸类和其他非甾体类抗炎药(NSAIDs)]、改变病情的抗风湿药(DMARD)和激素三大类。

(1)一线药物:主要通过抑制环氧化酶,削弱炎性介质前列腺素的合成,从而起到消炎止痛的作用。此类药物对疾病本身并无作用,但可以有效的控制炎性反应,减轻患者的症状,改善关节功能。具有用药简单、安全的特点,易为患者接收。因此,目前应用较为广泛。主要的不良反应亦是由于前列腺素合成受到影响而致,表现为胃肠道黏膜损伤、肾毒性及出血倾向。临床选择药物时一定要强调个体化。阿司匹林作为抗炎药物已使用近百年,20 世纪 60 年代以来,出现了许多新型的抗炎药,如吲哚类的吲哚美辛(消炎痛)、舒林酸(奇诺力)和优妥,丙酸类的布洛芬及其缓释剂布洛芬(芬必得),苯乙酸类的双氯芬酸(扶他林)等这些新药的疗效普遍优于阿司匹林。为了预防和减少 NSAIDs 对胃肠的刺激,目前,国外推荐使用 NSAIDs 时并用前列腺素 E_1 类似物,或使用含有 NSAIDs 与前列腺素 E_1 的复合剂。这一类药物有奥湿克、napratec 等。

RA 早期一般可给予长效药物,而对病程较长、病情重、老年人及肾功能不全的患者应当选用半衰期短的药物,如齐诺力等。既往有胃肠道病史者用药更应慎重。因这类药物可引起出血倾向,对于须手术治疗的 RA 患者,原则上术前两周应停用,以减少术中、术后出血。

(2)改变病情的抗风湿药:被认为可影响向 RA 免疫病理过程,抑制或减少血管翳对关节软骨的腐蚀破坏,使病情进程减慢或活动性减轻,从而也减轻炎性症状。主要包括抗疟药、青霉胺、金诺芬、柳氮磺吡啶、雷公藤、甲氨蝶呤(MTX)、环磷酰胺等。这类药物从应用到出现临床疗效,大多需长达数月的时间。各药的药理作用尚不完全清楚。这类药物有明显的不良反应,偶尔可以致命。既往常作为二线药物使用,近年来,多主张在早期,患者尚未发生骨侵蚀或关节破坏时即开始应用,以控制软骨病变的加重。如无特殊禁忌,希望在 6～8 周内控制病情,金诺芬和 MTX 是最常用选择。至于 MTX 剂量,多数学者倾向于使用低剂量,5～10mg,每周1 次,口服或注射。一般在用药 3～12 周即可起效。

(3)激素:为效果最迅速的短时抗炎药物。到目前为止,还没有哪一类药物在控制 RA 炎症上能与激素媲美。然而多年来,人们普遍不愿用以常规治疗 RA。主要原因是其长期使用产生的毒不良反应超过其治疗作用。而且,当疾病处于活动期,停药后会出现严重的反跳现象。现激素主要应用于严重威胁生命的 RA 并发症——血管炎;在等待慢作用药发挥疗效期间。泼尼松剂量不应超过 7.5mg/d,除非具有严重系统性类风湿表现如脉管炎、胸膜炎或心包炎的患者。使用激素的禁忌证包括消化性溃疡、高血压、未经治疗的感染、糖尿病和青光眼。

对滑膜炎症状较重、受累关节少、全身治疗有禁忌的患者,可行关节内皮质类固醇注射治疗。剂型以长效者为好。常用注射剂量视关节大小而异,美国风湿病学会提出的参考剂量为:手、足小关节,2.5～15mg 泼尼松龙混悬液或其相当的药物;中等大小关节如腕、肘,10～25mg;髋、膝、踝和肩关节,20～50mg。为取得最佳效果,必要时可加大剂量。注射之间隔时间越长越好,对负重关节,间隔时间至少应有 6～12 周。

RA 药物治疗方案多种多样。有所谓经典的"金字塔"模式,也有其他所谓的"倒金字塔""下台阶""波浪式"或"锯齿"等模式。考虑到 RA 的病情长短和病情发展的严重程度差别很大而且不易预测,临床治疗方案的确定必须根据患者的具体情况,积极主动,因人而异,达到治疗目的,避免毒副反应。

RA 药物治疗的传统疗法是金字塔式方案,即在发病初期予以阿司匹林或其他非甾体类药物,对无效或有严重并发症的患者可改用慢作用抗风湿药物(SAARD),包括改变病情药、二线药、免疫抑制剂、细胞毒药物,最后加用细胞毒药物。此种方法虽顺应 RA 病变的发展趋势,避免了 SAARD 许多不良反应。但近年来的研究表明,由于 RA 滑膜炎在最初 2 年间进展很明显,有一半的关节骨破坏在此期出现,如按传统的金字塔法治疗,大部分关节会出现不可逆的损害,造成功能障碍。因此,20 世纪 90 年代以来,在治疗 RA 时采用了更积极的方案以改善其预后。

1989 年,Wilske 提出了"下台阶"方案,其特点是起病初期就应用小剂量泼尼松以控制其急性炎性,并很快地继以几种药物的联合应用,包括 NSAIDs 及一种以上的 SAARD。这样的联合治疗使作用机制不同的药物最大程度地各自发挥其作用,尽早控制关节炎,防止骨破坏。

1990 年，FRIESFries 又提出了锯齿形模式，及所使用的改善病情药（DMARDs），一旦失效或病情有加重及换用其他 DMARDs，使病情再次缓解。Wilske 和 Fries 的治疗方案与传统方法的不同是早期加用 DMARDs。临床经验表明，为取得较好的疗效，应该在早期骨软骨尚未破坏前使用 SAARDs，对一些病情可能会迅速进展的患者甚至应采取 SAARDs 的联合治疗。

早期判断 RA 的病情、进展，从而早期及时治疗，对预后很有意义。从临床表现来看，受累的关节数目与病情的严重程度是成正相关的，对称性、多个小关节受损的患者预后较少数或单个大关节受损者为差；有关节外表现如皮下结节、肺间质病变及干燥综合征者预后差。实验室的检测如 C 反应蛋白明显增高、类风湿因子呈高滴度也是反应 RA 病情活动和进展的指标。近年来国内外的研究表明，RA 的遗传基因能早期提供预后信息。C 反应蛋白的数值、类风湿因子的滴度、HLA-DR4 都对 RA 预后的预测有很大的帮助，具有这些指标者因及早应用 SAARDs。

SAARDs 联合治疗可利用药物的协同作用，减少药物用量，从而相应地减少药物的不良反应。另外，某些药物还可以降低另一些药物的毒不良反应，如羟氯喹可减轻 MTX 的肝脏损害。运用 SAARDs 治疗 RA 时，应注意定期检查血、尿常规，肝、肾功能等。

考虑到 RA 的病情长短和病情发展的严重程度差别很大而且不易预测，临床治疗方案的确定必须根据患者的具体情况，积极主动，因人而异，达到治疗目的，避免毒副反应。

（二）外科治疗

对通过外科手段治疗 RA 是否有意义，曾有许多不同的看法。近几十年来，随着科学技术的突飞猛进，设计更合理、材料更先进的人工关节器械和假体不断涌现，关节镜技术也日益成熟，同时经过临床外科医生的不断努力和实践，手术方法和技巧也不断改进，使手术创伤减少，手术时间缩短，手术并发症得到充分的认识和较好的控制。加上术后康复的积极配合，使外科手术治疗关节病变的效果得到了明显提高，RA 的外科治疗也逐渐被广大内外科医生和患者所接受，使外科治疗成为 RA 治疗中的重要组成部分。

在欧美等发达国家，从 20 世纪 60 年代以后，相继建立了专门检查、治疗和研究 RA 疾病的关节炎科或关节炎中心。由内科、骨科、眼科、理疗、体疗及基础研究的各种专门人才相结合，并将 RA 的治疗提高到一个新的水平。芬兰是世界上最早成立风湿病医院并开展内、外科结合治疗 RA 的国家。以 Heinola 风湿基础医院为例，每年进行外科治疗的病例不少于 1000例。1976 年，Marmor 医师总结了 1629 例手术病例，无 1 例因手术死亡。因此，他们认为，手术治疗的危险性甚至比某些药物治疗的危险性还小。

作者通过 10 年的 RA 外科临床实践，基本上同意上述观点，对于 RA 这样的顽固性疾病，单纯依靠药物和其他支持疗法，不可能对所有的患者都取得令人满意的治疗效果。对经严格的内科保守治疗半年以上无效，且出现以滑膜增生为主的严重关节病变者，应尽早进行滑膜切除，以打断关节病变的恶性循环。这样不仅避免了病变关节软骨的进一步破坏，还能使全身用药发挥更明显的作用。对于 RA 进展和功能分类第Ⅲ期（严重期）和Ⅳ期（末期）的患者，药物和其他疗法基本上作用甚微，矫形外科通过关节成形、关节重建，使患者部分或全部恢复关节功能，改善或增加患者生活自理能力。

1.RA 术前评估与处理　按矫形外科医师的观点，除骨肿瘤和创伤骨折之外，一般的矫形外科手术，均应该通过充分术前准备，使患者处在最佳状态后再施行手术治疗，以期获得最好的手术疗效。而对 RA 患者的手术不同于一般矫形外科手术。RA 是一种全身性的免疫系统疾病，病程长，患者全身情况较差，绝大多数患者经过内科保守治疗，仍无法达到一般矫形外科医师所要求的最佳状态，手术风险要大于普通患者。因此，对于拟行手术治疗的 RA 患者，术前必须作认真细致的准备工作，作者曾对 300 例接受各种治疗的 RA 患者进行分析研究，认为术前应注意以下几个方面：

（1）调整患者的心理状态：RA 患者由于长期患病，造成精神和心理上的巨大压力。尤其是伴有严重关节功能障碍者，长期卧床丧失生活自理能力，与外界隔绝的患者情绪消沉，对生活失去信心，甚至绝望，表现为"类风湿人格"。临床医生对此必须有充分的认识。术前利用一定的时间与患者谈心，以及通过图片、信件、暗示、与其他术后患者的交流等增加患者的信心，消除疑虑，使患者积极配合治疗。同时使患者理解这种全身免疫性疾病，单纯依靠手术不可能解决全部问题，术后需要艰苦的功能康复，还必须坚持长期的内科药物治疗。

（2）了解患者的骨质疏松情况：类风湿疾病本身即可引起全身的骨质疏松性改变，长期应用激素和 NSAIDs 药物等也可使钙磷代谢失调引起骨质疏松，绝期后的患者的骨质疏松则更为明显。目前对雷公藤等药物引起月经中断的原因及对雌激素或卵巢功能的影响机制尚不明了，但此药无疑会引起骨代谢的不正常。有资料表明，服用糖皮质激素的 RA 患者比未服用激素的患者脊椎和脊椎外骨折发生率高 3 倍。我们发现，绝经期后的 RA 女患者，大多存在较严重的骨质疏松情况，特别是长期卧床不起，生活不能自理的患者更为严重。分析上述引起骨质疏松的种种原因，作者认为，长期卧床所致的废用性骨质疏松是造成严重骨质疏松的最关键因素。在作者施行的几百例手术中，绝大多数患者属于此种情况。术中发现这种患者的骨质异常疏松，骨皮质菲薄，常呈薄纸板样改变，用手术剪刀即可修剪，其关节端松质骨骨小梁正常结构已完全丧失，由脂肪样组织所代替。手指可轻松插入骨端的松质骨。个别患者甚至在手术消毒皮肤的过程中，就会造成骨折，某些屈膝挛缩畸形的患者在假体安装之后的伸膝过程中，胫骨平台出现压缩骨折。过去我们对这样的患者施行人工关节置换术后的长期效果非常担心，通过长期随访观察发现，一旦患者经过术后体疗康复，能够负重走路之后，骨质疏松的状况将得到迅速改善。我们经治过的 3 例有严重骨质疏松的患者，分别于膝关节置换术后的 4、7、8 年，经历交通伤或严重外伤，造成其他部位的粉碎骨折，但人工关节的稳定性并未遭破坏。这从另一个侧面说明，废用是造成骨质疏松的关键因素之一，也证实严重骨质疏松的 RA 患者是可以接受外科矫形手术治疗，甚至人工关节置换术的。但对 RA 患者施行外科治疗时，要求手术医生操作时务必十分小心，禁忌粗暴操作，并尽可能使用电锯，少用骨刀、骨凿，以防发生意外骨折。

（3）了解抗风湿药物的使用情况：几乎所有 RA 患者术前都曾服用非甾体类药物，其中阿司匹林对血小板功能的影响较大，特别是小剂量阿司匹林常使凝血酶原时间延长，一般在停药后 10 天才能恢复正常。作者曾遇到 1 例 RA 患者，由于术前未能及时停用阿司匹林，尽管全膝关节置换术结束时，止血很彻底，但术后渗血严重，出血量高达 1200mL。因此，对术前应用阿司匹林治疗的患者，应引起足够的重视。一般于术前 2 周停药，改用其他对血小板影响不大的药物，同时对长期大量应用水杨酸药物的患者，给予积极地抗溃疡治疗。因为长期应用水杨酸类药物治疗的患者,不论是否有主观症状,往往伴有潜在的胃肠道溃疡,为防止术后应激性溃疡出血,在围手术期应采用西咪替丁等药物治疗是必要的。

学者的调查资料显示,约90%的准备接受外科治疗的RA患者,在发病后接受过皮质类固醇类药物的治疗,其中10%的患者,停用激素之后,病情立即加重,因此,一直到手术时仍不能停药。长期服用皮质类固醇的患者,除了典型的库欣体征之外,常伴有皮肤菲薄、皮下出血、静脉变细、管壁变薄、骨质疏松。更严重的是,长期使用皮质类固醇类药物会抑制患者自身肾上腺皮质的功能,使肾上腺皮质变薄、脂肪变性、肾上腺皮质激素分泌功能严重受损。这样的患者,常常经不起疼痛,低血压或缺氧等打击,易出现急性肾上腺皮质功能衰竭而死亡。

对于长期使用皮质类固醇治疗的患者,围手术期激素补充治疗问题,国外已有许多报道,国内郭巨灵于1984年也曾有过论述,但其激素补充量偏大。近10年来,根据临床实践,我们对长期服用激素的患者做如下处理:

停用激素2年以上的患者,同未用激素的RA患者一样,不予任何特殊准备。对术前仍然维持激素治疗的患者,我们认为,术前最好检查并了解患者的肾上腺皮质功能,如无检查条件者我们主张围手术期给皮质类固醇类药物,在激素支持下,平安度过围手术期的打击。

对于停药超过1年但不足2年的患者,我们基本上按此方案增补皮质类固醇治疗,但用药数量酌情减少,用药时间缩短,常于术后第2天停药。近10年来,作者曾采用这种激素补充方法为200多例RA患者施行手术治疗,其中有20多例不能停用激素的患者均安全渡过围手术期的考验。

除非甾体类抗炎药物和激素外,免疫抑制剂或细胞毒素类药物也是RA患者的常用药物。矫形外科医师对应用此类药物的患者,最大的担心是否会出现术后伤口愈合的问题。因为,此类药物均可影响伤口愈合能力、延长伤口愈合时间并降低抵抗感染的能力。作者遇到这样的患者例数有限,但对几例长期口服或静脉应用MTX的患者,术前1个月停药,术前适当延长拆线时间和抗生素时间,特别是对关节置换术后,需要进行持续性关节被动活动器功能锻炼的患者,拆线延长至3周。尚未发现伤口感染及伤口愈合不良等并发症。

(4)皮肤、软组织的准备:长期患病的RA患者常并发贫血、低蛋白血症、血管炎等。患者皮肤抵抗力低,再加上有些患者长期服用免疫抑制剂和激素,RA患者常有皮下组织萎缩,皮肤菲薄、变脆,出现皮下淤斑,血管炎还可能进一步影响肢体远端血液供应,皮肤愈合能力差,因此,RA患者术后感染发生率高。术中对软组织操作应轻柔、无创,暴露关节时,皮下游离范围不宜过大,否则会造成皮肤延迟愈合、感染,甚至剥脱。

(5)术前化验检查:多数要求手术治疗的RA患者处在病变活动期,其表现为多项化验指标不正常,如白细胞计数和血沉升高,血红蛋白低,白球蛋白比例异常,部分患者免疫球蛋白不正常。如过分强调化验指标的正常,将会贻误手术时机,使关节破坏更为严重,全身状态更差,手术难度更大。对这类患者,可予以对症治疗,如术前补充白蛋白、术前抗生素的运用、术中术后输血等。临床实践已表明,只要术前准备充分,是可以安全度过围手术期的。因此,对术前某些化验指标不正常,不应视为手术绝对禁忌证。但对于有严重并发症、全身情况极差的患者来说,应该在相关科室的协助下,尽可能使患者达到较理想的状态,以减少并发症的发生。

(6)麻醉前准备:大多数手术都可在区域神经阻滞麻醉下进行,尤其是上肢的手术,下肢手术应尽量考虑硬膜外麻醉或全麻。如果术前患者手术的肢体伴有多发或单发的神经病变,则不应采用区域阻滞麻醉。

由于 30%～40% 的类风湿关节炎患者颈椎受累,麻醉时颈椎过度前屈或后仰可能造成寰枢椎脱位等并发症,危及患者的生命安全。所有准备全麻的 RA 患者术前均应进行细致的神经系统检查,摄颈椎侧位及张口正位 X 线片。对于有颈椎固定指征者还应先行颈椎固定,或在硬膜外麻醉穿刺及全麻插管时避免过度屈颈,高危患者在插管时宜在清醒状态下进行。伴有严重屈颈畸形或颈椎强直的患者,术前可采用纤维喉镜引导下插管。颞下颌关节受累患者张口受限,可考虑经鼻插管或气管切开。寰枢关节受累可见于 26% 的 RA 患者,临床上表现为声嘶、喉部紧缩感、耳部放射痛等,这种患者气道狭窄,应选较细的气管内插管,以免插管时损伤气道,可疑患者在术前应行间接喉镜检查。

弥漫性肺纤维化是最常见的 RA 肺部病变,引起肺弥散功能异常,肺部的肉芽肿浸润会进一步影响氧的摄取,降低肺泡的顺应性。有些患者肋椎关节受累,胸壁的顺应性也下降,因此,术前必须检查肺功能及动脉血气,以便明确肺部受累的情况。

RA 有时可累及心脏,常在应急状态下表现出心律失常等症状,因此,对于所有术前可疑伴有心脏病变的患者,均应在术中及术后即刻给予心电监护。

除非药物引起的不良反应,RA 患者的肝功能一般不会受损,但是有些短期内多次接受外科手术的患者其肝脏可能对卤化物的敏感性增加,使用此类麻醉药物是应予注意。

(7)手术顺序的安排:类风湿关节炎累及全身多个关节,晚期常有多关节手术指征,尤其是在我国,许多患者往往出现严重的多关节畸形才求助于外科医生,因此,选择正确的手术顺序对日后的康复尤为重要。一般下肢手术前,应充分评估患者术后扶拐的能力,如上肢各关节广泛受累,丧失扶拐能力,一般宜先解决上肢功能问题。在髋膝手术顺序上,国外多认为应先髋后膝,尤其是髋关节屈曲畸形的患者,否则不仅对术后膝关节功能锻炼不利,而且将会改变患者的步态,增加对膝关节、足和踝关节所承受的旋转应力,这样必然会加速膝关节假体的松动。另外,在髋关节手术的同时,还可对膝关节进行手法推拿、矫形及石膏外固定于尽可能理想的功能位。这种患者宜先行人工全髋关节置换术也可采用一侧髋、膝或踝关节同时置换术。但当膝关节严重破坏,成为患者生活不能自理的主要因素,而髋关节的病变尚轻,具有一定活动度时,根据作者自己的临床经验,合理的手术顺序宜先膝后髋。当然,在决定具体患者手术顺序时,还应考虑患者自己的要求和患者的工作性质,而不必拘泥于一定的模式。

在我国,RA 的外科治疗刚刚起步,有许多国外少见的全身多关节畸形的 RA 患者,他(她)们往往过早地丧失了生活自理能力和谋生的能力,身体素质较差,并发症多,经济条件不好,对生活失去信心。怎样通过最少的手术,获得最大效益,让患者尽早站起来,恢复生活自立能力,术前需要反复研究,精心设计,争取通过一次手术,尽可能多解决一些问题。

笔者曾为 78 例双膝屈曲挛缩的 RA 患者,在同次麻醉下同时施行双侧膝关节置换术,对13 例下肢髋、膝 4 个关节均有严重破坏和畸形的患者,采用同次麻醉下,同侧髋、膝关节同时置换术,结果只用两次手术就使患者站立起来。最近,作者又对双下肢髋、膝、踝 6 个关节均强直畸形位的患者,采用一次麻醉,行同侧 3 个关节行同时置换术。

需要指出的是,采用一次手术,尽可能多为患者解决更多的问题的想法和做法的出发点是好的。但这种严重的 RA 患者的身体条件往往很差,有些患者伴有严重的心肺疾病,或有严重的贫血等,采取一次多关节的手术风险很大,必须术前经过认真周密地研究和讨论,制定手术方案。手术室的条件和装备、术后的监护也非常重要。术者的手术技巧和熟练程度是能否在一次麻醉下进行多关节同时手术的关键因素,如果术者经验不足或手术操作不熟练,一味追求效率,势必得不偿失。

(8)输血:类风湿关节炎患者常表现出慢性贫血,术中、术后常需输血。尤其是需同时接受 2 个以上关节置换手术,手术创伤较大,手术时间较长,出血量大,而这类患者全身情况往往较差,因此,术前更需备充足的血。自体输血技术近年来在关节炎外科多有应用。该方法不仅可以避免肝炎、艾滋病等疾病的传播,缓解血源紧张状况而且具有安全、有效和经济的优点。对于一般健康状况良好、无心血管及肝肾功能不良、无脓毒血症和凝血因子缺乏、预计术中出血量达 $1000\sim2000mL$、术前血红蛋白不低于 $100g/L$、血细胞比容大于 0.33 的患者,应积极采用这种技术。常用方法有三种,即术前自体血预存、术中血源稀释及术中、术后血液回收。其中预存自体输血不需要特殊设备,采血及回输方法简单,便于推广。

2. 手术方式

(1)滑膜切除术:RA 受累关节的滑膜充血、水肿、炎性细胞浸润、滑膜细胞增厚,在滑膜与软骨面交界处,毛细血管和成纤维细胞增生,形成类风湿肉芽组织或血管翼,腐蚀破坏关节软骨、半月板、韧带等,最终肉芽组织纤维化、瘢痕化,导致整个关节挛缩、畸形,丧失其功能。如在 RA 的早期,及时切除增厚的滑膜,能有效地控制其对关节软骨、半月板等结构的破坏,减轻关节症状,延缓关节病变的进程,推迟关节置换的时间。膝关节是全身滑膜面积最大的关节,约占全身滑膜面积的一半。及时切除变性增生的膝关节滑膜,除了局部对关节软骨的保护作用之外,可清除浸润于滑膜下层包括类风湿因子的大量浆细胞,对全身免疫状态也有调节作用。因此,RA 的早期行滑膜切除术,尤其是膝关节的滑膜切除,具有积极的意义。目前,常采用的滑膜切除术的方法包括关节切开滑膜切除、关节镜下滑膜切除、化学性或放射性同位素滑膜切除几种。

1)关节切开滑膜切除术:适应证有:①严格药物保守治疗半年以上,关节肿胀和疼痛仍较严重,X 线检查骨质破坏不明显者。②病变不足半年,虽经药物治疗,但关节肿胀疼痛明显,以滑膜增生肥厚为主,积液量不多者。③病变超过 1 年,关节肿胀、疼痛,X 线检查有明显骨质疏松或关节间隙变窄,但尚无明显骨质破坏和畸形,说明关节面透明软骨或关节间的纤维软骨(半月板等)已有不同程度的破坏。此时滑膜切除术虽然已经不能达到保护关节软骨的作用,但对阻止关节软骨的进一步破坏、减轻疼痛、推迟关节置换的时间,也能起一定的作用。滑膜切除术的关键是尽可能多地切除滑膜组织,以减少复发率。术后可根据关节大小,向关节内注入长效皮质类固醇以及透明质酸类药物以减轻炎症反应,保护软骨,防止粘连。术后第 1 天作肌肉等长收缩锻炼,防止肌肉萎缩。24~48 小时后拔除负压引流,开始关节活动锻炼。

2)放射性同位素滑膜切除:将放射性同位素如磷-32、镝-165 等注入到关节腔,利用其释放的 β 射线(软组织杀伤深度为 5.7mm),起到杀伤病变滑膜组织的目的。这种方法具有操作简单、侵袭性小、不影响关节功能、住院时间短、理论上可达到 100% 滑膜切除、易为患者接受等优点。现已成为 RA 常用的治疗方法。适应证与滑膜手术切除术基本相似,禁忌在关节软骨已有磨损破坏的患者中使用,以避免对软骨下骨的放射性损伤。

病期越早效果越佳。滑膜以中度增生者效果最好,严重增生或滑膜过薄,以渗出、纤维化为主者,效果反而不好。缺点是:①对多房性关节如腕关节疗效欠佳;②不能同时施行某些矫形术;③有同位素逸出关节造成其他系统损害可能。

3)关节镜下滑膜切除术:损伤小,术后病残率低,并发症少,可重复操作。通过关节镜不仅可以切除增生的滑膜组织,而且能冲洗掉各种碎屑、炎性介质和免疫复合物等,临床疗效肯定。但关节镜下切除滑膜毕竟范围有限,不易彻底切除滑膜。

(2)人工关节置换术:人工关节置换技术的飞速发展,对广大 RA 患者,尤其是有严重关节功能障碍的患者带来了福音。不仅可以减轻关节疼痛,矫正关节的畸形。许多长期卧床患者因此而重新获得站立、行走功能,部分或完全恢复了生活自理能力,获得了生活的信心。髋、膝关节是临床人工关节置换最多的关节,与骨性关节炎相似,在 RA 患者其术后 10 年优良率也平均在 90% 左右。人工关节的主要问题是远期松动和晚期感染。

RA 手术患者一般比做同类手术的骨关节炎患者要平均年轻 10 岁,这就意味着,施行人工关节置换术的 RA 患者将在更长的时间内经受术后各种并发症的考验,关节再置换的可能性相对较大。尽管如此,鉴于确切的手术效果,作者认为,只要手术条件符合,仍应及时施行人工关节置换术。年龄因素不是划分是否手术的绝对指征,即使 10~20 年后,人工关节出现问题,也可以进行翻修。另外,随着社会科技的进步,有理由相信,到那时该技术将更为完善。

RA 病变关节常呈多关节、对称性,如果双髋或双膝关节同时受累,为保证术后康复的顺利进行,可以考虑一侧髋膝关节置换术、双髋关节同时置换术或双膝关节同时置换术,甚至双侧 4 个关节同时置换术。但必须看到,多关节同时置换术要求手术技巧较高,且术后并发症也增多,患者需要承受的心理和经济负担加大。有时,与其置换多个关节,还不如选择 1~2 个最影响患者四肢活动功能的关节进行人工关节置换术。有 4 个关节置换术指征的患者,不管是局部,还是全身情况都相当差,稍有不慎,即可发生多种并发症,对于这种患者,尽可能减少手术次数和手术创伤显得十分重要。

掌指及跖趾关节置换目前仍以硅酮铰链式假体较多,但是并发症较常见,除感染外,假体断裂是导致术后远期失败的原因之一。近年出现的表面型假体的效果也不十分满意,主要是因为这类小关节周围缺乏强有力的软组织维持关节的稳定。肘、腕及肩关节为非负重关节,大多数患者通过滑膜切除术等矫形手术,以及其他各关节的运动代偿,不一定必须采用关节置换术。

严重骨质疏松、骨质缺损、高度屈曲旋转甚至脱位畸形、多发关节病变、髁发育不良及肌力低下等是 RA 人工关节置换术中经常遇到的棘手问题。合适型号、尺寸假体的选择、周密的手术设计、精心的术后康复护理直接关系到手术的成功。由于目前我国人工关节假体的生产,工艺材料、型号、配套手术器械、普遍的置换技术和对人工关节术后失败的翻修能力均较发达国家有相当差距,因此,必须严格掌握手术指征,培训和提高关节置换技术水平,控制人工关节假体质量,这样才能减少并发症,取得更好的疗效。

(3)关节融合术:病变关节被融合在功能位后,患者可以得到一个稳定、无痛的关节,并最大限度地发挥其功能,因此,在人工关节技术成熟之前,关节融合术曾是治疗类风湿关节炎的重要手段。某些关节如腕关节、指间关节等融合术后,其整体功能并不比人工关节置换术的效果差。对于需行强体力劳动的年轻人来说,关节融合术的远期效果要比人工关节置换术更为可靠。在 RA 患者中,经常施行关节融合术的部位主要有腕、掌指、踝、后足及近端指间关节等。

踝关节融合术是治疗 RA 踝关节炎的主要方法,适用于:①年轻、活动量大、仅踝关节严重受累者;②踝关节严重不稳及难以矫正的固定性后足畸形。术后足的功能取决于踝关节融合位置以及足部其他关节的功能情况。一般认为踝关节融合的最佳位置是:矢状面呈中立位,外旋 5°～10°,后足外翻 0～5°,距骨于胫骨下方稍后移。缺点是:①术后不愈合率高。②固定时间长,一般需 10～20 周,不利于高龄及类风湿关节炎患者的术后康复,尤其对那些中、后足关节已有病变者,长时间的固定使中后足关节活动进一步受限,甚至出现关节僵直。而这些关节本身的良好活动是进行踝关节融合术的先决条件之一。③术后邻近关节活动量增加,可引起继发性损伤,局部疼痛不适发生率高。

腕关节融合术是治疗严重腕关节炎的一种可靠方法,术后关节稳定性良好,95％患者疼痛可得到缓解。主要适应证是严重关节破坏、关节不稳、疼痛、伸腕肌腱断裂或手的其他部位病变需要腕关节结构稳定者。腕关节融合的位置是手术成功的关键。正确位置是:屈伸中立位,轻度尺偏 5°～10°,保持桡骨与第二掌骨的准确对线。尽可能避免双腕关节融合,如必须进行时,可将其中一个固定在轻度屈曲位,以满足患者个人卫生的需要。

在 RA 外科治疗中,掌指、指间关节融合术也十分常见。拇指掌指关节常融合在屈 15°、外展 5°、旋前 20°位。当然,对不同职业要求的患者,具体位置还可进行适当的调整。关键是使融合的位置最有利于手的功能发挥。

(4)截骨术:目前,截骨术治疗类风湿关节炎已少见,RA 患者多有骨质疏松,截骨术后骨折端间的固定不牢固,骨质疏松及内固定欠牢固使骨折愈合需要比正常人更长的时间,而术后长时间的关节固定,势必会影响关节功能。另外,RA 多累及整个关节面,因此通过截骨术调整关节负重部位,加重相对正常的关节面的负重,不能根本解决关节疼痛症状。近年来,随着人工关节置换技术的日益成熟,许多 RA 患者的关节病变通过人工关节置换可以得到根本解决。因此,截骨术治疗类风湿关节炎价值有限。偶尔对髋或膝关节非功能位强直、影响患者日常生活、同时对术后功能要求不高患者,可考虑施行简单的截骨术。

尺骨小头切除术适用于下桡尺关节背侧脱位,疼痛局限于下尺桡关节及前臂旋转活动受限者。保护性地切除尺骨小头可以恢复前臂旋转功能,减轻对尺侧伸腕肌腱的压迫。尺骨小头切除长度在 1～1.5cm,否则可造成腕关节不稳。术中应行下尺桡关节周围韧带重建术。

(5)其他软组织手术:主要包括肌腱的修复和重建术、软组织松解术、滑囊及囊肿切除术、类风湿结节切除术等。

肌腱手术在手部应用最广泛,腕管综合征亦常采用腕横韧带切开减压术。滑囊炎见于类风湿关节炎的肩、髋关节等处,如经保守治疗无效,常须手术切除。类风湿关节炎引起的腘窝囊肿常在病情缓解后自行退缩,有时须手术治疗。

对局部疼痛、影响关节功能的类风湿结节,可考虑手术切除。注意手术切口的设计,以免影响远期可能的关节成形术。手术应完整切除类风湿结节及其表面皮肤,缝合时切忌张力过大，必要时可采用旋转皮瓣或游离皮肤移植术，否则会引起难以治愈皮肤溃疡。

　　RA的中晚期，许多患者会出现关节附近软组织挛缩，造成髋关节的屈曲、内收畸形，并可进一步引起腰椎前凸、骨盆倾斜、膝关节屈曲挛缩。通过软组织松解术，协同按摩、体疗等方法，可改善病变关节的功能，但对于关节面严重破坏、关节畸形严重、仅靠软组织松解术已无法改善关节功能和减轻疼痛时，软组织松解应与人工关节置换术同时进行，如髋关节置换术的同时将内收肌腱切断以矫正内收畸形等。

第七章 骨肿瘤

第一节 骨软骨肿瘤

【概述】

骨软骨瘤,又称外生骨疣,是一种多发于长骨干骺端的骨性隆起,起源于软骨生长板的外围,是一种骨与软骨形成的发育畸形,还可见于具有软骨生长的任何骨上。这是一种最常见的骨原发肿瘤,约占骨原发肿瘤总数的 20%;在所有骨肿瘤中仅次于转移性肿瘤排在第二位。骨软骨瘤患者有单发和多发之分,单发患者占绝大多数,单发与多发的比例约为 8～10∶1。多发患者常有家族史,为常染色体显性遗传,遗传性的多发骨软骨瘤又被称为骨干骺续连症或家族性骨软骨瘤综合征。

骨软骨瘤形成于骨成熟前的任何年龄,最初发现年龄一般在 5～15 岁,男性多于女性。凡软骨化骨的部位均可发生骨软骨瘤,多见于四肢长骨的干骺端,和躯干的上下肢带骨。膝关节上下最为常见,其次是腕关节、踝关节、肱骨上端和股骨上端。手足的小骨少见,骨膜化骨的部位不发生骨软骨瘤。

【临床表现】

通常表现为关节周围生长缓慢的、无痛性的、质硬的包块。部分患者在剧烈活动时或疲劳活动后有患部的疼痛和酸胀不适。症状的产生多与肿块对周围软组织的机械压迫有关,长时间的这种摩擦和压迫可使患部发生滑囊炎也可引起疼痛。偶然情况下,外伤造成的窄基型骨软骨瘤的蒂骨折,也是引起突发疼痛的原因之一。较大或较浅部位的包块对外观的影响也是患者前来就诊或要求治疗的一个重要原因。在成人,无外伤突然出现的疼痛和包块增大常预示着有恶变的可能。

家族性骨软骨瘤综合征常表现为各长骨端和关节周围的包块。患者多矮小,经常伴有Madelung 畸形、桡骨头脱位、膝外翻等多种畸形。

【影像学检查】

典型 X 线表现是长骨干骺端的骨性隆起,隆起方向多与关节方向相反,肿物表面光滑或有菜花状的软骨钙化。肿物包绕的皮质骨完整并与宿主骨的皮质相连,肿物包壳内的松质骨与宿主骨髓腔松质骨相通。骨软骨瘤外形多样,一般可依其蒂部的情况分为窄基型和阔基型。CT 可以帮助我们更进一步地看清肿瘤与宿主骨的皮质和髓腔的关系,看清皮质的完整性,看清软骨帽的厚薄及钙化情况,看清与周围结构和血管神经的关系。

在成人,骨软骨瘤表面部分的迅速增大,表面皮质的破坏和不连续,CT 示软骨帽的增厚和软组织肿块的形成,同位素骨扫描时软骨帽同位素摄取量的增加,都是考虑骨软骨瘤恶变的有力佐证。

【病理表现】

骨软骨瘤的大体标本为骨性包块表面被覆着一层半透明的软骨组织,表层可能覆盖与相邻组织之间间隔的纤维膜。骨软骨瘤在生长阶段时软骨帽较厚,可达 5～10mm,而在成熟的骨软骨瘤,软骨帽厚度平均为 3～5mm。关于软骨帽的厚度与肿瘤活跃程度的关系,一般认为骨软骨瘤的软骨帽厚度不应超过 10mm,而若超过 25mm,则高度怀疑恶变。

镜下,生长期的骨软骨瘤的软骨帽由柱状排列的软骨细胞构成。其下是肥大细胞层、退变的基质钙化层和骨小梁。软骨帽和骺板的生长机制很相似。

【治疗及预后】

肿瘤的去除当以手术方法切除,但不是所有的骨软骨瘤都必须切除,我们将手术的适应证掌握为:①肿瘤的原因造成局部的疼痛不适和功能障碍。②为纠正畸形和预防将要发生的畸形。③肿块较严重地影响了患者的外观。④怀疑有恶变的倾向。⑤发生在扁平骨,特别是骨盆和肩胛骨上的骨软骨瘤,恶变的几率较高,可能的情况下应予切除。

骨软骨瘤切除后复发的几率非常低,软骨帽的残留是复发的关键,所以其能否完整切除就显得至关重要。而过去曾认为的必须将软骨帽外覆盖的纤维膜一同切掉的要求现在看来似可不必。

骨软骨瘤的预后主要与其所造成的畸形严重程度有关。

骨软骨瘤可以恶变,主要恶变为软骨肉瘤。单发骨软骨瘤的恶变率小于 1‰,而多发家族遗传性骨软骨瘤的恶变率要高得多,其单个瘤体的恶变率达 5％～10％。恶变为软骨肉瘤的病变须行广泛的大块切除,而当是否恶变不能确定时,活检就显得尤为重要。

第二节　内生软骨瘤

【概述】

内生软骨瘤是一种发生于骨内的、由成熟软骨构成的良性软骨肿瘤。可能来源于骨骺内的残留透明软骨,而这些透明软骨没有进行软骨内骨化:从儿童时期起,随着骨的生长,逐渐从干骺区移向骨干方向,继续生长,直到骨成熟。内生软骨瘤发病率较高,占良性骨原发肿瘤的 15％左右,仅次于骨软骨瘤和骨巨细胞瘤,排在第三位。

肿瘤多发生在管状骨的髓腔,可单发也可多发,多发的内生软骨瘤称为 Ollier 病,往往在四肢对称分布,造成严重的下肢畸形。在此基础上,如果再伴发皮下软组织内的血管瘤,则称为 Maffucci 综合征。

本病多发生于 10～30 岁,男性稍多与女性,大约 40％～50％发生在手的短管状骨,其次是股骨、胫骨、肱骨、肋骨和足。Ollier 病多发生在双下肢,也可发生在一侧肢体,造成严重的发育畸形,偶有遗传倾向。

骨膜性软骨瘤或皮质旁软骨瘤,是一种少见情况,发生于骨膜下或皮质外,可突出于软组织中。骨破坏区基底可有硬化,偏心呈浅碟状。表现为局部疼痛性的骨性突起,生长缓慢。

【临床表现】

该肿瘤生长缓慢,症状轻微,可表现为患部的轻微疼痛或不适及压痛。发生在手部或其他浅表部位时,除上述症状外,还可发现局部逐渐隆起的包块或梭形膨胀,使活动轻度受限,也常有因病理骨折而前来就诊。

【影像学检查】

X 线表现为长管状骨干或干骺端偏于区域内的卵圆形或不规则低密度区,一般位于骨的中心区,占据整个髓腔,可使交界处皮质变薄但并不膨胀,其内可见钙化影。手足短管状骨则膨胀非常明显,骨壳变得菲薄。CT 下更清晰地显示松质骨内的破坏,破坏区边缘的情况,腔内钙化的情况。肿瘤组织内血运不丰富,强化也不明显。同位素扫描时,生长活跃期摄取量增加,而成人稳定期的内生软骨瘤摄取量同周边正常骨质无明显差异。MRI T_1 像为低信号,病变的髓腔范围显示很好,T_2 像无钙化为高信号,钙化区为低信号。

【病理表现】

典型的肿瘤组织为灰白色半透明状软骨组织呈结节状或小叶状,其间可有粘液变性区。活跃期的内生软骨瘤内钙化点较少,而成熟的内生软骨瘤则成白垩色,矿化比例高。镜下所见的内生软骨瘤由软骨细胞和软骨基质构成,软骨细胞位于软骨基质的陷窝内,单个和多个软骨细胞可同处于一个陷窝中。活跃期的内生软骨瘤由活跃的增殖期软骨形成,呈"簇"或"花样"排列。在病灶的外围,软骨小叶的周围有一薄层由软骨内化骨形成的成熟骨。病变与周围正常骨的移行很清楚。

当结节状或簇状分布的外围软骨细胞突然变为片状排列的较幼稚细胞,细胞质较少,可见双核细胞,偶见有丝分裂时,要考虑本身或恶变为低度恶性软骨肉瘤的可能。

【治疗及预后】

影像表现非常明确的内生软骨瘤,若无症状及明显骨强度的影响,可不行外科治疗。手足骨内生软骨瘤治疗较多的原因主要因为对外形和功能影响较大,且易发生病理骨折。儿童期病变较活跃,刮除后复发率高达 30％,而成人术后复发率极低。

骨盆和肩胛骨发生软骨肉瘤的机会比内生软骨瘤要高得多,而且在几乎相同的镜下细胞学表现时,骨盆和肩胛骨病灶的侵袭性和活跃程度要远远高于手足骨病灶。所以,对于骨盆和肩胛骨的内生软骨瘤诊断要采取审慎的态度,治疗要采取积极的态度。

Ollier 病和 Maffucci 综合征患者,依具体部位情况可行刮除术、畸形矫正术、固定术等,而这两种疾病的恶变率非常之高。报道从 10％～50％ 不等。恶变多发生在 30～50 岁。单发内生软骨瘤的恶变率极低,不足 1％。

骨膜性软骨瘤或皮质旁软骨瘤可行包括肿瘤表面纤维膜、瘤体,反应性硬化缘在内的切刮植骨术,复发率较高,恶变少见。

第三节　骨巨细胞瘤

【概述】

骨巨细胞瘤（GCT）是最常见的骨原发肿瘤之一，这是一种侵袭性强，组织学上富于血管，大量梭形、卵圆形的单核基质细胞间均匀分布着大量多核巨细胞的肿瘤。前人对该病的研究经历了百余年的历史，之前应用最多的名称是破骨细胞瘤。1940年，Jaffe分类中确立了骨巨细胞瘤的名称，并对该病进行了详细地描述，将其作为一种良性侵袭性肿瘤从众多相似组织学特征肿瘤中分离出来。WHO将其定位为侵袭性潜在恶性肿瘤。它是单独的一类肿瘤，尚不能确定其组织来源。骨巨细胞瘤生物学行为表现为多样性，组织学表现与预后的关联性较差：局部易复发，也可以发生转移，肺转移为主且并不少见，转移同肿瘤的组织学分级并不明显相关。但同其他高恶性肿瘤相比，骨巨细胞瘤的肺转移发生的少而晚，转移灶亦生长缓慢。其他骨或软组织的转移偶尔也可看到。

骨巨细胞瘤自身无论在组织学上还是在临床表现上都呈现了较大的良恶性跨度，因此也出现了许多的骨巨细胞瘤的分级系统，其中最有代表性的是Jaffe的组织学分级和Campanacci的结合临床、影像及病理学的分级。Jaffe分级在经过半个世纪以后，其对临床指导的不可靠性和病理医生认知的不确定性逐渐表现出来，此分级的意义已逐渐被人们轻视和放弃。而Campanacci分级现仍然在临床工作中具有重要意义。

世界范围内，骨巨细胞瘤都是发病率较高的原发肿瘤，在亚洲，尤其在中国，其发病率比西方国家高出数倍，美国Dahlin的统计，骨巨细胞瘤（包括良、恶）占所有原发骨肿瘤的4.5%，日本骨科学会的统计占10.7%，而在中国，据刘子君的统计，多达14.9%，是美国的3倍多。

骨巨细胞瘤的男女发病率基本相等，各家的报道均无明显差别，国外的报道女性稍多于男性。发病年龄是本病协助诊断的特征之一，它通常发生在骨骺闭合以后的青壮年时期，高峰年龄为20～40岁，占发病总数的70%，20岁以前的患者约为10%左右，而骨骺闭合前的患者，仅占2%。

骨巨细胞瘤几乎全身各骨均可发病，最主要发生在四肢长管状骨的骨端，约占70%～80%。依部位排列顺序一般为：股骨下端，胫骨上端，桡骨远端，肱骨近端，股骨上端，胫骨下端和腓骨上端。其中膝关节周围发病即可占总数的50%。扁平骨中的脊柱和骨盆也是比较好发的部位，其中骶骨多于脊柱其他部位，脊柱略多于骨盆。

骨巨细胞瘤绝大部分是单发，多发（多中心起源）的骨巨细胞瘤比较少见。

【临床表现】

缓慢开始，进行性加重的疼痛是本病的最初，也是最主要的症状。疼痛病史一般可持续数月到半年甚至一年。疼痛由间断性逐渐持续时间加长。伴随着疼痛的加重，肢体邻近关节处可出现肿胀和肿块，压痛明显。肿块较大时，可有皮温升高，触之偶有乒乓球感，甚至出现静脉曲张。因肿瘤发生在骨端，靠近关节，肿瘤较大时势必影响关节的活动，严重时因疼痛原因关节处于被动屈曲位。尽管如此，除非发生病理骨折，引起关节本身的肿胀和积液并不多见。病理骨折并不少见,约占就诊病人的10%左右。

脊柱的患者随着早期疼痛的加重,数月后开始出现神经症状。躯干的束带感和下肢的无力、麻木,过渡到下肢的运动感觉障碍,大小便的障碍,甚至截瘫。骶骨的骨巨细胞瘤早期所引起的疼痛,鞍区的麻木及坐骨神经区域的症状,经常使患者被诊为腰椎间盘突出症等腰椎疾病而延误治疗。

骨巨细胞瘤一般并不引起发热等全身的症状,除肿瘤巨大后可引起贫血外,实验室检查并无明显异常,碱性磷酸酶不高,血沉不快。

【影像学检查】

长管状骨的骨巨细胞瘤发生在骨端(骨骺闭合前的骨巨细胞瘤一般发生在干骺端,而非骺端),一般就诊患者的病灶极少小于2~3cm,最常见为5~7cm,治疗较晚者可达10~20cm。肿瘤为松质骨内的溶骨性破坏区,大部分呈地图样改变,偏心生长,向所偏一侧膨胀,肿瘤的横径一般不小于纵径(即无沿骨干长轴生长的趋势)。溶骨区边缘一般较清楚,部分病例可有明显的硬化缘,硬化较好者可见"皂泡征",无硬化缘者松质骨边缘往往可见筛孔样的改变。膨胀后的包壳可以很完整,也可呈断续状,部分侵袭性较强者无明显包壳,形成软组织肿块,但一般没有骨膜反应。

脊柱病变主要发生在椎体,胸腰椎较多,颈椎稍少,典型表现是椎体负重区域受压塌陷,肿瘤包壳向椎体两侧膨胀。附件可以受累但单独发病较少。骶骨病变一般从上部骶骨开始并有偏心膨胀。

骨盆以Ⅱ区和由Ⅱ区扩展到Ⅰ区或Ⅲ区的病变较多,单纯Ⅰ区或Ⅲ区的病变相对较少。

CT在肢体骨巨细胞瘤主要目的,一为看清肿瘤内部情况:实性成分与液性成分相混杂,CT值接近肌肉,增强后强化明显。肿瘤区无残存骨,平片上看到的皂泡是包壳上骨嵴的投影。二为看清骨包壳的厚薄,完整性,关节软骨下骨的情况,软组织包块和与血管神经关系的情况。在脊柱病变,CT的优势更加明显,肿瘤的侵及范围,椎管内脊髓及神经根的受压情况,骶骨肿瘤的软组织包块及与盆腔脏器的关系均可很好显示。CT的另一个重要作用就是在其引导下行肿瘤穿刺活检,主要应用在脊柱、深在且病灶较小的骶骨、骨盆肿瘤。

在MRI的影像中,T_1呈低或中度加强信号,T_2呈高信号。MRI除能三维地显示肿瘤及相邻结构的关系外,在显示髓腔病变范围,脊髓受压情况上有独到之处。

对于肢体的、使血管神经严重受压的巨大肿瘤;骨盆Ⅱ区的较大肿瘤;骶前包块较大的骶骨肿瘤;范围较广的脊柱,特别是上颈椎肿瘤;术前的血管造影及必要时的血管栓塞,无论对术前增加认识,还是对术中减少出血,都有重要意义。

骨扫描对局部的骨巨细胞瘤来说没有明显的特异性,其意义在于除外多发病灶的可能。

【分级】

1.Campanacci分级系统

Ⅰ级(静止性):病情平稳,症状轻微,肿瘤包壳完整,有硬化缘,肿瘤血运不丰富,组织学1级,约占10%。

Ⅲ级(侵袭性):肿瘤发展迅速,易发生病理骨折,破坏区边缘不清,没有包壳或仅剩少部分,肿瘤突破皮质形成软组织肿块,血运丰富,增强明显,组织学2~3级,约占10%~20%。

Ⅱ级(活动性):介于前两者之间,组织学2级。此级最多。

2.Jaffe的组织学分级　主要是依据单核基质细胞所占的多少和其异型性情况,核分裂情况。此分级就肿瘤局部的生物学行为还是有较好的指导意义的,但它与转移的情况和预后差异的相关性较差,使得人们逐渐放弃了对它的使用:

无论骨巨细胞瘤怎样分期或分级,也不论是Dahlin分为良恶性,还是Mirra认为的只有低恶和高恶之分,确实有一少部分骨巨细胞瘤的表现和生物学行为从一开始就是恶性肿瘤,这可以占到10%左右。另外还有一部分是继发于骨巨细胞瘤恶变的恶性肿瘤,包括富含巨细胞的骨肉瘤和纤维肉瘤,恶性纤维组织细胞瘤,这其中的一个主要原因是由于放疗所致。

另外,骨巨细胞瘤的确存在着良性转移的情况,活跃性甚至于静止性的肿瘤,组织学上完全没有恶性表现,也可出现肺转移,并且转移灶的组织学也是良性。这种肺转移完全不同于恶性肿瘤的肺转移,静止或发展缓慢而患者可长期存活。

【病理表现】

1.肿瘤大体标本　肿瘤组织呈淡紫红色或黄褐色,质软松脆,其间可见出血,黄色的团块状坏死和大小不等的、内为棕黄色或紫红色液体的囊腔。当合并动脉瘤样骨囊肿时,可见较大的纤维囊壁及间隔完整的血腔。病变位于骨端,偏心,膨胀严重时,骨包壳可变得非常薄且骨性结构已不连续,此种包壳临床上可触及乒乓球感。更进一步肿瘤可突破包壳,形成软组织肿块,仅以假包膜与正常软组织间隔。肿瘤一般不侵犯关节软骨,但少见情况下,肿瘤可通过密切附着于骨表面的韧带和肌腱起止点向外播散。当大片的关节软骨下的骨质被肿瘤侵蚀时,关节软骨失去支撑,发生塌陷和扭曲变形,此时肿瘤的包壳还可能是连续的,并非通常的病理骨折所造成的肿瘤随出血蔓延到周围软组织中。

2.肿瘤镜下所见　骨巨细胞瘤主要由两种细胞构成——单核的基质细胞和多核的巨细胞。基质细胞的分化和多少决定肿瘤的性质,所以骨巨细胞瘤的分级也是以镜下基质细胞的生物学表现为依据的。多核巨细胞所占比例并不一定,但大都分布均匀,其外形与包膜边界不规则,胞浆丰富,有时含空泡,每个细胞的体积与含核数目均有不同,可见含有数十或数百个核的巨细胞。单核基质细胞有圆形、卵圆形或梭形,核大,染色质少,可见核仁,核分裂少见。肿瘤组织富于血管,常见出血,血管内有时可见肿瘤细胞浸润,这可能是巨细胞瘤发生转移的原因。还可见纤维细胞,胶原纤维,泡沫细胞,新生骨和软骨组织,淋巴细胞浸润。

多核巨细胞是骨巨细胞瘤镜下的标志,但实际上组织学上含有巨细胞的肿瘤还有很多,诊断时需特别注意。它们包括:非骨化性纤维瘤,软骨母细胞瘤,骨化性纤维瘤,软骨粘液样纤维瘤,骨母细胞瘤,动脉瘤样骨囊肿,甲旁亢棕色瘤,骨囊肿,纤维异常增殖症,骨肉瘤等。

【鉴别诊断】

骨巨细胞瘤高发,影像学表现上有其自己的特点,所以典型病例诊断并不困难,但实际工作中仍有大量不典型病例需与很多种肿瘤相鉴别。常见的情况有:

动脉瘤样骨囊肿常见于干骺端,但当其发生于或侵犯到骨端时,偏心和膨胀的情况易与骨巨细胞瘤相混。CT显示出的液平面会对鉴别有所帮助。

非骨化性纤维瘤虽然是皮质性疾病,但当其向骨内膨胀较大,达到对侧皮质时,就与骨端静止或部分活动性的骨巨细胞瘤易混淆。但相对症状较轻,年龄较小。

软骨母细胞瘤和骨巨细胞瘤虽都发生在骨端(骺端),但因发病年龄的差别,肿瘤大小和关节症状的差别,区分不清的情况很少见。

当甲旁亢全身症状和骨质疏松还不明显时,骨端单发的棕色瘤易与骨巨细胞瘤,转移瘤,骨囊肿等相混,血钙和碱性磷酸酶的升高有助于诊断。

发生于股骨颈和粗隆部的骨囊肿或有囊性变的纤维异常增殖症,在临床上与骨巨细胞瘤相混淆最为常见,还经常是以病理骨折为首发症状前来就诊。

高度侵袭性的或恶性的骨巨细胞瘤,同侵犯到骨端的毛细血管扩张性骨肉瘤,恶性纤维组织细胞瘤很易相混,即便病理界也认为,过去诊断的恶性骨巨细胞瘤,可能大部分是恶性纤维组织细胞瘤。

骨端的转移瘤和与其有相同影像表现的骨髓瘤、骨淋巴,与骨壳和硬化不明显的侵袭性骨巨细胞瘤相混,这种情况并不少见,全身骨扫描有时会有帮助,因为多发骨巨细胞瘤终究是少数。

以上为几种比较常见的混淆情况,任何一种肿瘤当其表现为不典型时,都有很大的可能性会出现误诊,经验并不能完全避免这种误诊发生,而骨肿瘤又是客观指标相对很少的肿瘤,所以,活检就变得至关重要,不光是骨巨细胞瘤,几乎所有的骨肿瘤均如此。

【治疗及预后】

骨巨细胞瘤放化疗均不敏感,外科手术是其最主要的治疗手段。骨巨细胞瘤生物学行为跨度大,外科手术的方式是依照 Enneking 的外科治疗原则来进行的。Campanacci 分级Ⅰ级和Ⅱ级的患者,囊内切除和扩大至接近边缘的囊内切除是最常采用的方式,Ⅲ级肿瘤主要采用直接的边缘切除和广泛切除以降低其术后复发率。

长骨的骨巨细胞瘤早期的单纯病灶刮除后复发率一般在 40%～60%,上世纪 80 年代后,应用各种物理化学的方法来处理刮除后的肿瘤骨壳内壁,以期变相的扩大肿瘤的刮除边界,其中包括:酒精灭活、液氮冷冻、石炭酸涂抹、骨水泥填充等方法,这些方法能在刮除后的骨壳基础上进一步灭活深度达 1～2mm,有效地降低了刮除后的肿瘤复发率,使其降低到 10%～30%。

原则上虽然如此,但在实际临床工作中,由于肿瘤临床分级的不确定因素较大,刮除和扩大刮除的掌握尺度不尽相同,所以刮除手术的适应证掌握和刮除术后的复发率报道差异较大。什么样的病人适合做刮除,什么样的病人需要作瘤段的切除,这是一个非常重要但的确很难回答的问题。刮除手术保留原骨壳,关节的功能基本未受到破坏,术后保留了较好的功能。而瘤段切除手术,虽达到了边缘至广泛的切除范围,但无论是应用人工假体置换,还是异体半关节置换,还是灭活再植进行重建,其术后功能和近期远期并发症都较前者相差很多。

某医院肿瘤科也同样经历了这样的徘徊过程,早期大部分的Ⅱ级患者均行刮除植骨或骨水泥填充,但较高的复发率使得医生和患者均难以接受,所以瘤段切除的适应证逐渐被放宽,许多Ⅱ级的骨包壳仅有少部分破损的病例也进行了瘤段的切除。现在,经过对过去工作的重新分析和认识,新的尺度基本这样掌握:只要关节软骨没有严重受侵和破损;骨壳虽有较大的缺损或肿瘤突入软组织中,但手术过程中可完整将其切除;没有影响骨结构的病理骨折;我们均行扩大刮除术。我们统计的复发率为 12.7%。

手术直接切除破出骨壳的软组织肿块后开足够大的骨窗,要达到能够直视到壳内各面,以不留刮除死角。刮除后高速磨钻的使用非常重要,不光要磨去硬化边缘,还要尽可能磨去不少于 1cm 松质骨。再以大量水高压冲洗,以 95％酒精浸泡或以石炭酸涂抹骨壳,最大限度去除和杀灭肿瘤残余。

重建时,软骨下骨缺失的关节面下要植入不少于 1cm 的自体或异体松质骨,之后填充骨水泥,骨壳缺损的骨水泥表面尽可能植骨以期将来有骨性覆盖。必要时加用适当的内固定。

手术时应注意:①开窗和使用磨钻过程中不要过于顾虑造成较大的骨缺损,降低肿瘤复发率是第一位的,肿瘤不复发才是功能发挥的最基本保证,一般情况下,缺损再大的刮除手术的术后功能也要强于瘤段切除后的功能。②降低复发率的主要手段是视野清楚的刮和磨,而不是各种物理化学的灭活方法。③刮除术中软组织被肿瘤污染是不可避免的,但术后软组织复发的却很少见。

瘤段切除术可达到边缘或广泛的外科边界,主要应用于Ⅲ级病灶及部分复发病灶,这些病灶骨破坏范围广,软骨下骨破坏严重,软组织浸润范围广,行刮除术难以达到要求的外科边界。

除腓骨上端、肋骨、桡骨近端等切除后不需重建外,长骨端的骨巨细胞瘤瘤段切除后常用的重建方法有:人工假体置换,异体半关节或 1/4 关节置换,关节融合,人工关节和异体骨复合置换,灭活再植等。

脊柱肿瘤主要以椎体及附件的肿瘤切刮术和减压为主,属囊内切除,绝大部分需要植骨和牢固的固定,但因解剖部位所限,复发率非常之高。

骶骨巨细胞瘤能否做到边缘或广泛切除主要取决于骶神经的取舍,大部分情况下如舍弃神经做到边缘切除并不困难,但大小便的永久性失禁使得患者无法接受。所以除骶 3 以下尚可做到外,其余均是为游离神经根而不得已行的囊内切除,复发率达到 40％～60％也就不足为怪了。

虽然骨巨细胞瘤恶变的一个主要原因是放疗,但对于外科手术无法达到切除范围要求的患者,比如前述的脊柱和骶骨的患者,反复复发的患者,放疗仍有很大的意义,而且可能是控制他们疾病的唯一方法。这样的患者最终因放疗得到较好的控制也有很多实例。

第四节　软骨母细胞瘤

【概述】

软骨母细胞瘤又称成软骨细胞瘤,是一种好发于骨骺的软骨来源的良性肿瘤,由圆形或多角形的软骨母细胞瘤样细胞构成。同时可见多核巨细胞。此病虽只占良性骨肿瘤的 3％～5％,但在临床工作中并不少见。

此病绝大多数发生在骨骺闭合前的青少年,多家的统计显示,发生在 20 岁以前的软骨母细胞瘤约占 50％～70％。统计中男性稍多于女性占多数。好发于长骨的二次骨化中心,股骨最多,下端多于上端,胫骨上端和肱骨上端数量相近,这三骨的发病之和超过总量的 80％。

【临床表现】

持续数月甚至几年的间断性关节疼痛是此病的主要表现,同其他肿瘤的常规表现不同的是,此种肿瘤大部分在疼痛的同时伴随着类似于关节炎症的表现,即关节的肿胀、积液、较严重的关节活动受限。这也是软骨母细胞瘤临床上区别于其他肿瘤的一大特点。

【影像学检查】

在长管状骨,大部分肿瘤都发生在骺端。我们常见的发生在骨(骺)端的肿瘤只有两个,一个是在骨骺闭合后常见的骨巨细胞瘤,另一个就是现在讨论的发生在骨骺闭合前青少年的软骨母细胞瘤。它在骺端内呈圆形或卵圆形,位于中心或稍偏心,直径一般 2~4cm,少部分较大者可突破骺板。边缘清楚稍有硬化,近一半病例病变区内可见钙化点。少部分患者可见骨膜反应。在肱骨上端、股骨上端有时可见肿瘤侵犯整个骨端,骨壳轮廓模糊不清,极易被诊断为恶性肿瘤。CT 能清晰地反应病灶的大小、位置、钙化点的情况。MRI 只是在显示肿瘤范围上有帮助。核素扫描显示摄取量增加。

【病理表现】

肉眼见肿瘤组织灰白色或粉白色,质软,松脆。并不能直接看出它是来源于软骨组织。比较容易从骨壳上剥离。肿瘤中可见出血、坏死和囊变。镜下所见到的肿瘤细胞为软骨母细胞,呈多边形,体积较大。核位于中央,深染,胞浆透亮,呈"铺路砖"样排列。肿瘤细胞间分布散在而多量的多核巨细胞和较成熟的软骨岛,软骨岛内有软骨细胞和少量的嗜碱性基质,在软骨母细胞周围有小的紫色钙化颗粒,称为"格子样钙化"。因以上特征,诊断较为容易,大多数病例靠冰冻切片即可诊断。

【治疗及预后】

大部分的软骨母细胞瘤为 2 期病变,所以主要的治疗是刮除为主,大部分需要植骨。2 期病变刮除后,复发率为 10%~20%。少数病变生长活跃,侵袭性强,为 3 期病变,刮除后复发率高,约为 50%。病灶破坏广泛者,有时不得已行瘤段截除手术。手术尽可能不经关节或骺板,以避免关节的污染和骺板的损伤。但有时很难避免或病灶已经损伤了骺板,则会造成不同程度的生长畸形。术前已有较长时间关节活动障碍者,要考虑到术后关节功能恢复的困难程度。放疗虽对本病有一定的作用,但也有引起恶变的危险。

参考文献

1.公维斌.创伤骨科常见病诊断与处理.上海:上海交通大学出版社,2017.

2.程正亮.实用创伤骨科理论与实践.天津:天津科学技术出版社,2014.

3.陈安民,李锋.骨科疾病诊疗指南.北京:科学出版社,2013.

4.侯海斌.骨科常见病诊疗手册.北京:人民军医出版社,2014.

5.霍存举,吴国华,江海波.骨科疾病临床诊疗技术.北京:中国医药科技出版社,2016.

6.解冰.实用骨科诊治手册.沈阳:辽宁科学技术出版社,2016.

7.李炳亮,王守彬,冯云华.临床骨科疾病处置方法.长春:吉林科学技术出版社,2016.

8.刘承涛.骨科伤病诊疗技巧.西安:西安交通大学出版社,2014.

9.邱贵兴.骨科诊疗常规.北京:中国医药科技出版社,2013.

10.宋渊等.临床骨科疾病诊疗精要.西安:西安交通大学出版社,2015.

11.魏晓健.临床创伤骨科诊疗精要.西安:西安交通大学出版社,2014.

12.吴克俭.骨科住院医师袖珍手册.北京:人民军医出版社,2015.

13.许硕贵,谢杨,毛宁方.骨科医师上岗必备手册.北京:军事医学科学出版社,2015.

14.薛远亮.骨科临床诊疗技术与进展.北京:科学技术文献出版社,2014.

15.张保权.新编骨科疾病诊断治疗学.长春:吉林科学技术出版社,2017.

16.崔硬铁,吴春生.胫骨平台骨折的诊疗进展.中国骨与关节外科,2012,5(03):268-273 +242.

17.李淼.骨盆骨折诊疗的研究进展.实用临床医学,2011,12(12):135-138.

18.李文华,卢东霞,杨金花,张凤翔.膝关节韧带损伤的 CT 与 MRI 影像表现及诊断价值. 中国 CT 和 MRI 杂志,2016,14(08):121-123.

19.欧阳振华,黄建荣,黄斌,向绪金.股骨干骨折合并同侧股骨颈骨折临床诊疗分析.中国 骨与关节损伤杂志,2011,26(04):355-356.

20.王治洲,伊力哈木·托合提.肩锁关节的脱位及修复重建.中国组织工程研究,2014,18 (33):5377-5383.